II

VILLES D'EAUX

DE

L'ÉTRANGER

COLLECTION DES GUIDES-DENTU

GUIDES MÉDICAUX ET DESCRIPTIFS
FORMAT IN-18

VILLES D'EAUX DE LA FRANCE, par J.-L. MACQUARIE, 8ᵉ édition, revue et corrigée, 1 vol. richement cartonné, avec 27 gravures (*hors texte*) et une carte générale des stations thermales de l'Europe . . . . 8 fr.

VILLES D'EAUX DE L'ÉTRANGER, par J.-L. MACQUARIE, 3ᵉ édition, 2 vol. richement cartonnés, avec une carte générale des stations thermales de l'Europe.

TOME I, *Espagne, Portugal et Italie* . . . . 5 fr.

TOME II, *Allemagne, Angleterre, Autriche, Belgique, Suisse* . . . . 5 fr.

PLAGES DE LA MANCHE (*Nord, Normandie, Bretagne*), par G. BARDET, 5ᵉ édition, 16 gravures (*hors texte*), 7 cartes, 1 vol. richement cartonné . . . . 5 fr.

GUIDES RÉGIONAUX
FORMAT IN-32

Les **BAINS DU CENTRE,** par J.-L. MACQUARIE, 2ᵉ édition, revue et considérablement augmentée, 1 vol. richement cartonné, avec 74 gravures, cartes et plans d'excursions . . . . 4 fr.

PLAGES DU NORD ET DE LA NORMANDIE, par G. BARDET, 1 vol. richement cartonné, avec 20 gravures et 6 cartes régionales . . . . 4 fr.

EN PRÉPARATION :

BAINS DU DAUPHINÉ.

BAINS DES PYRÉNÉES.

BAINS DE LA SAVOIE.

BAINS DES VOSGES.

PLAGES DE LA MÉDITERRANÉE, ET DE L'ALGÉRIE.

PLAGES DE L'OCÉAN.

STATIONS HIVERNALES DE LA FRANCE ET DE L'ALGÉRIE.

MONOGRAPHIES

DAX PITTORESQUE ET THERMAL, 1 vol. gr. in-18 jésus, orné de gravures et richement cartonné, par BARTH DE SANTFORD.

POUGUES-LES-EAUX, 1 vol. in-18 richement cartonné.

VILLES D'EAUX

DE

L'ÉTRANGER

TOME II

ALLEMAGNE, ANGLETERRE, AUTRICHE, BELGIQUE, SUISSE

PAR

J.-L. MACQUARIE

AVEC LA COLLABORATION DE MM.

LES MÉDECINS, CHIMISTES ET INGÉNIEURS HYDROLOGUES
DE LA FRANCE ET DE L'ÉTRANGER

TROISIÈME ÉDITION

AVEC UNE CARTE GÉNÉRALE DES VILLES D'EAUX DE L'EUROPE

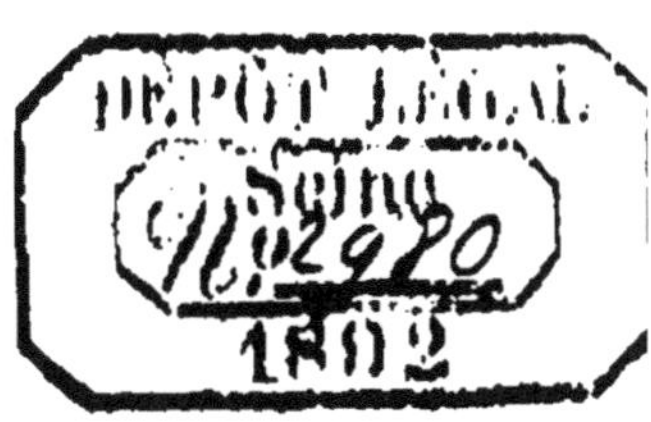

PARIS

E. DENTU, ÉDITEUR

LIBRAIRE DE LA SOCIÉTÉ DES GENS DE LETTRES

3, Place de Valois (Palais-Royal).

1892

*Toutes les mentions particulières contenues
dans le texte des Guides-Dentu sont absolument
gratuites.*

INTRODUCTION

(ETUDE SUR LES EAUX MINÉRALES)

I. — Historique.

La découverte et l'usage des *Eaux minérales* remonte aux premiers âges de l'Humanité. L'homme préhistorique, dans ses migrations, soit en famille, soit en tribu, n'avait comme route possible que le cours des fleuves et leurs vallées ; il devait donc nécessairement rencontrer sur son passage les sources minérales qui presque toutes jaillissent sur le bord des rivières ou à la base des montagnes. Par leur thermalité, leur odeur, leur aspect, leur saveur et par leurs dépôts de couleurs diverses et de formes parfois fantastiques, ces eaux ne pouvaient manquer d'exciter la curiosité de cet homme primitif ; poussé par son merveilleux instinct d'observation, il a dû s'arrêter à ces fontaines et leur demander le secret de leurs vertus.

Il n'est point téméraire d'affirmer que, dans la suite des temps, des peuplades jusqu'alors nomades se sont fixées, en raison des avantages qu'elles y trouvaient, sur le territoire des sources *salines* ou *thermales* faiblement minéralisées, répondant si bien aux nécessités journalières de la vie matérielle. De là, ces traditions locales et ces premières pratiques de médication empirique qui sont parvenues jusqu'à nous ; de là, ces légendes merveilleuses qui flottent encore sur quelques sources de nos régions, les unes toujours renommées, les autres complètement discréditées.

Si nous consultons l'histoire des premiers peuples civilisés, il est facile de se convaincre qu'ils faisaient un grand usage des bains (*les bains de mer surtout*), considérés déjà comme un traitement hygiénique. Chez les Egyptiens et chez les Indiens, les bains d'eau et les bains d'étuves s'étaient imposés dans les mœurs par la puissance de l'autorité religieuse. Ces pratiques balnéaires, importées de l'Orient par les guerriers Grecs, à leur retour du siège de Troie, comme nous l'apprend Homère dans l'*Iliade*, ne tardèrent pas à se répandre dans toute la Grèce. Les prêtres utilisaient, au profit de leur influence et avec habileté, les vertus des sources minérales près desquelles s'élevaient des temples. « On y faisait prendre aux profanes, dit Gauthier (*Rech. hist. sur l'exercice de la médecine dans les temples*), des bains d'*eau simple ou d'eau minérale* qui étaient accompagnés de frictions, d'onctions et de fumigations. » Mais, de tous les peuples de l'antiquité, ce sont les Romains qui, seuls, ont su employer d'une façon vraiment médicale, quoique empirique, les propriétés des différentes eaux minérales. Les ruines de leurs thermes, édifiés sur l'emplacement de sources diversement minéralisées, se rencontrent dans toutes les parties de leur immense empire ; c'est là un témoignage irrécusable, qui établit l'authenticité des nombreux documents que leurs écrivains nous ont laissés sur la matière.

Les premiers Césars, et à leur exemple presque tous les autres empereurs, pour flatter les habitudes hygiéniques du peuple et pour rénover la santé et les forces de leurs troupes épuisées par les guerres, élevèrent des thermes grandioses et parfois d'une magnificence extraordinaire. La disposition intérieure de ces bains révèle une connaissance approfondie des divers modes balnéothérapiques et de leurs bons effets sur l'organisme. On peut encore s'en rendre compte de nos jours, en étudiant les restes des bains romains de Royat, de Plombières, de Saint-Honoré, etc.

Le transport du siège de l'Empire à Byzance, les invasions des barbares et la proscription d'une religion nouvelle, jalouse de détruire toutes les institutions païennes, consommèrent la ruine de ces thermes dans toute l'Europe. Quoi qu'il en soit et en dépit de la farouche domination religieuse du moyen âge qui imposait à l'homme le sacrifice de son être matériel, un grand nombre de sources thermales et minérales ne furent ni perdues ni abandonnées. Leurs vertus curatives, consacrées par l'empirisme et par la tradition, leur conservèrent une clientèle régionale ; en maints endroits, les moines se virent forcés, sous la pression des populations ou sur l'ordre des grands seigneurs féodaux, de restaurer les anciens thermes romains et même de construire des établissements balnéaires sur l'emplacement des sources enclavées dans leurs vastes domaines. D'un autre côté, les Arabes en pénétrant dans l'Europe occidentale, et plus tard les croisés en revenant d'Orient, remirent en faveur l'usage des bains. En même temps que s'élevaient dans les divers Etats de l'Europe des maladreries spécialement créées pour les lépreux, on établit des bains pour les malheureux croisés atteints de cruelles maladies de peau que certaines eaux minérales avaient, seules, la réputation de guérir ou tout au moins d'améliorer. Aussi, vers la fin du moyen âge, les sources thermo-minérales étaient utilisées en assez grand nombre; elles avaient reconquis en partie leur ancienne renommée et prenaient une place importante dans la médecine du temps. A l'époque de la Renaissance, ces eaux jouissaient déjà d'une faveur populaire assez grande pour intéresser les souverains et les princes à leur fortune. En France, certaines villes d'eaux du Centre et des Pyrénées devenaient, sous les Valois, le rendez-vous des grands seigneurs de la cour et de la haute noblesse du royaume. La fameuse Marguerite de Navarre, sœur de François Ier, se rendait pendant la belle saison à Cauterets et s'y installait avec sa cour, ses poètes, ses artistes et ses savants illustres. Pougues reçoit successivement la visite de Henri II, de Catherine de Médicis et de leur fils Henri III. Sous les Bourbons, les stations thermales de la France se multiplient, et les plus célèbres dans le cours du règne de Louis XIV qui envoie Mme de Montespan disgraciée mourir près des sources de Bourbon-l'Archambault, arrivent à l'apogée de leur prospérité.

Les médecins de l'Europe civilisée furent les promoteurs de ce mouvement de *reviviscence* générale; ils l'avaient préparé par leurs écrits et par leurs études; ils le dirigèrent avec une ardeur de conviction qui brisa toutes les résistances. Pour soutenir la vogue renaissante des eaux minérales, ils employèrent leur science, leur autorité professionnelle et tout leur crédit près des grands. Les ouvrages de Strabon, de Tite-Live, des deux Pline et des autres auteurs de la grande époque romaine fournirent à ces médecins, érudits pour la plupart, les moyens de retrouver des sources précieuses et d'assurer par des captages bien faits l'alimentation abondante et régulière des établissements thermaux. Ils recueillirent, pour les vérifier par des observations sérieuses et suivies, les croyances populaires ainsi que les récits de plusieurs écrivains autorisés, sur les vertus merveilleuses de certaines eaux minérales.

Aux pratiques balnéothérapiques d'un empirisme grossier, ils s'efforcèrent de substituer une réglementation méthodique et plus rationnelle des divers modes d'emploi du traitement hydrominéral.

Dans la poursuite de leurs études visant la détermination exacte des propriétés physiologico-thérapeutiques des sources minérales, ils devaient être nécessairement conduits à des essais de groupement ou de classification. La séparation de ces eaux en familles distinctes ne pouvait être basée sur leurs *mêmes* applications thérapeutiques, alors qu'elles différaient essentiellement par leurs caractères physiques et par leur nature intime. Le médecin Fabre (1657) en considérant les sources minérales comme un produit mystérieux, *chargé de fluides bienfaisants puisés dans les entrailles de la terre*, indiquait inconsciemment peut-être à ses contemporains que dans l'analyse chimique se trouvait la solution du problème.

Les principales sources de notre continent furent soumises à des recherches analytiques, mais celles-ci ne pouvaient donner que des résultats très approximatifs ou dénués de toute certitude. Au XVIIe siècle, la chimie cherchait elle-même sa véritable voie et cette science, qui nous étonne chaque jour par ses admirables découvertes, se trouvait condamnée aux tâtonnements sinon à l'impuissance jusqu'aux travaux de Lavoisier.

Si les médecins de ces derniers siècles n'ont pu connaître la composition chimique des eaux minérales, ils nous ont légué à tous les autres points de vue une somme considérable de matériaux. Après avoir dégagé des ombres mystérieuses ou des légendes merveilleuses les véritables propriétés curatives des diverses sources minérales, ils ont cherché et réussi à établir, d'une façon très précise parfois, la spécialisation de ces fontaines dans le vaste domaine pathologique. En vérité, si on leur conteste la création de la médecine thermale nouvelle, on est du moins forcé de reconnaître qu'ils ont posé les pierres d'attente sur lesquelles repose aujourd'hui tout l'édifice de l'hydriatrie moderne.

II. — Définition des eaux minérales.

Tous les auteurs sont d'accord sur les difficultés que présente la définition des *eaux minérales*. Le moyen, en effet, de définir ces eaux alors que toutes les eaux naturelles contiennent dans des proportions variables des éléments minéralisateurs. La difficulté devient encore plus grande, si l'on compare certaines *eaux douces* (eaux d'Arcueil ou de la Marne) aux *eaux minérales* de Bagnères-de-Luchon, de Plombières, d'Ax, etc.; celles-ci occupent une place importante dans le cadre hydrologique, et cependant, elles sont moins minéralisées que les premières.

M. Durand-Fardel donne la définition suivante : « On doit entendre en médecine, par *eaux minérales, des eaux naturelles qui sont employées en thérapeutique en raison de leur constitution chimique ou de leur température.* » Et le savant auteur ajoute : « La composition chimique des eaux minérales, telle que nos moyens d'investigation nous permettent de la déterminer, et leur thermalité, ne sont sans doute pas les seuls éléments de leurs actions thérapeutiques ; mais ce sont les seuls que nous sachions discerner et que nous puissions exprimer. Il faut donc nous en tenir à leur énonciation, tout en faisant des réserves au sujet des inconnues qu'il nous reste à chercher et à découvrir. D'un autre côté, si j'introduis l'action thérapeutique dans la définition des eaux minérales, c'est qu'elle constitue la raison plausible de leur rapprochement et exprime précisément le seul point qui les sépare des autres eaux naturelles. »

En résumé, les eaux minérales, *riches* ou *pauvres* en principes fixes, *fraîches, tièdes* ou *chaudes,* constituent de véritables médicaments ; leur action sur l'organisme, sain ou malade, dépend soit de l'élément minéralisateur prédominant, soit de l'association effective des sels constitutifs ou bien encore du degré de la thermalité. Ces agents essentiels de la médication thermominérale, dont le rôle actif est subordonné à des pratiques toutes spéciales et plus ou moins compliquées, les distinguent des autres agents de la matière médicale ordinaire. Une place à part doit donc être faite dans la thérapeutique générale aux *eaux médicinales* qui, malgré tous les points obscurs de la médication thermale, ont singulièrement étendu les ressources prophylactiques et curatives de la médecine.

III. — ORIGINE ET CONSTITUTION DES EAUX MINÉRALES.

L'origine des eaux minérales, leur constitution chimique et leur thermalité constituent un problème insoluble. Suivant certains géologues, ces eaux arriveraient directement chargées de leurs sels des profondeurs de la terre, pour former des sources, particulièrement des sources chaudes pouvant être considérées comme de véritables volcans aux émanations gazeuses condensées et fluidifiées ; la plupart des savants allemands, au contraire, ne veulent voir dans l'eau minérale qu'un produit de la lixiviation des terrains salins par les eaux pluviales.

Ces deux théories peuvent se soutenir, mais comme il est probable qu'aucune n'est absolument vraie, on peut diviser, avec M. Durand-Fardel, les eaux minérales en deux groupes : 1° Les eaux *géologiques*, qui viennent des couches profondes ; 2° les eaux *superficielles*, ou d'infiltration, ou de lixiviation.

Les eaux d'origine volcanique, toujours chaudes, empruntent directement leur calorique aux matières ignées avec lesquelles elles se trouvent en contact : tels sont les solfatares, les salzes ou volcans de boue dont il se rencontre un grand nombre en Sicile, les *lagonis* de Toscane, les *geysers* d'Islande, etc. Mais, toutes les sources thermales qui existent dans les diverses régions du globe sont loin d'avoir cette origine ; elles proviennent en très grand nombre des eaux pluviales et des infiltrations profondes.

En effet, pour qu'une eau soit thermale (c'est-à-dire

d'une température plus ou moins supérieure à 20° C.),
il n'est pas nécessaire qu'elle se trouve en contact avec
des corps en ignition ; il suffit qu'elle provienne d'une
assez grande profondeur. La chaleur centrale de la terre,
dont l'intensité dépasse l'imagination (on l'évalue à un
minimum de 4,000°), maintient les couches solides de
l'écorce terrestre à une température qui décroît du
centre à la périphérie. L'expérience a prouvé qu'à
partir d'un point où la température du sol n'est plus
impressionnée par celle de l'atmosphère, on voit le
thermomètre monter d'un degré par chaque 33 mètres
de profondeur. De ce fait, il résulte qu'il suffit qu'une
eau puisse descendre à trois kilomètres de profondeur
en suivant les pentes des diverses couches de terrains,
pour qu'elle revienne à la surface avec une température
de près de 100°.

« Lorsque les vapeurs aqueuses tenues en suspension
dans l'atmosphère se condensent, dit Dujardin-Beau-
metz (in *Dict. de Thérap. et des Eaux minérales*),
sous l'influence du refroidissement des parties supérieures et se résolvent en pluies, une partie de ces eaux
pluviales coule à la surface du sol ou à une profondeur
peu considérable et constitue les fleuves, les rivières ;
l'autre pénètre à travers les terrains perméables et tend
à gagner lentement les parties souterraines, non seulement à travers les fentes, les crevasses et les plans
de stratification des roches, mais encore en cheminant
dans leurs pores microscopiques, au milieu de ce réseau
de fentes capillaires qui existent toujours, même dans
les roches les plus compactes en apparence. Ces eaux,
bien qu'à peu près pures au moment de leur chute,
renferment cependant en dissolution ou en suspension,
outre une quantité minime de matières inorganiques

ou organiques enlevées à l'atmosphère, une proportion plus ou moins grande des gaz constituants de l'air atmosphérique : oxygène, azote et acide carbonique. Elles exercent sur les terrains inférieurs qu'elles pénètrent en vertu même de leur constitution même, une action multiple qui change lentement la composition de chacun des deux corps en contact.

L'action dissolvante est la seule qui nous intéresse ; sous l'influence de leur acide carbonique, les eaux pluviales qui retrouvent et prennent une nouvelle quantité de ce gaz dans leur passage à travers les couches supérieures, riches en débris végétaux, réagissent sur les composés minéraux qui constituent les roches. A cette action dissolvante de l'acide carbonique et de l'eau, auxquels résistent peu de corps, il faut ajouter l'action comburante de l'oxygène, et dans certains cas celle de la haute température de ces eaux à de grandes profondeurs.

En suivant ainsi les eaux météoriques dans leurs migrations souterraines, on se rend compte de leur minéralisation ; leur composition chimique peut même devenir extrêmement compliquée, puisque, aux corps normalement solubles dans l'eau, viennent se joindre ceux qui se dissolvent en présence de l'acide carbonique ou d'une température élevée, et d'autres encore qui, naturellement insolubles, subissent sous ces influences multiples des modifications chimiques ou des décompositions, qui les rendent solubles sous une autre forme.

Certaines roches sont plus particulièrement attaquées par les eaux souterraines : le *gypse* ou sulfate de chaux est de ce nombre. Bien que sa solubilité soit relativement très faible, l'eau peut cependant, dans les conditions normales de température, en dissoudre 1 partie pour 460, et cette proportion augmente jusqu'à la température de 35°, à laquelle correspond son maximum de solubilité.

Le sel gemme (chlorure de sodium), ordinairement protégé par des couches argileuses imperméables, se présente sous forme d'amas considérables et à l'état naturel ; il est attaqué par l'eau qui se glisse à travers les fissures multiples existant dans l'argile. Assez souvent, il se trouve mélangé avec cette terre et forme les *argiles salifères* dont les eaux souterraines peuvent se charger avec la plus grande facilité.

Les roches calcaires, qui constituent à elles seules les assises les plus importantes du globe, résistent assez bien à l'action de l'eau des rivières, qui en dissout à la température ordinaire 1 à 3 cent millièmes au plus, et à l'ébullution, 1,8834. Mais les eaux souterraines enrichies d'acide carbonique exercent, à la faveur de cet acide, une action dissolvante des plus marquées sur le carbonate calcaire, quelle que soit sa forme naturelle, cristalline ou amorphe. Comme, de plus, les roches calcaires sont presque toujours associées à de la *dolomie* (carbonate double de chaux et de magnésie), il se fait entre le sulfate de chaux (s'il en existe en dissolution dans les eaux) et le carbonate de magnésie une double décomposition, produisant du carbonate de chaux qui se dissout à l'état de bicarbonate et du sulfate de magnésie soluble. Nous retrouvons dans les eaux minérales le bicarbonate calcaire et le sulfate magnésique.

Les roches silicatées sont également attaquées par l'eau chargée d'acide carbonique qui décompose les silicates, s'empare de la soude, de la potasse, du fer, du manganèse, en éliminant l'acide silicique. Les silicates d'alumine et de magnésie résistent seuls à cette action; les basaltes eux-mêmes, malgré leur apparence homogène, sont décomposés dans les mêmes conditions et abandonnent aux eaux souterraines une partie de leurs éléments constitutifs.

En résumé, il n'est pour ainsi dire aucun composé minéral qui ne puisse se dissoudre dans les eaux souterraines sous les influences multiples de l'eau, de l'acide carbonique, de l'oxygène, de la température et parfois de la pression. Si parmi ces composés, quelques-uns se déposent, lorsque les eaux viennent sourdre à la surface du sol, par suite de l'élimination de l'acide carbonique ou bien encore de l'abaissement graduel de la température, il n'en reste pas moins en dissolution une proportion assez notable de ces éléments constitutifs pour communiquer aux eaux une constitution minérale, souvent complexe.

Ainsi chargées de composés minéraux dont la quantité et la proportion dépendent et des roches traversées et de la température des couches souterraines, les eaux qui renferment encore des composés organiques et organisés réapparaissent à la surface du sol après un parcours d'une durée et d'une étendue variables et constituent des *sources minérales*. Les eaux météoriques ne sont pas les seules qui puissent ainsi passer à travers les fissures des assises du globe; on admet généralement que les eaux de la mer peuvent se trouver dans ce cas et reparaître à la surface par suite des différences de niveau, après s'être plus ou moins saturées des composés chimiques avec lesquels elles ont été en contact. »

Parmi les substances que l'on recontre le plus ordinairement dans les eaux minérales, nous citerons : le

sulfate de chaux; le bicarbonate calcaire; le chlorure
de sodium ainsi que les bromures et les iodures qui
l'accompagnent ordinairement; les fluorures alcalins
et calcaires; le bicarbonate et le sulfate de magnésie;
les carbonates de potasse et de soude; le fer à l'état de
bicarbonate, de crénate, etc.; l'acide phosphorique combiné avec les alcalis, la chaux, l'alumine; des silicates
alcalins, surtout quand le sol est porphyrique, granitique ou gneissique. A ces substances il faut ajouter
des gaz, comme le chlore, l'acide carbonique, l'azote,
l'hydrogène sulfuré; des oxydes, tels que la lithine, et
des métaux, tels que l'étain, le plomb, l'argent, l'anti-
moine, l'arsenic, le cobalt, le cuivre, le cæsium, le rubidium, etc., mais en quantité très minime. Les proportions de ces corps simples ou composés varient beaucoup, et on ne connaît de solution réellement saturée
que pour les eaux tenant en dissolution du sulfate de
chaux ou du chlorure de sodium.

Les premières applications de l'analyse chimique à la
détermination de la constitution intime des eaux minérales ont été faites à une époque où la chimie elle-même,
se dégageant des pratiques surannées de l'alchimie,
se transformait pour s'appuyer sur des bases scientifiques. Ces recherches ne pouvaient donner que des résultats aussi incomplets et aussi contradictoires que ceux
obtenus à l'aide de la loupe et du microscope; elles
changèrent de caractère avec Lavoisier, Berthollet,
Thenard et surtout Berzélius, qui porta la science
analytique à un degré de perfection si remarquable.
De nos jours, les chimistes hydrologues peuvent pousser
leurs recherches beaucoup plus loin : l'*analyse spectrale* permet de découvrir dans les eaux des substances dont les procédés chimiques les plus perfec-

tionnés n'avaient encore laissé soupçonner même la
présence.

La chimie moderne, avec tous les moyens d'investigation dont elle dispose, peut-elle arriver à la connaissance exacte d'une eau minérale quelconque? « En admettant que toutes les analyses, disent MM. Ossian
Henry, soient faites avec le plus grand soin, en regar-
dant comme parfaitement acquis qu'elles nous indiquent
la quantité exacte de substances fixes ou volatiles que
renferme une eau minérale, il y a un obstacle contre
lequel elle vient se heurter et qu'il lui est bien difficile
d'éviter. En effet, après avoir trouvé d'un côté des bases,
de l'autre des acides ou des corps simples, l'analyse
conclut par le calcul à l'existence de composés qu'elle
reconstitue ensuite d'après les vues les plus probables
sur les affinités respectives des acides et des bases.
Cette reconstitution traduit-elle réellement ce qui est?
On peut supposer le contraire; car, comme on est obligé
d'évaporer l'eau pour reconnaître et doser ses composants, sous l'influence de cette évaporation, des substances volatiles se dissipent, les sels perdent quelques-
uns de leurs composants, se modifient ou sont dénaturés
dans leur composition. Les bicarbonates passent à l'état
de carbonates; des sels ferreux et manganeux se changent en sous-sels ferriques et manganiques ou en ses-
quioxydes. Des sulfures deviennent des hyposulfites,
des sulfites ou des sulfates; des silicates passent à l'état
de carbonates et d'acide silicique; enfin certains chlorures, iodures, bromures, peuvent laisser échapper en
tout ou en partie le chlore, l'iode et le brome qui s'y trouvaient combinés. De plus, il arrive que des sels, réagis-
sant entre eux, produisent des échanges de bases, en
raison de l'insolubilité ou du peu de solubilité des uns

ou des autres. Comme on le voit, l'évaporation doit donner des résidus qui ne représentent plus la composition première d'une eau, et l'analyse de ces résidus, pour la déterminer, ne conduit plus à la vérité qu'on cherchait. »

Les difficultés de l'analyse des eaux minérales et surtout l'interprétation des résultats qui varie suivant les chimistes, expliquent les erreurs commises et les différences sensibles qu'on relève trop souvent dans la constitution minérale des sources médicinales. Aussi Chaptal a pu dire avec raison : « *En analysant une eau minérale, on n'en dissèque que le cadavre.* »

Cette incertitude qui existe sur la composition exacte des eaux minérales ne présente en fait qu'une importance pratique médiocre pour les sources connues depuis longtemps et réputées pour leurs effets thérapeutiques, sanctionnés par l'expérience. Mais lorsqu'il s'agit d'eaux minérales *artificielles*, la question devient tout autre : on doit absolument rejeter toute assimilation de ces eaux *fabriquées de toutes pièces* avec les eaux *naturelles* qu'elles prétendent représenter et remplacer.

« Donner le nom d'eaux minérales artificielles, écrivent MM. Chatin, Poggiale et Lefort dans leur rapport à la Société de pharmacie de Paris, à une solution de sels minéraux admis beaucoup plus par la théorie que par l'analyse pratique dans les eaux naturelles, c'est vouloir aller au delà de ce que la chimie peut entreprendre, du moins jusqu'à présent. C'est propager en médecine des erreurs qu'il est temps de faire disparaître; c'est enfin faire supposer que les eaux minérales naturelles ne doivent leurs propriétés qu'à la présence et à la quantité de quelques sels particuliers, alors qu'il est reconnu que c'est par l'ensemble des substances minérales et organiques que les sources acquièrent toutes leurs vertus. Voilà, à notre avis, toute la question, et voilà ce qui nous fait poser en principe que la synthèse des eaux minérales naturelles, même approximative, est impossible à réaliser. C'est qu'il s'agit dans cette circonstance de surprendre les secrets de la nature, et malheureusement les moyens que celle-ci emploie ne sont pas du ressort de ceux que l'homme est appelé à découvrir. »

Pour ces mêmes raisons, les vertus curatives d'une eau minérale quelconque ne peuvent le déduire *à priori* de sa composition chimique ; ces propriétés doivent être établies par une longue série d'observations cliniques. Combien d'analyses ont été faites pour exalter outre mesure les vertus de sources jusqu'alors inconnues et d'une constitution minérale des plus pauvres ou des plus insignifiantes. S'il faut toujours être en garde contre ces pratiques de la spéculation, on ne doit pas non plus se laisser entraîner par ces engouements qui se manifestent dans les villes d'eaux, à la suite de la découverte dans leurs fontaines de quelques nouveaux principes constituants, tels que l'iode, l'arsenic, la lithine, le cæsium, le rubidium, etc. Nous avons assisté dans ces trente dernières années au règne de l'iode, puis à celui de l'arsenic, détrôné lui-même à son tour par les métaux spectraux. C'est à ces éléments nouveaux, introuvables ailleurs, qu'on devait rapporter désormais la plus grande partie, sinon la totalité de l'action curative des eaux. On ne saurait trop réagir contre ces exagérations souvent intéressées ; car, à part certaines exceptions bien connues, ces corps simples ou composés n'entrent dans la constitution des eaux minérales que pour une part très minime et même insignifiante (des milligrammes, et souvent des millionièmes de gramme) ; ils se retrouveraient certainement, par des recherches minutieuses, dans les eaux réputées les plus salubres et dont on n'a jamais songé à se servir comme eaux minérales.

Les difficultés de la détermination exacte de la constitution des eaux minérales ne dépendent point uniquement des causes que nous venons de signaler ; il en est d'autres qui sont inhérentes aux sources elles-mêmes ou à certaines conditions météorologiques. Ainsi, si certaines eaux, comme Saint-Léger-Pougues, semblent conserver une composition invariable, beaucoup de fontaines éprouvent des changements dans leur débit, leur composition ou leur température, sous des influences extrêmement variables elles-mêmes : la pluie, la sécheresse, les différentes périodes de l'année, etc. On cite comme exemple l'eau d'Uriage, dans laquelle les proportions de sels tenus en dissolution varient de 6 à 7 ou 8, et voire même 9 grammes. Les eaux du Steinbad, à Tœplitz, renferment à peine aujourd'hui quelques traces des sels qui les avaient fait ranger par Ambrozzi parmi les eaux salines les mieux caractérisées ; celles du Mont-Dore ne contiendraient plus également la même quantité de silice que les analyses les plus soigneuses y avaient constatée autrefois. D'après Lecoq, « les eaux de Saint-Nectaire et de Vichy n'ont plus la même richesse en substances minérales qu'autrefois, et leur composition n'est plus la même qu'à l'époque où elles formaient ces immenses dépôts siliceux et aragonitifères que l'on trouve aujourd'hui aux environs des lieux où elles sourdent ». C'est ainsi que s'expliquent les divergences que l'on relève dans les analyses les plus consciencieuses faites à la source même, mais à des époques différentes. Ces modifications n'ont rien d'extraordinaire, car les eaux minérales peuvent subir à la longue des changements par suite de la destruction graduelle de la déminéralisation, si on peut s'exprimer ainsi, des terrains qu'elles parcourent souterrainement.

La *thermalité* des eaux, c'est-à-dire la température plus ou moins élevée qu'elles présentent à leur point d'émergence, peut varier de même, suivant les conditions atmosphériques (sécheresse ou pluies), les mouvements de terrain, le captage des fontaines, etc. Et, chose digne de remarque, ces variations sont complètement indépendantes de leur composition chimique ; ainsi, les différentes sources de Vichy présentent une thermalité variant de 12°,3 centigrades (*sources de Saint-Yorre*) à 43°,5 centigrades (*source du Puits-Carré*), tout en présentant une composition chimique presque identique.

Toutes ces causes réunies ont conduit un certain nombre de médecins à faire bon marché de l'analyse chimique et à soutenir qu'il n'y a pas un rapport certain entre le médicament et la maladie, et que l'expérience seule doit nous guider dans l'emploi des eaux minérales. D'autres, il est vrai, s'en rapportant à cette même analyse, regardent ces eaux comme des médicaments et pensent que, suivant leur composition, elles s'appliquent à des maladies nettement déterminées.

Pour les premiers, par exemple, les eaux de Vichy guérissent une soixantaine de maladies : la gastrite, la pyrosis, la gastralgie, la dyspepsie, les maladies du foie, la jaunisse, les calculs hépatiques, les maladies de la rate, la gravelle, les calculs urinaires, la goutte, le rhumatisme, etc.

Pour les seconds, au contraire, chaque source pour ainsi dire doit guérir, suivant sa composition chimique, un certain genre de maladie : — les sources sulfureuses sont spécifiques des maladies de la peau ; les sources ferrugineuses de la chlorose et de l'anémie ; les sources alcalines de la gravelle urique, etc. La thermalité intervient également, et même, dans certains cas, prime la composition, avec une spécification toujours spéciale.

Cette doctrine admet cependant que certaines eaux peuvent répondre à des indications plus nombreuses. Ainsi, elles peuvent être utiles à la fois contre les rhumatismes et les paralysies (eaux de Bourbon-l'Archambault, de Bourbonne, etc.), ou bien encore pour combattre les scrofules en même temps que la syphilis ou les rhumatismes, comme les eaux sulfureuses. De plus, des eaux de composition chimique et de température différentes peuvent convenir au traitement d'une même maladie.

La vérité se trouverait-elle entre ces deux opinions extrêmes ? Peut-être. Si la spécificité absolue est bien difficile à admettre, d'un autre côté, la généralisation embrasse trop pour être vraie, surtout dans le domaine pathologique. En résumé, les eaux minérales sont les agents essentiels d'une indication spéciale et très effective dont le médecin doit savoir jouer ; comme on l'a dit depuis longtemps, ce sont les *bons médecins* qui font les *bonnes eaux*.

IV. — CLASSIFICATION DES EAUX MINÉRALES.

Si l'on se reporte à la constitution chimique des eaux, il semble très facile à première vue d'établir, et se basant sur les caractéristiques minérales, une bonne classification des diverses sources.

Malheureusement, si certaines eaux présentent un élément prédominant qui leur impose un caractère propre et des mieux établis, beaucoup d'autres possèdent une constitution complexe dans laquelle les composés salins figurent en nombre considérable et dans des proportions à peu près égales ; en outre, lorsqu'une fontaine renferme un sulfure quelconque, son eau, en raison de l'action toujours plus apparente et plus effective du soufre, est dite *eau sulfurée*. Nous pourrions multiplier ces considérations qui justifient dans une certaine mesure les objections qu'on a faites à la classification chimique. Mais, après tous les essais de division et de groupement, basés sur le degré de minéralisation, sur la température, sur les propriétés ou attributions thérapeutiques ou bien encore sur l'origine géologique ou sur la distribution géographique, on a dû revenir et adopter la classification chimique malgré toutes ses imperfections. C'est la seule qui permette jusqu'ici du moins : « *de rassembler d'une manière méthodique les caractères les plus naturels des eaux minérales* ». Sans doute, il serait préférable d'avoir une classification basée sur l'action thérapeutique ; mais il est impossible de former des classes thérapeutiques d'eaux minérales.

« Il est bien vrai, dit Durand-Fardel dans son traité magistral des eaux minérales, qu'il est des eaux particulièrement appropriées au traitement des catarrhes respiratoires, d'autres au traitement des dermatoses, d'autres au traitement des dyspepsies, etc. Mais ces mêmes eaux sont applicables à bien d'autres choses, et le traitement des catarrhes, des dermatoses et des dyspepsies peut être effectué dans des stations qui n'en font pas leur spécialité. Il est vrai encore qu'il est des eaux spéciales pour la scrofule, d'autres pour le rhumatisme, d'autres pour la goutte, etc. Mais il n'en est pas qu'il soit permis d'enfermer dans aucune de ces spécialités. A chacun de ces états diathésiques on peut affecter des manifestations qui réclament des eaux étrangères à ces mêmes spécialités. »

On pourrait essayer, en laissant de côté les résultats, d'appuyer cette classification sur le mode d'action ; mais ici encore nous nous trouvons en présence d'actions altérantes, reconstituantes, résolutives, excitantes ou sédatives qui peuvent être revendiquées par la plupart des eaux minérales. Le groupement des sources dans de pareilles conditions amènerait une déplorable confusion.

M. Durand-Fardel, en recommandant comme naturelle la classification chimique, a su y apporter néanmoins certaines modifications heureuses et complémentaires par l'introduction de la thérapeutique, comme facteur nécessaire. Sa classification a été généralement adoptée en France, et nous avons cru devoir la suivre fidèlement.

Cette classification de Durand-Fardel (voir p. xxvi), qui s'est d'ailleurs renfermé dans les grandes lignes de l'*Annuaire officiel des eaux de la France*, a l'avantage d'être à la fois thérapeutique et chimique.

La subdivision des familles en plusieurs classes permet d'attribuer à chaque groupe d'eaux de la même famille ses attributions thérapeutiques propres. Ainsi, les eaux sulfurées sont spécialement appropriées au traitement des affections pulmonaires et cutanées ; les chlorurées sodiques au traitement de la scrofule et de ses manifestations de tous genres ; aux bicarbonatées

CLASSIFICATION DES EAUX MINÉRALES DE DURAND-FARDEL

FAMILLE DES SULFURÉES

(une classe)

1re Division : Sulfurées sodiques.
2e Division : Sulfurées calciques ou sulfhydriquées.

FAMILLE DES CHLORURÉES

(quatre classes)

1re classe. — Chlorurées sodiques.
2e classe. — Chlorurées sulfurées.
3e classe. — Chlorurées bicarbonatées.
4e classe. — Chlorurées sulfatées.

FAMILLE DES BICARBONATÉES

(quatre classes)

1re classe. — Bicarbonatées simples. — 1re division : Sodiques.
                                                    2e division : Calciques.
                                                    3e division : Mixtes.
2e classe. — Bicarbonatées chlorurées.
3e classe. — Bicarbonatées sulfatées.
4e classe. — Bicarbonatées sulfatées, chlorurées.

FAMILLE DES SULFATÉES

(une classe)

1re division : Sulfatées sodiques.
2e division : Sulfatées calciques.
3e division : Sulfatées mixtes.
4e division : Sulfatées magnésiques.

FAMILLE DES INDÉTERMINÉES.

(deux classes)

1re classe. — Eaux thermales simples.
2e classe. — Eaux faiblement minéralisées.

Classe supplémentaire.

Eaux ferrugineuses.

sodiques, reviennent les affections de l'appareil digestif et la diathèse urique ; de la présence du fer, se dégage nettement sa spécialisation très précise. Mais, à
mesure que l'on descend de la première famille (*les
sulfurées*), à la dernière, c'est-à-dire à celle des *indéterminées*, on voit, dit Durand-Fardel, leur caractérisa-
tion s'amoindrir et leur portée thérapeutique s'affaiblir.

V. — PROPRIÉTÉS ET INDICATIONS DES EAUX MINÉRALES.

Nous exposerons à grands traits, dans ce chapitre, les
principaux caractères physico-chimiques et les indications thérapeutiques, appartenant en propre aux diverses familles d'eaux minérales.

FAMILLE DES SULFURÉES

La famille des eaux sulfurées comprend deux divisions :

1º *Eaux sulfurées sodiques* (Cauterets-Luchon).
2º *Eaux sulfurées calciques* (Enghien).

1ʳᵉ DIVISION : *Sulfurées sodiques*. — Cette classe, la
plus nombreuse et la plus importante des deux, comprend des sources thermales en général (de 30° à 70°
C.), dont la sulfuration est en rapport direct avec la
température. Ces fontaines appartiennent presque toutes
à la région pyrénéenne.

Rien de plus variable que l'aspect physique des eaux sulfurées sodiques ; les unes sont claires ; les autres, au contraire, louches et opalescentes suivant le degré d'altérabilité qu'elles présentent. Ces eaux n'ont pas d'odeur lorsqu'elles sortent de terre, à moins que leur décomposition n'ait déjà commencé dans les canaux souterrains et naturels qui les amènent à la surface du sol. Mais, au premier contact de l'air, des réactions complexes mettent en liberté le soufre ou transforment une partie de leur sulfure de sodium en hydrogène sulfuré, qui manifeste sa présence en répandant son odeur caractéristique d'œufs pourris. Ce fait est important à connaître, car « l'intensité de l'odeur sulfureuse, comme le fait observer avec raison Durand-Fardel, n'est pas en rapport avec la richesse des eaux en soufre, mais avec la rapidité avec laquelle elles se décomposent ».

Le principe chimique essentiel de ces eaux, faiblement minéralisées en général, est naturellement le sulfure de sodium ; de plus, elles renferment toujours de la silice, de l'oxygène, de l'acide carbonique et des sels de soude, de chaux, de magnésie, etc.

Les eaux de cette classe se décomposent ou s'altèrent avec une grande rapidité ; cette altération se produit dans le sein même de la masse par la réaction des éléments constituants les uns sur les autres : l'hydrogène et l'oxygène réagissent sur le sulfure de sodium, composé très peu stable, et il en résulte de la soude et de l'hydrogène sulfuré. La soude et l'acide silicique se combinent pour former du silicate de soude. Le contact de l'air vient encore activer ces réactions : son oxygène hâte la décomposition du sulfure de sodium et la formation de la soude ; de plus, cet oxygène réduit une partie de l'hydrogène sulfuré, régénère l'eau et met en liberté du soufre pur qui se dépose. C'est à cette réaction qu'est dû le trouble rapide des eaux sulfureuses dans les bassins qui les reçoivent. — Mais là n'est point le terme de ces phénomènes qui se succèdent sans interruption, car l'acide carbonique joue également son rôle en s'emparant de la soude libre ou combiné à la silice. Enfin l'oxydation du sulfure de sodium amène sa transformation en hyposulfite de soude, en sulfite et même en sulfate. Cette réaction est la dernière : ces eaux ont alors perdu définitivement leur qualité sulfureuse ; elles ne dégagent plus d'hydrogène sulfuré et ne décèlent plus trace de soufre au sulfhydromètre ; elles ne sont plus que des *eaux dégénérées*, sans aucune valeur thérapeutique.

Le sulfure de sodium des eaux sulfurées est toujours le monosulfure ; mais lorsque ce sel se trouve en très grande proportion, comme à Barèges, par exemple, il se produit un polysulfure, et si, de plus, l'alcalinité des eaux est très grande, le dépôt de soufre se forme difficilement : c'est ce qui explique qu'à Barèges l'eau ne blanchit pas comme à Luchon, où les eaux prennent, au sortir de la source, une teinte blanche due au soufre qui s'y trouve suspendu dans un état de division extrême.

La coloration des eaux sulfurées est très variable : à Cadéac et à Barèges, les eaux qui sont fortement polysulfurées ont une teinte jaune verdâtre ; à Luchon, l'eau est blanche ; à Ax, elle est bleue. Ces teintes se trouvent produites par l'état du soufre naturel résultant de leur décomposition.

L'altérabilité des eaux sulfurées est très importante à considérer, car la médication lui emprunte un caractère spécial très différent, suivant la constitution pour ainsi dire artificielle résultant de cette décomposition chimique. C'est ainsi que les eaux qui dégagent une grande quantité d'hydrogène sulfuré conviennent surtout aux affections pulmonaires ; au contraire, celles qui, comme Barèges, sont riches en polysulfure, possèdent des propriétés éminemment excitantes, propres au traitement des maladies de la peau, des affections scrofuleuses et rhumatismales, des plaies de guerre, etc. Les eaux de Luchon que leur décomposition très rapide appauvrit au point de vue de la teneur en sulfure de sodium, sont légères et jouissent même de propriétés sédatives marquées ; et, comme leur activité dépend du degré d'altération subie, on peut en varier à l'infini les procédés d'application et par suite étendre la sphère d'activité de ces eaux à un plus grand nombre d'états pathologiques.

La plupart des eaux de ce groupe renferment une grande quantité de matières organiques appelées *barégine* ou *glairine*. C'est une substance azotée, gélatineuse et très onctueuse au toucher, qui, une fois desséchée, présente un aspect corné. Le nom de barégine s'applique plus particulièrement à la matière organique dissoute dans les eaux onctueuses comme celles de Barèges, par exemple ; celui de glairine à la substance qui se dépose dans l'eau à une certaine distance du point d'émergence de la source : ces deux algues du genre sulfuraire, tout en se ressemblant beaucoup, ne sont pas tout à fait identiques ; la glairine est insoluble dans l'eau, tandis que la barégine reste longtemps dissoute et peut être isolée par l'évaporation.

Les principales eaux sulfurées sodiques de la France sont celles d'Amélie-les-Bains, d'Ax, de Bagnères-de-

Bigorre, de Barèges, de Barzun, des Eaux-Bonnes, de
Cadéac, de Cauterets, des Eaux-Chaudes, de las Escal-
das, de Gazost, de Luchon, de Molitg, d'Olette, de la
Preste, de Saint-Sauveur et du Vernet dans la région
pyrénéenne. En dehors des Pyrénées, ces eaux sont très
rares, et nous n'avons plus guère à citer pour en compléter la liste que Challes et Marlioz en Savoie, Guagno
et Piétrapola en Corse. La France et l'Espagne sont
seules à posséder ces eaux si remarquables et si actives
au point de vue thérapeutique.

2° Division : *Eaux sulfurées calciques*. — Les sulfurées calciques, beaucoup moins intéressantes que les
premières, sont des eaux sulfatées à base terreuse qui en
traversant des terrains imprégnés de matières organiques, se trouvent réduites : l'oxygène des sulfates sert
à brûler la matière organique, tandis que le soufre reste
combiné au calcium sous forme de sulfure. Ce n'est donc
point sans quelque raison qu'elles sont souvent considérées comme des *sulfurées artificielles*.

Le sulfure de calcium n'existe jamais qu'à l'état théo-
rique dans ces eaux, car, aussitôt formé, il est attaqué par
l'acide carbonique toujours abondant, et il en résulte du
carbonate de chaux et de l'hydrogène sulfuré qui reste
en solution dans le liquide. C'est ce qui a fait souvent
désigner ces eaux sulfurées calciques sous le nom de
sulfhydriquées.

La distinction entre les sulfurées sodiques et les sulfurées calciques est donc facile à établir : tandis que les
premières renferment toujours des sels de soude et qu'on
peut en isoler le sulfure de sodium à l'état de sel, les
secondes contiennent avant tout des bases calciques
et forment de véritables solutions de gaz sulfhydrique.

Les sources sulfurées calciques sont presque toutes froides ; les fontaines chaudes de cette classe présentant toujours une forte minéralisation, le soufre se trouve réduit par cela même à un rôle accessoire. Aussi ne considère-t-on comme sulfurées que les eaux dans lesquelles la minéralisation est toujours faible ; les autres prennent place, suivant leur caractéristique minérale, dans la famille des chlorurées ou ailleurs.

Nos principales stations parmi les sulfurées calciques sont : Aix, Allevard, Bagnols, La Caille, Cambo, Castera-Verduzan, Cauvelat, Le Vigan, Enghien, Euzet, Les Fumades, Guillon, Montmirail, Pierrefonds, Puzzichello, Saint-Honoré.

On remarquera que, loin de présenter le groupement des sulfurées sodiques dans une même région montagneuse, ces eaux sont disséminées de la façon la plus irrégulière. L'explication en est simple : les premières sont des *eaux minérales* dans la véritable acception du mot et se chargent de sels dans la profondeur du sol, comme le prouve leur haute température ; les sulfurées calciques, au contraire, se forment partout où des eaux fortement chargées de plâtre peuvent se trouver en contact avec de la matière organique, condition qui peut se présenter dans toutes les régions.

Indications thérapeutiques. — Les eaux sulfurées représentent l'un des agents les plus énergiques de la médecine thermale, leur usage détermine, en les portant à leur summum d'intensité, les phénomènes morbides appartenant en propre à la médication hydrominérale, c'est-à-dire la *fièvre* et la *poussée* thermales. Elles s'administrent sous forme de boisson et d'inhalation, de bains et de douches.

Au début de la cure, le malade subit une excitation fonctionnelle des plus curieuses ; l'appétit et l'activité digestive augmentent, les reins fonctionnent abondamment et la peau devient le siège d'une excitation manifeste.

Souvent les affections diverses dont le malade est venu demander la guérison à ces sources, présentent une recrudescence plus ou moins accusée : chez les catarrheux, par exemple, la toux augmente ainsi que les sécrétions bronchiques ; chez les malheureux rhumatisants ou névropathes, les douleurs se réveillent ; enfin les manifestations herpétiques ou syphilitiques prennent une intensité quelquefois surprenante. Ces phénomènes ne doivent point inquiéter, car le traitement a pour premier effet de mettre en évidence les troubles morbides avant de les attaquer pour les détruire ou pour les améliorer.

Les médecins et les malades ont certainement attribué un rôle trop important à la fièvre thermale et à la poussée qui disparaissent dans le cours de la deuxième semaine de traitement. « Ces deux phénomènes ne sont point absolument nécessaires, dit Durand-Fardel, au résultat bienfaisant de la médication. La poussée dans certaines dermatoses peut représenter une irritation substitutive ; dans d'autres cas, elle peut exercer le rôle d'une révolution cutanée. Ces effets varient beaucoup, suivant la quantité de l'eau minérale, suivant la température des bains et suivant la disposition du sujet. Si elle est excessive, c'est un accident. Dans tous les cas, c'est une conséquence du traitement qu'il faut accepter, et qui pourra n'être pas toujours par ellemême sans utilité, surtout dans les cas où elle viendrait à revêtir effectivement un caractère éliminateur.

Il est certain du reste que c'est près des eaux sulfurées que la fièvre thermale et la poussée s'observent plus communément, si l'on excepte, pour cette dernière, les eaux chlorurées fortes et surtout les eaux mères. »

Chose singulière, les propriétés excitantes des eaux sulfureuses ne sont pas toujours en rapport avec la quantité de sulfure qu'elles contiennent ; ainsi, les eaux de Saint-Sauveur, par exemple, ne déterminent jamais des accidents physiologiques violents qu'on observe avec des eaux moins minéralisées. Nous insisterons sur ces particularités qui ont leur importance au double point de vue du tempérament du malade et de la maladie, en traitant de chacune des stations en particulier.

A dose modérée, les eaux sulfurées constipent le plus souvent ; elles deviennent purgatives à dose élevée et sont même capables de produire une congestion vive de la muqueuse intestinale. L'effet produit sur la circulation n'est pas fixé d'une manière absolue ; chez certains malades, il y a une véritable excitation circulatoire qui devient cause productrice de la fièvre thermale ; chez d'autres, au contraire, on constate une diminution du pouls très marquée. Quoi qu'il en soit, il est constant que les sujets cardiaques, c'est-à-dire atteints d'affections du cœur, se trouvent très mal de l'emploi des eaux sulfurées.

C'est surtout du côté de l'appareil respiratoire et de la peau que l'action des eaux sulfureuses est intéressante ; car ces deux organes sont les voies d'élimination du soufre. Aussi l'indication de ces eaux est-elle très précise dans les affections de la poitrine et de la peau : les sulfurées sont avant tout spéciales à la diathèse herpétique sous toutes ses formes et aux bronchites de toute nature.

Les eaux sulfurées calciques ont sur les sulfurées

sodiques le désavantage de ne point être alcalines ou du moins de l'être à un degré beaucoup moindre ; de plus, elles sont froides et par conséquent d'une administration moins variée et moins facile. Cependant les phénomènes qu'elles déterminent étant d'une intensité plus faible, elles conviennent beaucoup mieux aux malades excitables. En outre, la forte proportion d'hydrogène sulfuré qu'elles renferment doit les faire préférer aux eaux de la première classe dans la méthode inhalatoire, employée avec avantage dans certaines stations.

En résumé, les eaux sulfurées ont dans leur spécialisation les affections suivantes : maladies cutanées et respiratoires, lymphatisme et scrofule, rhumatisme, chlorose, syphilis, affections chirurgicales, affections des voies urinaires et de l'appareil digestif ; maladies chroniques de l'utérus, etc.

FAMILLE DES CHLORURÉES

La famille des chlorurées renferme quatre classes : les *chlorurées sodiques simples*, formées par des sources dans lesquelles le chlorure de sodium représente seul l'élément minéralisateur ; les chlorurées *sulfurées*, qui, en outre du chlorure de sodium, renferment du soufre ; les chlorurées *bicarbonatées*, où l'on rencontre du bicarbonate de soude, et les chlorurées *sulfatées*, dans lesquelles l'élément sulfate de soude ou sulfate de chaux vient joindre ses effets à ceux du composé salin. Les premières sont toujours fortement minéralisées, les autres le sont beaucoup moins.

Les chlorurées sodiques simples se forment dans le sol par le passage de l'eau sur des bancs de sel gemme ou à travers des dépôts houillers fortement imprégnés de chlorure de sodium. Les eaux froides se trouvent presque toutes dans des pays de salines, comme Salins, Salies-de-Béarn, etc., et sont très chargées en chlorure sodique, etc.

Dans la plupart des stations sodiques froides, on emploie les eaux mères des salines dont l'administration forme un des plus puissants moyens thérapeutiques de la médication thermale.

Les eaux chlorurées qui sont administrées à l'intérieur sont toujours de minéralisation faible, de 2 à 15 grammes environ. Parmi celles-ci, quelques-unes possèdent une température très élevée, telles sont les eaux de Bourbonne et de Balaruc.

Les eaux de la mer n'étaient point autrefois considérées comme minérales, et cependant ce sont certainement des eaux chlorurées sodiques des plus intéressantes. Pour être d'un emploi banal, leur usage n'en est pas moins actif; mais, en raison des différences réelles qui existent entre les stations marines et les stations minérales proprement dites, nous consacrerons un chapitre spécial aux *Bains de mer*.

Les chlorurées des autres classes comprennent des sources dans lesquelles existent des éléments divers, en quantité suffisante pour que la qualité chlorurée, quoique toujours prédominante, ne puisse cependant être considérée comme seule active. Ces eaux empruntent naturellement à leur composition des propriétés particulières permettant de les appliquer aux maladies pour lesquelles sont indiqués le soufre, les bicarbonates et les sulfates.

L'usage interne des eaux chlorurées sodiques est surtout utile et efficace lorsqu'elles renferment une grande quantité d'acide carbonique, car la présence de ce gaz

augmente la tolérance de l'estomac. En France, quelques-
unes seulement remplissent ces conditions, celles de
Bourbonne, Lamotte et Balaruc ; toutefois, la quantité
de leur gaz carbonique est de beaucoup inférieure à
celle que possèdent les eaux de l'Allemagne ; à Nauheim
par exemple, le dégagement qui s'opère à la source est
tel qu'il se produit dans l'eau un bouillonnement considérable.

Mais, comme le fait observer M. Durand-Fardel, tout
en admettant que cette condition permette d'étendre les
applications des chlorurées sodiques aux affections de
l'estomac, il ne faut pas ajouter à ce fait trop d'importance ; car, si les Allemands vantent beaucoup les
stations chlorurées sodiques gazeuses, c'est qu'ils ne
possèdent point d'eaux bicarbonatées sodiques, et il est
bien évident qu'aucune des eaux que nous venons de
citer ne peut rivaliser avec les admirables eaux bicarbonatées que possède la France.

Indications thérapeutiques. — Comme les sulfurées,
les chlorurées sodiques produisent des phénomènes
physiologiques très accusés, et le premier effet du traitement chez le baigneur se manifeste par un réveil de
l'appétit, par un accroissement des sécrétions et par une
augmentation de l'énergie musculaire ; souvent le sommeil est agité. Chez les sujets excitables, il survient
de l'embarras gastrique ; chez les rhumatisants et les
herpétiques on observe le réveil des douleurs et des
manifestations cutanées.

Les eaux chlorurées ont une action remarquable sur
la circulation abdominale : ce sont des eaux ménorrha-
giques et hémorroïdaires avant tout ; leurs propriétés laxatives ou purgatives ne doivent arriver qu'en

deuxième ligne. En effet, si ces eaux ont généralement une action laxative, il n'est pas rare qu'elles constipent.

C'est surtout sur le système lymphatique que leur action est remarquable lorsqu'elles sont employées à l'intérieur et à l'extérieur ; il semble qu'elles s'adressent spécialement au système glandulaire. Suivant l'expression ingénieuse du professeur Gubler, les eaux chlorurées sodiques, faibles et d'usage interne facile, représentent une véritable *lymphe minérale* et introduisent dans l'organisme les éléments nécessaires à l'entretien des tissus, et c'est probablement à ce titre qu'elles rendent tant de services aux scrofuleux et aux lymphatiques, sujets chez lesquels la nutrition est toujours très affaiblie. En même temps, l'action stimulante des eaux fortes et des eaux mères employées en bains est des plus efficaces contre les manifestations extérieures de ces deux grandes diathèses : abcès froids, engorgements ganglionnaires, etc.

Les indications des chlorurées sodiques sont donc des plus nettes : si les sulfurées rendent de remarquables services contre certains accidents externes de la scrofule et du lympathisme, les chlorurées possèdent, on peut le dire, une action véritablement spécifique contre la diathèse elle-même. C'est donc à Bourbonne, à Balaruc, à Bourbon-l'Archambault, à Salins, à Salies-de-Béarn que devront être envoyés de préférence les malades atteints de ce genre de maladie.

Secondairement, les chlorurées sodiques et plus particulièrement celles dont la thermalité est élevée, rendront les plus grands services dans le rhumatisme ; à Bourbonne, le traitement est spécialement dirigé contre les affections rhumatismales et les maladies chirurgicales (blessures de guerre, plaies atoniques, fractures douloureuses et à guérison lente, luxations, etc.).

L'action spéciale de ces eaux sur la circulation abdominale explique l'excellent usage qu'on en retire dans les paralysies cérébrales ; dans les accidents de la pléthore abdominale ; dans le traitement des hémorroïdes, etc.

Enfin leur usage s'étend encore au traitement des dermatoses et même des affections stomacales, près des stations dont les eaux sont chargées de gaz carbonique : les chlorurées bicarbonatées sont tout naturellement indiquées dans les troubles de l'appareil digestif, et les chlorurées sulfurées dans les maladies de la peau.

En résumé, les eaux chlorurées sodiques conviennent aux affections suivantes : scrofule, lymphatisme, rhumatismes, paralysies, affections chirurgicales, hémorroïdes, pléthore abdominale, dermatoses, syphilis, dyspepsies.

FAMILLE DES BICARBONATÉES

La famille des bicarbonatées est divisée en quatre classes, selon que les bicarbonates sont en quantité très prédominante dans l'eau, ou se trouvent en présence de sels dont l'action ne peut être négligée.

Ces eaux se groupent de la façon suivante : les *bicarbonatées simples*, les *bicarbonatées chlorurées*, les *bicarbonatées sulfatées*, *bicarbonatées chlorurées sulfatées*. Cette famille est l'une des plus nombreuses, et chacune de ses classes, surtout la première, peut se subdiviser.

1re CLASSE. *Bicarbonatées simples.* — Cette classe comporte trois divisions: bicarbonatées sodiques, bicarbonatées calciques et bicarbonatées mixtes présentant un véritable mélange des eaux des deux premières divisions.

A. *Bicarbonatées sodiques.* — Ces eaux, dont la France est la seule région de l'Europe qui en possède quelques groupes de sources, constituent certainement les *eaux médicinales* les plus intéressantes. — *Vichy* et *Vals* réunissent sur leur territoire le plus grand nombre de ces fontaines dont les autres se trouvent réparties entre quelques stations : *Andabre, le Boulou, Château-neuf* et *Sail-sous-Couzan.*

Les eaux bicarbonatées sodiques sont froides et chaudes ; la thermalité est un élément des plus précieux des sources de Vichy, car il permet de pratiquer la médication externe qui complète de la façon la plus heureuse, dans bien des cas, la cure hydrominérale interne. A ce sujet, nous ferons remarquer que ces eaux perdent avec leur chaleur native la majeure partie de leurs vertus curatives.

En effet, sous l'action du refroidissement, le bicarbonate de soude se transforme en partie en sesquicarbonate et l'eau devient plus lourde à l'estomac. Il en résulte qu'on doit toujours donner la préférence, partout ailleurs qu'à la station, aux sources froides, plus riches d'ailleurs en acide carbonique.

Les eaux bicarbonatées ne sont point des eaux fixes comme les chlorurées ; elles s'altèrent même avec la plus grande facilité, parce qu'au sortir de terre, elles ne subissent plus une pression de beaucoup inférieure à celle qu'elles supportaient dans les profondeurs du sol. Elles perdent immédiatement ainsi la majeure partie du gaz carbonique en solution, de sorte qu'indépendamment du refroidissement que nous signalions tout à l'heure, cette cause suffit pour amener la production du sesquicarbonate de soude et la précipitation des bases terreuses (chaux et magnésie) ainsi que des composés ferriques et arsenicaux, maintenus en dissolution par l'acide carbonique; c'est à ce phénomène qu'il faut attribuer les dépôts abondants formés par les sources alcalines, dont les griffons sont souvent obstrués par des incrustations calcaires et ferrugineuses.

En outre du bicarbonate de soude toujours prédominant dans ces eaux, on y rencontre, en quantité plus ou moins considérable, quelques sulfates, des chlorures, des phosphates, de la chaux, de la magnésie, du fer, de l'arsenic et de la lithine; mais, à l'exception des sulfates et des chlorures, les autres éléments, comme nous l'avons fait observer, sont précipités presque en totalité, dès l'émergence, sous l'action du refroidissement et de l'abaissement de la pression. On a donc raison de dire que le bicarbonate de soude constitue la seule caractéristique des bicarbonatées.

Ces eaux représentent le *véritable type* de la *médication alcaline;* à ce titre, leur action physiologique et thérapeutique mérite quelques développements.

Action sur l'estomac. — Le premier effet est l'augmentation de la quantité du suc gastrique sécrété par l'estomac; mais si l'eau alcaline est administrée en excès, il peut y avoir neutralisation du suc gastrique, action que l'on ne doit jamais atteindre. De plus, l'acide carbonique, toujours abondant dans ces eaux, stimule énergiquement la muqueuse stomacale et lui donne une tonicité des plus utiles.

Action sur le foie. — Le foie, comme le rein, sert

d'émonctoire aux alcalins qui, par suite, ont une action directe sur l'état de la bile; leur usage a pour effet d'empêcher la production exagérée de la cholestérine et de mettre ainsi une entrave à la formation des calculs biliaires. De plus, ils dissolvent les mucus, ce qui leur permet de désagréger les calculs qui peuvent s'être formés.

Action sur le rein et l'urine. — L'urine est un liquide éminemment acide, comme on le sait; dans la gravelle urique, il renferme une quantité considérable d'acide urique et d'urates; ces composés, en raison de leur peu de solubilité, se déposent à l'état de gravier ou de calculs et entraînent, dans le premier cas, la production de coliques néphrétiques; dans le second cas, la maladie dite de la pierre. Or, comme les alcalins dissolvent admirablement les urates et l'acide urique, l'élimination de ces médicaments ayant lieu de préférence par le rein, on s'explique l'efficacité quasi merveilleuse de l'usage des eaux bicarbonatées sodiques dans la gravelle, la goutte et les affections calculeuses.

Mais il ne faut pas pousser trop loin l'absorption d'un médicament si actif; son action est telle que l'urine, normalement acide, peut devenir neutre et même alcaline, et, dans ce cas, on voit souvent se former dans la vessie des calculs phosphatiques. Ce serait donc tomber de Charybde en Scylla que d'employer à contre-sens le traitement de Vichy.

Action sur les sécrétions. — Toutes les sécrétions se trouvent augmentées par l'usage des eaux alcalines, et les mucus sont fluidifiés; ce dernier effet trouve son application dans le traitement des affections catarrhales de tout genre, et permet de soigner à Vichy, avec une efficacité fort compréhensible, des maladies que l'on s'étonne de prime abord de voir traiter dans cette station : catarrhes bronchiques et utérins.

Action sur le sang. — L'action la plus remarquable des alcalins réside peut-être dans les phénomènes observés sur la constitution chimique du sang ; par l'administration de l'eau bicarbonatée sodique, la quantité de bicarbonate contenue dans le sang s'augmente ; c'est là une condition excellente pour l'oxygénation du globule sanguin, et il en résulte une suractivité de la nutrition générale.

A ce propos, nous devons dire quelques mots de la prétendue *cachexie alcaline*, autrefois mise en honneur par Trousseau. Il n'est pas vrai que la médication alcaline soit un mode de *médication altérante ;* toutes les expériences faites par Mialhe, Laloubie, Martin Damourette et plus récemment par Bardet, prouvent que l'effet immédiat de l'absorption des alcalins et surtout des eaux si actives de Vichy et de Vals, ont une action reconstituante des plus manifestes ; mais en cas d'abus du médicament, c'est-à-dire si on l'emploie à une dose véritablement toxique, la trop grande augmentation d'énergie des combustions ne tarde pas à amener la destruction d'une grande quantité de globules rouges du sang, d'où affaiblissement et état cachectique.

En conséquence, la cure hydrominérale des stations bicarbonatées sodiques (Vichy, Vals, etc.) doit toujours être conduite avec prudence ; dans ces conditions, la cachexie alcaline ne se manifestera jamais.

Les effets physiologiques que nous venons d'exposer conduisent par voie de déduction aux attributions thérapeutiques spéciales des eaux alcalines. Au premier rang de leurs indications doivent se placer les affections du

foie, la diathèse urique et les maladies de l'estomac ;
viennent ensuite le diabète, l'anémie et accessoirement
les affections catarrhales des voies respiratoires et des
organes utérins.

L'application externe en bains prolongés peut avoir
un effet réel contre la stérilité de la femme, lorsque la
cause se trouve dans l'acidité du mucus utéro-vaginal.

B. *Bicarbonatées calciques et mixtes.* — Les bicarbonatées calciques sont des eaux en général faiblement
minéralisées, dans lesquelles on trouve une grande
quantité de carbonate de chaux maintenu en dissolution
dans le liquide, à l'état de bicarbonate, grâce à l'acide
carbonique. Ces eaux sont incrustantes et déposent
presque immédiatement après leur sortie de terre ; la
pression qu'elles subissent dans les profondeurs du sol
maintient seule l'acide carbonique, qui à son arrivée à
l'air libre et sous la pression atmosphérique normale,
s'échappe aussitôt du sein de la masse liquide ; de la
sorte, le bicarbonate de chaux passe à l'état de carbonate neutre absolument insoluble et se trouve précipité.
Ces eaux ne gardent donc leurs propriétés qu'à la condition d'être employées à la source ou mises en
bouteilles par les procédés les plus perfectionnés, si elles
doivent être utilisées à distance.

Beaucoup moins actives que les premières (Vichy,
Vals), ces eaux bicarbonatées calciques doivent être
considérées et utilisées comme *eaux digestives*.

Les bicarbonatées mixtes ne diffèrent des bicarbonatées calciques que par la possession d'une quantité
plus ou moins notable de bicarbonate de soude ; lorsque,
avec une minéralisation faible, elles contiennent une
quantité d'acide carbonique très considérable, ces eaux

représentent les acidulées gazeuses généralement employées comme *eaux de table.*

Indépendamment de l'action favorable exercée sur le
tube digestif, quelques-unes de ces eaux ont des spéci-
fications toutes particulières, dues certainement autant
aux procédés d'administration et aux méthodes thérapeutiques qu'aux propriétés médicamenteuses du liquide;
c'est ainsi qu'à Lamalou on traite les affections de la
moelle épinière et les névralgies; à Pougues, on soigne
la gravelle et le catarrhe vésical avec autant de succès
qu'à Contrexéville ou à Vittel, en même temps qu'on
obtient les meilleurs résultats dans le traitement des
dyspepsies.

L'usage des eaux de table, aujourd'hui si répandu,
est souvent cause d'accidents gastriques déterminés par
l'abus de ces eaux *soi-disant inoffensives.* Il ne faut jamais oublier, en effet, que les eaux fortement gazéifiées
ne renferment pas moins, malgré leur faible minéralisation, des principes actifs parmi lesquels se trouvent
souvent le fer et toujours les sels de chaux; d'autre
part l'excitation produite par le gaz carbonique qui
communique à ces eaux un goût agréable, stimule l'estomac, mais leur usage longtemps prolongé amène souvent des distensions gazeuses de cet organe et quelquefois même de véritables dilatations. A ce moment, il
s'est produit une dyspepsie atonique contre laquelle il
est parfois difficile de réagir. Nous partageons donc
complètement l'avis du docteur Durand-Fardel lorsqu'il
proteste contre l'usage permanent des eaux de table :

« Quoi qu'il en soit, je n'ai pas la prétention, dit
l'éminent médecin hydrologue, de réformer de mau-
vaises habitudes, tâche beaucoup trop difficile à atteindre, mais je voudrais qu'on consentît à les atténuer.

L'objet de cette étude a été de formuler quelques conseils dont j'ai cherché à faire ressortir l'utilité.

« L'usage continu des boissons gazeuses doit être considéré, d'une manière générale, comme préjudiciable...... Dans l'usage habituel ou continu, les eaux gazeuses artificielles sont nuisibles et doivent être absolument écartées. Il faut également se garder d'un emploi trop habituel des eaux minérales naturelles très effervescentes. L'usage des eaux minérales naturelles, bicarbonatées et digestives, pourra être continué avec d'autant moins d'inconvénients que ces eaux seront moins effervescentes. »

2ᵉ CLASSE. *Bicarbonatées chlorurées.* — Les eaux de ce groupe sont généralement fortement minéralisées ; elles sont représentées par quelques stations intéressantes, entre autres Châtel-Guyon et Royat en France, Ems en Allemagne ; en outre du bicarbonate de soude ou de chaux qu'elles renferment, on y trouve toujours une assez forte proportion de chlorure à base de soude ou de magnésie. Ce sont des eaux laxatives qui ont une action particulière sur l'estomac ; grâce au bicarbonate, elles s'adaptent généralement assez bien au traitement des affections catarrhales des voies digestives et des accidents morbides résultant de la congestion cérébrale.

3ᵉ CLASSE. *Bicarbonatées sulfatées.* — Deux stations importantes font partie de ce groupe : *Contrexéville* et *Vittel.* Ces eaux jouissent d'une grande et légitime réputation dans le traitement des affections des voies urinaires ; on les prend à dose élevée, de façon à obtenir un véritable drainage des reins qui se traduit par l'abaissement des quantités de matériaux uriques et phosphatiques contenus dans l'urine.

4ᵉ CLASSE. *Eaux bicarbonatées, chlorurées sulfatées.* — Il n'existe pas en France de stations appartenant à cette dernière classe dans laquelle se trouvent, par contre, trois des plus célèbres villes d'eaux de l'Europe centrale : Marienbad, Franzensbad et Carlsbad. La cure de ces différentes stations a presque autant de réputation dans toute l'Allemagne que celle de Vichy ; les médecins allemands prétendent même assimiler la médication de Carlsbad à celle de Vichy ; cependant il suffit d'examiner l'analyse de l'eau de la principale source, le Sprudel, pour constater qu'il doit exister une différence notable dans l'activité médicamenteuse de cette eau comparée aux plus modestes sources de Vichy. Quelle que soit leur réputation, les eaux de Carlsbad sont très inférieures à celles de Vichy dans le traitement du diabète, de la diathèse urique et des affections de l'estomac.

FAMILLE DES SULFATÉES

Les sulfatées comprennent quatre divisions : *sulfatées sodiques, sulfatées calciques, sulfatées mixtes* (à la fois sodiques et calciques) et *sulfatées magnésiques.* On peut les diviser rationnellement en deux groupes : les sulfatées calciques et les sulfatées purgatives, car les sulfatées sodiques, magnésiques et mixtes appartiennent toutes au groupe des *eaux amères* ou purgatives. La plupart de ces dernières, sauf quelques exceptions, sont surtout des eaux de transport : leur constitution fixe assure leur conservation presque indéfinie.

Les sulfatées calciques sont des eaux reconstituantes ou altérantes, suivant le mode d'emploi ; leurs appropriations thérapeutiques se trouvent en conséquence placées sous la dépendance des diverses pratiques de la médication hydrominérale, plutôt qu'elles ne résultent de la constitution chimique. Dans ces conditions, il est presque impossible d'attribuer une spécialisation quelconque à cette classe d'eaux, et ce défaut de spécialisation fait ressortir toute l'importance qu'on doit accorder parfois, dans la médecine thermale, au mode d'administration.

Les eaux purgatives sont excessivement rares en France, tandis qu'elles sont très nombreuses en Allemagne et en Espagne. Dans le département du Lot, il existe une source sulfatée sodique, celle de Miers, qui renferme près de 3 grammes de sulfate de soude ; l'eau de Montmirail (Vaucluse), qui est jusqu'ici l'eau purgative française la plus forte, contient 14 grammes de sulfate de soude et de magnésie. Ces eaux ne sauraient être comparées aux *eaux amères* hongroises ou espagnoles, qui contiennent des 30 à 100 grammes de principes salins (Carabana, 120 grammes).

Bien que les eaux sulfatées magnésiques et mixtes lui manquent, la France, par l'ensemble, la variété et la richesse de minéralisation de ses sources médicinales, ne reste pas moins la contrée la plus favorisée du continent européen. D'ailleurs, il faut bien reconnaître que l'usage de ces eaux purgatives naturelles est surtout une affaire de mode, car les eaux artificielles faites par dissolution des mêmes principes salins dans l'eau ordinaire rendent absolument les mêmes services.

FAMILLE DES INDÉTERMINÉES

Nous avons fait observer précédemment que plus on avance dans l'étude des différentes familles d'eaux minérales, plus la constitution chimique est difficile à préciser en même temps que les indications deviennent très vagues.

Les eaux dont est formée la famille des indéterminées en fournissent la preuve incontestable. Elles échappent par leur minéralisation très faible et insignifiante, voire même négative, à toute définition et à toute classification basée sur la composition chimique. Mais, en présence des phénomènes physiologiques produits sous l'action du traitement, indépendamment même de l'action externe des eaux thermales, on se trouve forcé de reconnaitre à ces eaux une valeur effective. Il est vrai que les procédés balnéothérapiques en vigueur dans les stations tirent un admirable parti des propriétés thérapeutiques de ces eaux, si faibles qu'elles puissent être.

On distingue les eaux indéterminées en deux classes : les *thermales simples*, uniquement caractérisées par une température plus ou moins élevée, et les *faiblement minéralisées*, qui, sans posséder de caractéristique chimique suffisante, sont cependant considérées comme des eaux minérales. Parmi ces dernières, il en est qui sont loin d'être inactives, entre autres les eaux du Mont Dore, qui sont des *indéterminées thermales* et *faiblement minéralisées*.

Si on ne doit pas considérer les indéterminées comme inactives, il faut d'un autre côté se bien rappeler que les procédés d'administration acquièrent avec ces eaux une importance telle qu'à chaque station correspond une spécialisation différente.

CLASSE DES FERRUGINEUSES

Parmi les eaux des différentes classes que nous venons d'étudier, beaucoup sont ferrugineuses; mais cette qualité n'était qu'accessoire dans leur composition. Ainsi par exemple, la plus grande partie des bicarbonatées sodiques renferme presque toujours, à l'état de bicarbonate, une certaine quantité de fer qu'elles perdent bientôt en presque totalité, dans le dépôt qui se forme aussitôt après le dégagement du gaz carbonique. Et, comme la qualité sodique prédomine toujours au point de vue de l'action, le fer qui leur reste ne fait que leur apporter sa propriété reconstituante. En somme, la présence du fer dans les eaux bicarbonatées et des autres familles indique la préférence qu'on doit leur accorder sur leurs similaires dépourvues de la qualité ferrugineuse, dans le traitement hydrominéral des malades affaiblis ou anémiques.

Les eaux ferrugineuses, groupées dans la classe de ce nom, comprennent les seules eaux dont la minéralisation est très légère et où le fer existe seul en proportion active.

Les sels de fer qui donnent aux sources ferrugineuses leurs propriétés thérapeutiques sont le plus ordinairement des bicarbonates et des crénates ou apocrénates, quelquefois des arséniates, rarement des sulfates. Il est à remarquer que dans quelques fontaines le manganèse est associé au fer en quantité relativement considéra-

ble, condition utile à noter dans le traitement des anémies, car on sait que le manganèse doit être considéré
comme l'un des éléments minéraux du sang; mais le
plus souvent les eaux contenant du manganèse sont
classées dans d'autres familles que celle des ferrugineuses (Luxeuil, Cransac).

Les sources renfermant du bicarbonate de fer, comme
Orezza par exemple, sont toujours fortement chargées
de gaz carbonique; et cette condition est des plus importantes, puisque c'est sur la présence seule de cet
acide que repose la solubilité du fer, le protocarbonate
étant insoluble. Aussi voit-on se précipiter l'élément
actif de ces eaux à l'état de dépôt ocreux, lorsqu'elles
sont abandonnées à l'air libre. Il est donc de toute nécessité que les bouteilles qui renferment l'eau des sources ferrugineuses soient hermétiquement bouchées, si
l'on veut conserver à cette eau son activité et ses vertus
thérapeutiques.

Les eaux où le fer se trouve à l'état de crénate et
d'apocrénate sont plus fixes et s'altèrent moins facilement; malheureusement, elles sont rares et moins
agréables à boire que les eaux bicarbonatées, dont le
goût acidule flatte davantage l'organe du goût Les eaux
de la Bauche, de Château-Gontier, de Reine et surtout
de Forges, sont des ferrugineuses crénatées. Les eaux
exclusivement ferrugineuses renfermant de l'arséniate
de fer sont encore plus rares, car presque toutes se trouvent parmi les bicarbonatées sodiques (Vichy, Vals).

Les eaux sulfatées ferriques comme celles d'Auteuil
sont de valeur très douteuse, malgré la quantité relati-
vent considérable de fer qu'elles renferment, $0^{gr},71$;
elles sont très difficilement supportées.

On fait rarement, en France du moins, des cures près

des eaux ferrugineuses, sauf dans les stations où des sources de cette nature se trouvent employées comme auxiliaires du traitement par les eaux sulfurées, chlorurées sodiques ou bicarbonatées. Le plus souvent, les eaux ferrugineuses sont exportées et font partie de l'arsenal thérapeutique en usage contre la chloro-anémie; à ce titre, elles rendent les plus grands services, car c'est un fait reconnu par tous les médecins que leur emploi constitue le meilleur mode d'administrer le fer.

VI. — Mode d'administration des eaux minérales.

Les procédés d'administration de l'eau minérale jouent un rôle considérable dans la médecine thermale. Les eaux minérales, « au sortir du sol, possèdent des qualités intrinsèques, insaisissables par l'analyse, qui en font des composés inimitables et leur communiquent des activités physiologiques et thérapeutiques très complexes ». Ces dernières propriétés qui constituent la base et la raison d'être de la médication hydrominérale, nécessitent, pour se révéler et rendre leur plein effet, des pratiques spéciales et plus ou moins compliquées. De l'application méthodique et rationnelle de ces pratiques, dépend le plus souvent le succès de la cure hydrominérale. Les médecins et les malades ne doivent jamais l'oublier. La médication est *interne* ou *externe*, et le plus souvent les deux procédés de médication se trouvent associés.

A. *Usage interne*. — L'usage interne comprend l'ingestion de l'eau ainsi que l'inhalation des gaz ou vapeurs obtenus, soit par dégagement direct des sources, soit par des moyens mécaniques spéciaux, pulvérisateurs, etc.

C'est généralement par verres de 250 grammes chacun que se boivent les eaux minérales; mais, suivant la nature des sources et la plus ou moins grande énergie de leurs effets, la quantité est assez variable. Le verre, *dose normale*, est pris surtout au début du traitement et selon la nature de la maladie, par moitié, par quart et même par huitième. L'eau se prend à jeun et tous les jours, dans le cours de la matinée, une ou plusieurs heures avant le repas; dans les stations où l'on boit beaucoup, comme à Vichy, Contrexéville, Vittel, Cauterets, Évian, etc., la journée de traitement commence de bonne heure et débute le plus souvent par un bain ou une douche, après lesquels on ingère un verre ou un demi-verre d'eau minérale que l'on reprend *toutes les* demi-heures jusqu'à concurrence de la dose prescrite par le médecin; l'exercice est ordinairement de règle entre les différentes prises. Le malade est amené progressivement à la dose maximum d'ingestion; ce maximum, généralement atteint à la fin de la première semaine, est maintenu pendant toute la deuxième semaine, et l'on revient graduellement à la dose primitive dans le cours de la troisième et dernière semaine de la cure.

Le traitement interne ou externe n'est pas toujours interrompu chez la femme pendant la durée des menstrues; l'arrêt est d'usage habituel dans le traitement par les eaux purgatives et sulfureuses, mais la cure par les eaux bicarbonatées et ferrugineuses à température tiède ou chaude n'est pas toujours interrompue.

Un bon conseil à suivre est de ne jamais *s'ingurgiter*

le verre d'eau minérale d'une seule fois, mais bien de
le boire lentement et à plusieurs reprises ; on pourrait
même avec avantage, comme cela se pratique dans quelques stations et particulièrement dans les stations ferrugineuses, aspirer le liquide avec un chalumeau. L'eau
sulfureuse ou bitumineuse dont le goût est désagréable se
coupe généralement avec du lait, quelquefois même on
l'additionne avec des sirops ou quelque infusion aroma-
tique. Dans quelques cas, l'eau minérale sert de véhi-
cule à d'autres médicaments dont l'usage est nécessaire
pour le traitement de certaines affections, ou pour éviter l'effet pathologique produit par les premières inges-
tions chez certains sujets prédisposés à l'entérite.

Inhalations. — La plupart des stations thermales,
surtout celles qui reçoivent plus particulièrement des malades affectés de troubles du côté des voies respiratoires,
sont pourvues d'appareils d'inhalation et de pulvérisation. Toutes les grandes stations sulfureuses et d'autres
encore (la Bourboule, Royat, Mont-Dore) possèdent des
salles où, grâce à l'emploi d'appareils spéciaux, les
malades peuvent respirer les gaz et les vapeurs d'eau
minérale.

L'acide carbonique et l'oxygène sont souvent employés avec grand succès comme adjuvants de la cure
ordinaire. A Vichy, par exemple, on conseille les aspi-
rations de gaz oxygène aux anémiques et aux diabétiques ; et les douches carboniques rendent de grands
services dans le traitement des maladies de l'utérus.

Les salles d'inhalation renferment généralement un
certain nombre d'appareils destinés à la pulvérisation
directe dans la gorge, pour les malades auxquels ce
moyen d'administration est nécessaire. L'atmosphère

de ces salles, chargée de vapeurs minérales, constitue pour les malades un séjour des plus favorables, car les propriétés de l'eau minérale se trouvent singulièrement exaltées par ce mode d'administration qui réalise un grand progrès dans la thérapeutique thermale.

B. *Usage externe*. — L'emploi des eaux minérales à l'extérieur comprend les pratiques les plus variées : le bain de baignoire, le bain de piscine à eau courante, le bain de boue, le bain d'étuve, le bain de gaz, le bain d'eaux mères, les douches générales ou locales et enfin les applications topiques de boue ou de gaz.

Bain thermal. — A Néris, à Aix, à Plombières, où le bain constitue la base du traitement, la température de l'eau varie entre le tiède et le très chaud, c'est-à-dire de 28 à 37 ou 38 degrés, suivant les indications. Le plus souvent, dans les stations qui possèdent des eaux chaudes, la distribution de l'eau dans les baignoires se fait d'une façon automatique ; lorsque l'eau est trop chaude, on la laisse généralement refroidir dans de vastes récipients avant de l'employer ; car le mélange par addition d'eau froide ne peut être admissible qu'à la condition de se faire avec l'eau refroidie de la même source thermale ou minérale.

Si un assez grand nombre de stations possèdent une installation balnéaire aussi complète qu'irréprochable, d'autres laissent beaucoup à désirer sous ce rapport et malheureusement ce ne sont pas les moins actives. Une véritable installation thermale doit comporter des baignoires à eau courante et à température constante afin que l'eau minérale ne perde rien de ses propriétés, ce qui se produit rapidement lorsqu'elle peut se refroidir d'une manière très sensible. De plus, il est nécessaire, surtout dans les stations destinées au traitement des rhumatisants, que le baigneur ait à sa disposition des jets d'eau minérale lui permettant de se doucher lui-même pendant le bain.

La température du bain a une grande importance au point de vue de l'action : tiède, il est sédatif et très calmant ; très chaud il produit une excitation marquée. Ces deux effets répondent naturellement à des indications bien différentes.

Les bains de piscine très prolongés rendent les plus grands services contre les rhumatismes et dans les maladies de la peau ; ils ont de plus l'avantage, lorsque les piscines sont bien aménagées et assez vastes, de permettre des exercices assez actifs et même la natation, condition excellente qui vient doubler les effets du bain.

Douches. — La douche pratiquée avec les eaux minérales ne peut être comparée à la douche hydrothérapique ordinaire ; les effets que l'on cherche à en obtenir sont souvent très différents, car il s'agit, avec les eaux sulfureuses surtout, de produire une action vive, déterminée par l'action du médicament lui-même indépendamment de l'action mécanique du jet. Le massage ou tout au moins les frictions doivent toujours suivre la douche.

Toutes les stations bien installées possèdent des cabinets munis de douches périnéales et vaginales. Le traitement de la constipation emploie souvent la douche dite en épingle, qui a pour effet de projeter un jet fin et puissant sur l'anus ; ce mode d'excitation stimule puissamment les sphincters et les muscles de l'intestin.

Dans certaines stations on utilise avec avantage la

douche d'acide carbonique contre les névralgies rebelles aussi bien que dans le traitement des affections internes douloureuses : l'effet favorable doit se rapporter à l'action analgésique du gaz.

Applications diverses. — Nous n'insisterons pas sur les bains d'étuve, les bains de vapeur, et d'autres procédés qui n'appartiennent pas exclusivement à la médecine thermale, comme les modes de traitement par les boues minérales et les eaux mères. Ces médications d'un genre tout spécial ont pris à notre époque une place si importante dans la thérapeutique hydrologique que nous croyons devoir leur consacrer des chapitres spéciaux.

VII. — BOUES MINÉRALES.

Sous le nom générique de **boues minérales** on entend généralement les dépôts limoneux, de nature soit *terreuse* ou *tourbeuse*, soit *végétale* ou *confervoïde*, que les sources minéro-thermales forment sur leur parcours à la surface du sol et dans leurs bassins naturels ou artificiels.

Les auteurs allemands ont tenu compte de ces différences d'origine et séparé les boues minérales en deux classes :

1° Le *Mineralmoor* ou *limon minéral*, c'est-à-dire le dépôt de boue glaiseuse ou tourbeuse qui macère pendant des années, voire même constamment dans l'eau minérale.

2° Le *Mineralschlamm* ou *limon végétal* formé par des masses organiques (*conferves* ou *matières végé-*

tothermales) également imprégnées d'eau minérale.

Cette division, qui a été adoptée par tous les auteurs français, est des plus rationnelles.

Les *boues minérales* sont classées généralement comme les eaux minérales elles-mêmes, c'est-à-dire en raison de la substance fixe qui prédomine dans leur constitution chimique.

Ainsi, il existe des boues *ferrugineuses, chlorurées sodiques, sulfurées*, aussi bien que des boues *silicatées, calcaires;* presque toutes *athermales*, quelques-unes sont traversées par les gaz acide carbonique et hydrogène sulfuré contenus dans les eaux thermo-minérales qui les imprègnent.

Ces boues de sources minérales ont été utilisées en bains et en épithèmes dès la plus haute antiquité; Gallien et Pline le Jeune font mention de cette médication qui, après avoir traversé les siècles, a conquis une vogue des plus légitimes à notre époque. D'ailleurs, les gens de la classe pauvre, fidèles aux anciennes traditions, ont toujours vu dans ces dépôts limoneux la *condensation* de toutes les vertus que possèdent les eaux minérales elles-mêmes. Les boues d'Abano, d'Acqui, de Balaton-Flured, de Barbotan, de Dax, de Franzensbad et de Saint-Amand, ont toujours été connues et renommées dans toute l'Europe.

Limon minéral ou *Mineralmoor*. — Suivant la définition de Durand-Fardel, Lefort et Lebret, il faut comprendre sous ce nom de limon minéral, les boues soit minérales, soit marécageuses, dans lesquelles l'humus et les matières organiques de même ordre, le *fer* et beaucoup de sels alcalins terreux et métalliques, constituent les éléments principaux. C'est à ce

genre de limon qu'appartiennent les célèbres boues de
Saint-Amand. La médication des boues minérales est
surtout en très grande faveur dans toute l'Allemagne et
dans diverses parties de l'Italie.

La *boue minérale* de Franzensbad, en particulier, a
été l'objet de toute une série d'études sérieuses et variées ; le dépôt de ce limon, très riche en sulfate et
carbonate de fer, ne mesure pas moins d'un kilomètre
d'étendue sur plusieurs mètres de profondeur. (Voir
Franzensbad.)

Limon végétal ou *Mineralschlamm.* — Ces dépôts de
matières confervoïdes sont, de même que les boues minérales, imprégnés de toutes les substances fixes des
sources ; ils existent dans tous les bassins de réfrigération où se développent principalement les conferves.
Fourcroy a distingué dans la boue végétale quatre éléments constitutifs bien distincts :

1° L'excipient, c'est-à-dire la matière organique ou
confervoïde ;

2° Les principes minéralisateurs, dont le poids est
toujours très considérable par rapport à l'eau ;

3° La température propre de ces limons ; et pour
Fourcroy, *la température est l'âme des eaux comme
des boues, car sans elle peu de chose et avec elle
presque tout ;*

4° La fermentation insensible qui existe d'une façon
continue dans toute la masse de ces matières.

La médication par les boues végétales (bains, épithèmes et frictions) est pratiquée en France, surtout aux
stations thermales de Bagnères-de-Luchon, de Dax et
de Néris.

Le limon végétal de Néris, d'une odeur marécageuse,

se recueille sous forme de masse verte et visqueuse à la surface des bassins de réfrigération. Lefort a trouvé que la moitié de son poids, à l'état sec, est formée par la matière organique azotée (albumine) et la cellulose.

La boue végétale de Dax renfermerait, d'après Meyrac, des iodures et des bromures.

Dans certaines stations salines, les masses confervoïdes imprégnées des sels minéralisateurs de la source, servent tout autant que le limon minéral.

Emploi thérapeutique. — Bien qu'elles aient beaucoup perdu, sous l'influence des progrès de la thérapeutique hydrologique moderne, de leur antique réputation, les *boues minérales* ne constituent pas moins un mode de traitement toujours très employé et d'une réelle efficacité.

Le limon minéral et le limon végétal doivent être étudiés séparément au point de vue de leurs propriétés thérapeutiques.

Limon minéral. — Si les boues minérales ne représentent pas une médication propre, ayant des indications spéciales et en dehors des eaux minérales, cette médication est dans tous les cas puissamment tonique, excitante et résolutive ; en effet, ces limons concentrent à un degré considérable quelques-unes des propriétés de leurs eaux.

Les bains de boue, qui constituent un mode de traitement essentiellement extérieur, possèdent les avantages suivants : pression beaucoup plus grande; frottement sur la peau à chacun des mouvements ; gaz nouveaux résultant de la fermentation des substances organiques, et enfin température artificielle.

« Lorsqu'on plonge, disent Durand-Fardel, Lebret et Lefort, le corps tout entier dans un bassin de boue, il éprouve d'abord une sensation de pesanteur et d'oppression qu'explique parfaitement la densité du milieu ; puis surviennent des phénomènes d'excitation suivant la nature du bain, auquel succède un sentiment de force et de bien-être marqué ; en même temps il y a une émission assez considérable d'urine, et le plus souvent des sueurs abondantes. » Dans le cours de ce traitement exclusivement externe, il n'est pas rare de voir apparaitre chez les malades des éruptions érythémateuses ou autres. Quant aux phénomènes appelés *critiques*, ils ont été rarement observés dans cette médication ; cependant, Bosehan considère comme *telles* les sueurs quelquefois fétides des baigneurs et cette éruption en général miliaire qu'on appelle à Franzensbad *éruption des baigneurs.*

En résumé, cette médication externe et topique à l'aide des boues minérales ou *Mineralmoor* possède une activité résolutive et excitante d'une incontestable valeur thérapeutique. Ces limons minéraux sont de puissants modificateurs de la surface cutanée ; ils trouvent leurs principales applications :

1° Dans les affections rhumatismales chroniques de toute nature (rhumatismes musculaires et articulaires, superficiels ou profonds ; paralysies rhumatismales, contractions musculaires et déformation des membres, etc.) ;

2° Dans les affections de la peau d'origine fonctionnelle ;

3° Dans les vieilles plaies d'origine diverse (plaies par armes à feu, plaies osseuses ou fistuleuses, etc., etc.).

Limon végétal. — L'emploi des boues végétales a été

étudié d'une façon toute spéciale par Delaurès et Becquerel dans leur travail sur les conferves de Néris. Les propriétés thérapeutiques des matières conservoïdes proviennent uniquement des substances fixes que l'eau minérale cède spontanément aux conferves; elles ne doivent donc pas être attribuées aux éléments constitutifs de ces plantes qui se chargent, en vieillissant dans l'eau, d'une grande quantité de cristaux de chaux carbonatée.

Dans le principe, et à la suite d'observations superficielles, le limon végétal était considéré comme ayant une action *émolliente* et *calmante;* son action, au contraire, est toujours excitante, bien qu'à des degrés différents; c'est ainsi que ce limon est utilisé avec succès dans les maladies de la peau (eczéma, lichen, psoriasis, prurigo, urticaire, etc.) et dans les affections névralgiques et rhumatismales. Les améliorations notables que les conferves déterminent *pour leur part d'action* dans l'état des dermatoses, doivent être attribuées à une sorte d'irritation substitutive et, dans quelques cas, à une action résolutive manifeste. Dans les affections musculaires et articulaires, dans les cas de tumeurs blanches des parties molles, d'hydarthroses, d'engorgements périarticulaires autour des jointures rhumatisées (aux doigts, aux orteils, aux poignets), de gonflements suite d'entorses, de contractions musculaires, etc., où les conferves sont utilisées en frictions ou en épithèmes, elles agissent certainement par leur action résolutive.

Enfin la boue végétale est employée, non sans succès, dans les cas de rhumatismes dépourvus de toute apparence inflammatoire, aussi bien que dans ceux où il existe encore une congestion active. Cette médication n'est d'ailleurs jamais appliquée que concurremment avec l'ensemble du traitement hydro-minéro-thermal.

VIII. — Eaux mères.

La médication par les *eaux mères*, employées de temps immémorial en Allemagne, rend de très grands services dans le traitement de la scrofule et du lymphatisme.

Les *eaux mères*, qui ne sont pas un produit naturel du sol, ne sauraient être considérées toutefois comme un produit artificiel ; ces liquides épais de consistance sirupeuse et de couleur brun noirâtre, sont le résultat de la concentration des eaux des salines. Les plus célèbres eaux mères de l'Allemagne sont celles de Nauheim, de Kreuznach, etc. ; pour sa part, la France avec les eaux mères de Salins du Jura et de Salies-de-Béarn n'a rien à envier aux autres contrées de l'Europe.

Voici l'analyse de l'eau mère de Salins :

Chlorure de sodium	168.0400
— de magnésium	60.9084
Sulfate de potasse	65.5856
— de soude	22.0600
Bromure de potassium	2.8420
Iodure de sodium	traces
Peroxyde de fer	tracés
Eau par différence	680.5840
	1000.0000

Le chlorure de sodium, comme le montre cette analyse de Reveil, constitue le principal élément minéralisateur de ces eaux mères ; il en est de même pour Salies-de-Béarn. C'est au contraire le chlorure de calcium qui domine dans celle de Kreuznach et de Nauheim. En outre, les seules eaux de Salins renferment du bromure de potassium et ce précieux sel, en leur constituant une minéralisation exceptionnelle, assure à la station française une supériorité thérapeutique incontestable sur ses rivales d'Allemagne.

Sels d'eaux mères. — Les eaux mères, soumises à l'évaporation jusqu'à siccité, donnent des sels d'une composition analogue. Ces sels, dissous dans l'eau chaude ordinaire, permettent de préparer, en quelque endroit que ce soit, des bains médicinaux fortifiants et très toniques, qui se rapprochent des eaux administrées aux salines mêmes. Ces bains, fortement chlorurés sodiques et bromurés, constituent une précieuse ressource ; car il est souvent très utile soit de commencer, soit de continuer la médication bromo-chlorurée sodique en dehors de la station.

Mode d'administration. — Les eaux mères s'emploient à l'intérieur, en boisson, et à l'extérieur en bains, en applications locales et en injections. Leur usage interne rencontrera toujours une sorte de barrière dans la répugnance invincible qu'éprouvent généralement les malades à ingérer ce liquide sirupeux d'une saveur si désagréable, alors même qu'elle est atténuée ou masquée par des artifices variés. L'eau mère est prise en boisson à doses fractionnées, de 2 à 4 grammes, une ou deux fois par jour et pendant les périodes de vacuité de l'estomac ; la dose diluée dans un quart de verre d'eau ordinaire, de lait ou de sirop, peut être progressivement portée, suivant la tolérance des voies digestives, jusqu'à deux verres entiers par jour.

Le principal usage des eaux mères consiste dans la médication externe ; elles sont employées aussi bien en Allemagne qu'en France à additionner les bains généraux de manière à en augmenter puissamment la minéralisation. C'est ainsi qu'on ajoute à des bains d'eau salée simple un litre d'eaux mères, puis deux et en élevant la dose, suivant les cas, jusqu'à 8 et 10 litres à Nauheim (Rotureau) ; 20 à 30 à Kreuznach (Prieger) ; 15 à 30 litres à Salins (Dumoulin). M. Lebert (de Lavey), qui le premier employa les eaux mères à l'intérieur, indique 12 à 18 litres comme dose ordinaire d'un bain d'adulte de 150 litres d'eau salée. Il s'entend du reste, comme le dit si bien Durand-Fardel, que ces quantités se règlent sur l'âge, le sexe, le tempérament, sur la maladie et sur l'idiosyncrasie des malades. En outre, les eaux mères sont utilisées à l'extérieur, en applications topiques faites à l'aide de compresses de linge imbibées d'eau mère pure ou mitigée. La durée de l'application de ces compresses est de deux heures, à raison de deux compresses par jour. Enfin les eaux mères sont encore employées en injections dans les plaies profondes et les trajets fistuleux.

Quant aux *sels d'eaux mères* qui fournissent un équivalent se prêtant à toutes les exigences de la pratique, ils sont utilisés loin des salines, soit dans les stations dont les sources sont d'une minéralisation insuffisante, soit partout ailleurs et en tout temps. Les bains généraux sont additionnés de 1 à 8 kilogrammes de sels.

L'emploi des *eaux mères* constitue un moyen thérapeutique précieux dans tous les cas où existe l'indication d'une médication fortement altérante et résolutive. A la vérité, les eaux mères ne peuvent être considérées comme un simple agent de renforcement pour des eaux minérales, d'une minéralisation insuffisante; c'est bien là un *médicament nouveau* possédant une constitution chimique propre et des propriétés spéciales par suite de la mise en saillie de quelques-uns de ses principes constitutifs, du brome en particulier. D'une manière générale, les eaux mères associées au traitement hydrominéral viennent ajouter aux actions altérantes et résolutives, plutôt qu'à l'action reconstituante. Aussi leurs attributions thérapeutiques se rapportent-elles d'une façon très précise aux affections qui dérivent du lymphatisme ou de la diathèse scrofuleuse.

Les eaux mères donnent les résultats les plus excellents dans la scrofule, considérée sous toutes ses formes et dans toutes ses périodes, même les plus graves et les plus invétérées, depuis le simple engorgement ganglionnaire jusqu'aux manifestations aussi variées que désastreuses (tumeurs blanches, caries, etc.) de l'état diathésique en pleine expansion.

A défaut d'une guérison confirmée, on obtient toujours une amélioration radicale, à la suite d'un traitement suivi avec persévérance pendant plusieurs années et aux époques opportunes. Durand-Fardel considère l'emploi des eaux mères dans la thérapeutique usuelle — dans la médecine des enfants surtout — comme un médicament très précieux qui n'est point assez connu.

On obtient, dit le savant hydrothérapeute, par les eaux mères à la dose de 2 à 4 grammes diluées dans un liquide quelconque aromatisé, ou mieux dans du lait, un médicament bromuré en même temps que chloruré sodique, qui ne le cède certainement pas en efficacité à l'huile de foie de morue, qui n'est pas plus désagréable à prendre et est en général bien plus facile à faire tolérer par l'estomac.

IX. — DES BAINS DE MER.

Les eaux de la mer réprésentent une eau *chlorurée sodique forte* douée de tous les avantages des chlorurées sodiques froides. La mode seule a pu faire considérer les stations marines comme des lieux de plaisir et des stations plutôt hygiéniques que thérapeutiques.

Tout ce que nous avons dit des eaux chlorurées sodiques s'applique à la médication marine ; les effets et les indications de ce traitement ont été magistralement exposés dans son *Traité des Eaux minérales*, par M. Durand-Fardel, qui les résume de la façon suivante :

« La médication marine, qui appartient en réalité aux eaux chlorurées, comporte trois termes très distincts dans ses applications :

« L'inhalation de l'air marin ;

« Le bain de mer chaud ou médicamenteux ;

« Le bain de mer froid ou hydrothérapique.

« Le séjour à la mer comporte l'inhalation spontanée d'une atmosphère chargée de molécules salines. Ce n'est pas le résultat d'une évaporation qui ne fournirait que des vapeurs dépouillées de qualités minérales. C'est un entraînement déterminé par la double agitation de la mer et de l'air, laquelle, même à une grande distance, charge l'atmosphère de particules minérales, reconnaissables à la saveur qu'elles communiquent à la salive. Il y a donc là une inhalation continue d'un air médicamenteux.

« Le bain de mer chaud n'est autre chose qu'un bain

chloruré sodique, tout semblable à ceux que l'on prend près des stations thermales chlorurées, sauf le degré et les particularités de la minéralisation.

« Il n'en est pas de même du bain de mer froid. Celui-ci n'est autre chose qu'une pratique hydrothérapique. Il est vrai que la densité du liquide, le mouvement particulier de la mer et le contact d'une eau fortement chargée de principes actifs, impriment à l'hydrothérapie marine un caractère spécial ; mais l'action essentielle de ce bain de mer réside dans le froid et la réaction.

« Mais ce qu'il importe surtout de savoir, c'est qu'il est des bains de mer chez lesquels domine l'action médicamenteuse du bain de mer chaud, et tend à faire disparaître l'action thérapeutique du bain de mer froid. Ce sont les bains pris sur les plages calmes et tempérées, où la mer est immobile et tiède.

« Le bain pris à mer pleine sur nos côtes du Nord, ou pris sur nos plages du Midi, en saison appropriée, et surtout dans les bassins, les criques orientés d'une manière particulière, sur nos côtes de l'Ouest, à Arcachon, à Royan, le Croisic, les Sables-d'Olonne, etc., représente donc deux médications très différentes dont l'une comporte le bain froid, court, à réaction vive ; l'autre, le bain tiède, prolongé, à propriétés altérantes.

« Ces diversités de propriétés et d'applications du bain de mer que je crois avoir le premier nettement déterminées, et qui ne sont pas encore assez connues, offrent dans la pratique une importance facile à concevoir (1). »

____

(1) Nous donnons des détails plus complets sur les bains de mer dans l'avant-propos des volumes consacrés aux plages de la France.

X. — Stations d'hiver.

Les bienfaits que retirent les phtisiques et les personnes délicates de la poitrine du séjour dans certaines régions particulièrement favorisées par le soleil et la douceur du climat, ont mis en grande faveur les stations d'hiver du bassin de la Méditerranée. Les stations françaises du golfe de Gascogne, de la rivière de Gênes et de l'Algérie sont fréquentées pendant la saison d'hiver par un nombre considérable d'étrangers, appartenant pour la plupart aux froides et brumeuses contrées du Nord.

La cause principale du bien-être éprouvé par le malade se trouve dans la constance de la température, et c'est bien à tort que certains pays sont considérés comme stations d'hiver parce que la température s'y élève d'une façon très sensible pendant la journée. Ce qu'il y a de dangereux pour les sujets dont les voies pulmonaires sont susceptibles ou déjà malades, ce n'est pas tant le froid lui-même que les transitions brutales du froid au chaud et *vice versa*. Les *seules* régions à climat tempéré et à température égale ou bien assez constante, doivent être considérées comme de véritables stations d'hiver.

Nous ne pouvons entrer ici dans de plus longs développements ; car, à ces conditions premières de température viennent s'ajouter des questions de topographie, d'orientation et de météorologie locale qui impriment un caractère particulier aux diverses stations hivernales. Nous renvoyons donc le lecteur aux articles monographiques consacrés dans nos volumes aux séjours d'hiver de l'Espagne, de la France, de l'Italie et de l'Algérie.

XI. — CONSEILS PRATIQUES RELATIFS AU CHOIX, TRANSPORT ET SÉJOUR DES MALADES DANS LES VILLES D'EAUX.

Choix. — Le choix d'une station minérale est loin d'être une chose banale ou indifférente.

Souvent les malades, désireux avant tout de conserver leurs habitudes mondaines et leur genre de vie, n'écoutent pas facilement le médecin qui leur conseille de préférence à toute autre, en raison de la nature de l'affection, telle station où les distractions et les plaisirs sont assez rares; ils prennent sur eux de changer leur destination en choisissant une ville d'eaux soi-disant similaire; ainsi, pour ne citer qu'un exemple, ils se rendent à Luchon au lieu d'aller à Cauterets.

En agissant de la sorte, ces malades commettent non seulement une grave erreur, mais encore une faute aux conséquences parfois déplorables. En effet, les procédés de traitement diffèrent beaucoup d'une station à l'autre; et, comme nous le répéterons encore, les résultats de la cure hydrominérale dépendent souvent, en grande partie, du mode d'administration des eaux.

D'un autre côté, les malades doivent confier la direction de leur cure hydrominérale à l'un des médecins de la station et suivre fidèlement ses prescriptions; car, il ne faut pas l'oublier, la médication minérale est une arme à deux tranchants entre les mains des personnes étrangères à la science médicale.

Ces quelques règles que nous venons d'établir sont générales et ne souffrent pas d'exceptions.

Transport. — Pour les personnes affligées d'affections chroniques et pour les convalescents de maladies longues ou graves, un voyage prolongé en chemin de fer étant chose toujours pénible sinon dangereuse, la question du transport devient d'une grande importance.

Autrefois il fallait un véritable courage aux rhumatisants, aux névralgiques, aux paralytiques, etc., pour se rendre aux eaux minérales. Les villes d'eaux, même les plus fréquentées, n'étaient reliées aux grandes routes du royaume que par des chemins souvent impraticables.

Sans parler du légendaire voyage de Paris à Marseille, qui demandait trois jours par les diligences, nous sommes déjà loin du temps où les chemins de fer ne faisaient que quarante kilomètres à l'heure ; on peut aujourd'hui atteindre en moins de quinze heures toutes les stations thermales ou hivernales de la France, les plus éloignées de Paris.

En dépit de cette extrême rapidité de transport, le voyage, même en première classe, n'est pas moins fatigant, et parfois très pénible pour la plupart des malades. Pour effectuer leur transport aux villes d'eaux dans les meilleures conditions possibles, nous ne saurions trop recommander aux baigneurs l'emploi des *wagons-salons* ou *coupés-lits de toutes les grandes Compagnies de chemins de fer.* Quant aux gens fortunés, ils ont aujourd'hui à leur disposition, avec les voitures (*sleeping-cars*) de la *Compagnie Internationale des wagons-lits* qui circulent sur toutes les voies ferrées de l'Europe, un mode de transport répondant à tous les *desiderata.*

Les wagons de cette compagnie, en raison des services qu'ils peuvent rendre aux malades, méritent une description particulière dans nos Guides. Les compar-

timents du wagon s'ouvrent tous sur un même couloir
où se tient en permanence un employé mis à la disposition des voyageurs ; ces compartiments sont spacieux
et largement aérés par des ventilateurs ; leurs ban-
quettes ou divans se transforment à volonté en d'excellents lits, munis de draps, couvertures, etc. Les fenêtres qui éclairent ce salon-wagon portent un châssis
de toile métallique à travers lequel filtre l'air dont il
brise le courant, en même temps qu'il intercepte les
poussières atmosphériques. A chaque extrémité du
wagon se trouvent des cabinets de toilette pourvus
de robinets d'eau chaude, d'eau froide, etc.

Les grands trains de luxe comportent en plus un
wagon-restaurant qui se trouve en communication directe avec les autres voitures : les malades et les enfants peuvent y suivre le régime alimentaire auquel ils
sont astreints. On comprend que le transport des malades devienne des plus faciles dans des voitures semblables, où se trouvent réunies, par le système de suspension des wagons, toutes les conditions de calme, de
tranquillité et d'immobilité désirables.

Séjour. — Une des grandes causes du manque de
succès des cures hydrominérales réside dans ce fait
que le malade a la prétention de trouver pendant son
court séjour à une station quelconque tout le confortable luxueux et tous les plaisirs dont il s'entoure
dans la vie ordinaire. Il faut admettre cependant qu'un
traitement hydrominéral aussi actif que celui de Vichy
ou de Luchon ne doit jamais être considéré comme une
partie de plaisir et exige certains sacrifices tout momen-
tanés d'ailleurs.

Quelle est la cause la plus fréquente des dyspepsies,

de la gravelle, de l'anémie, des métrites, etc., si ce n'est l'abus des fêtes, des dîners, des soirées, des veilles et de toutes les habitudes mondaines qui forment le fond de l'existence du Parisien et de la haute société de la plupart des grandes villes ? Or, que peut-on attendre d'un traitement hydrominéral quelconque, s'il s'effectue au milieu de distractions et de fatigues continuelles ?

Presque toujours le médecin choisit de préférence une station isolée et tranquille dans le but de soustraire momentanément son malade aux causes mêmes du mal dont il souffre. Aussi, ne saurions-nous trop insister sur la nécessité absolue pour le baigneur de consacrer avec conscience les quatre ou cinq semaines de son séjour aux eaux à une cure sérieuse. Il devra écarter de son esprit tout souci d'affaires ou de plaisirs, s'il ne veut pas perdre inutilement son temps, voire même compromettre davantage sa santé.

La durée de la cure est en général de trois semaines, mais il est bon de consacrer au voyage lui-même quatre ou cinq semaines au moins, de façon à se reposer environ une huitaine de jours avant et après le traitement. En effet, s'il est nécessaire de s'acclimater pendant quelques jours avant de commencer la médication hydro-minérale, on ne doit pas davantage se remettre en route aussitôt après avoir avalé le dernier verre d'eau minérale.

Les distractions du malade, s'il veut être raisonnable, devront surtout consister en promenades hygiéniques ; il devra se lever de bonne heure, pour commencer le plus tôt possible son traitement, qui sera suivi de quelque exercice avant le déjeuner.

Les repas seront légers, avec interdiction formelle de l'usage des grands vins ; si l'on excepte les malades affaiblis et anémiques, cette prescription est de rigueur absolue pour les dyspeptiques, les goutteux, les graveleux, les arthritiques, etc.

Le baigneur devra toujours se coucher de bonne heure; c'est le meilleur moyen d'appeler le sommeil et rien n'est plus préjudiciable à la santé du malade que de s'enfermer, comme on le fait malheureusement à certaines stations, depuis huit heures jusqu'à minuit et quelquefois plus tard dans des salles de concert ou de bals et surtout dans des salles de jeux.

Enfin, il est un dernier conseil qui s'adresse exclusivement aux dames : elles doivent, pendant la durée de leur cure, renoncer à l'usage du corset. Cet indispensable accessoire de toute toilette élégante devient dangereux par la compression qu'il exerce sur les régions thoracique et abdominale, alors que l'appareil respiratoire ou les organes digestifs se trouvent sous 'action plus ou moins énergique des eaux minérales.

VILLES D'EAUX

DE

L'ALLEMAGNE

EAUX MINÉRALES DE L'ALLEMAGNE

AIX-LA-CHAPELLE ET BORCETTE

De Paris à Aix-la-Chapelle (421 kilom.) par chemin de fer du Nord et chemins de fer allemands. 5 convois par jour. Wagons-lits dans le train-poste de 8 h. du soir. Trajet par trains express en 9 h. 32 m.; par trains omnibus en 11 h. (1re cl., 43 fr. 85 ; 2e cl., 30 fr. 95).

Aix-la-Chapelle (en allemand *Aachen*), ville de 85,000 habitants (Prusse rhénane), est une des stations les plus importantes de l'Allemagne ; elle reçoit tous les ans près de dix mille baigneurs.

La Saison thermale dure toute l'année.

Historique, topographie et climatologie. — Aix-la-Chapelle (*Aquæ Granuum*) renferme des sources chlorurées, sulfureuses thermales qui furent connues des Romains, sans jouir, toutefois, d'une grande vogue. Elle est située dans une vallée encaissée que traverse un petit affluent gauche de la Roër, qui va se jeter dans la Meuse. Grâce à sa situation, grâce à son climat tempéré, grâce surtout aux ressources qu'offre une ville de quatre-vingts mille âmes, Aix-la-Chapelle est une station où l'on vient se traiter toute l'année ; elle est à 173 mètres d'altitude. La moyenne de la température de l'année, d'après Schervier, est de 3°,44 en hiver et de 10°,26 pour l'année entière. Le vent qui règne le plus fréquemment est celui du sud-ouest.

Ce climat modéré, cette altitude peu considérable qui contrastent avec celles d'une foule de stations situées dans les montagnes, sont autant d'excellentes conditions pour le séjour des malades en tout temps, et il n'est pas une station en Allemagne qui, sous ce rapport, soit plus favorisée qu'Aix (Reumont).

Établissements thermaux. — Les huit établissements d'Aix renferment 110 baignoires dont un grand nombre avec douches ; 9 bains de vapeur, une grande étuve, deux piscines et enfin une salle d'inhalations (Bain de l'Empereur).

Les Eaux. — Les sources naissent au milieu de la ville et sont divisées en sources d'en haut (plus chaudes) et sources d'en bas (plus froides). Les premières sont : *Kaiserquelle* (55°), la plus célèbre de toutes, qui est très abondante, alimente à la fois le superbe Bain de l'Empereur construit en 1865, le Bain Neuf, les Bains de la reine de Hongrie, et fournit encore à la buvette (Elisenbrunen), la *Quirinquelle* (49°,7 C.), ou source de Saint-Quirin, dans l'établissement du même nom. Les sources d'en bas sont : la *Rosenquelle* (47°), la *Corneliusquelle* (45°,4) et deux autres. Ces quatre sources alimentent les quatre Etablissements de Cornelius, de la Rose, des Bains de Carl et de la maison de Conversation. On boit généralement l'eau de l'Elisenbrunen ; cependant, les sources de la Rose et de Cornelius et une fontaine qui coule dans l'Etablissement des bains de l'Empereur servent également à l'usage interne.

Voici l'analyse de la Kaiserquelle, d'après Liebig :

Eau = 1.000 grammes.

		gr.
Sulfure de sodium		0.0136
Chlorure de sodium		2.6161
Bromure de sodium		0.0036
Iodure de sodium		0.0005
Sulfate de soude		0.2836
— de potasse		0.1527
Carbonate de soude		0.6449
— de lithine		0.0020
— de chaux		0.1579
— de strontiane		0.0002
— de fer		0.0005
— de manganèse		traces
— d'ammoniaque		traces
Fluorure de calcium		traces
Carbonate de magnésie		0.0506
Silice		0.0861
Matières organiques		0.0769
Matières fixes. Total		4.0791

Gaz.

	c.c.
Acide carbonique	251.5
Azote	12.70
Oxygène	1.76

Mode d'administration. — Les eaux d'Aix-la-Chapelle sont employées *intus* et *extra*. Le traitement thermal joint à la boisson les pratiques les plus diverses : la balnéation courte et prolongée, les douches de toute forme, l'usage de toutes les températures, les inhalations, etc.

Emploi thérapeutique. — La composition complexe des eaux d'Aix-la-Chapelle implique une grande variété d'indications. En première ligne, le rhumatisme fournit à cette station un contingent très nombreux. Hartung et Reumont se louent également beaucoup des eaux d'Aix dans l'arthrite chronique. Quant aux affections goutteuses, elles viennent aussi en certain nombre à cette station, mais sans doute dans les formes qui n'en sont plus à redouter l'excitation. Citons encore la syphilis pour laquelle Aix-la-Chapelle a un renom tout spécial. On y traite encore les paralysies, les exanthèmes chroniques, les scrofules et les maladies du système lymphatique, enfin les affections des voies respiratoires (angines, catarrhes folliculaires de la gorge, bronchite chronique et états asthmatiques). Signalons enfin, comme étant du ressort des eaux d'Aix, les ulcères chroniques, fistules, caries osseuses, anciennes blessures, etc.

La *durée de la cure* qui est, en général, de vingt-cinq jours, peut être prolongée.

Borcet ou **Borcette** (en allemand Burtscheid) est pour ainsi dire un faubourg d'Aix-la-Chapelle qui n'en est séparée que par une prairie. Cette station dont la prospérité grandit tous les jours, n'a point de place dans l'histoire des époques romaine et carlovingienne; au IXe siècle, une forêt peuplée de sangliers, ainsi que l'indique son nom qui vient de *porcetum,* couvrait son emplacement.

Établissements. — Les maisons de bains assez nombreuses de Borcet appartiennent à des particuliers; quelques-unes, installées avec luxe, sont munies d'appareils de douches et de chambres de vapeur ; mais avant tout, les malades peu fortunés y trouvent des moyens faciles de se loger et de vivre à bon marché ; tous ces avantages réunis expliquent la préférence qu'on donne généralement à cette station thermale sur Aix, sa voisine et son orgueilleuse rivale, si fière de son antique réputation.

Les Eaux. — Borcette possède neuf principales sources chlorurées sodiques et sulfureuses ; elles attirent chaque année, à cette station thermale, une afluence considérable de malades.

Il existe encore, dans le bourg même et dans toute la plaine environnante (direction Est), un grand nombre de sources soit sulfurées, soit salines qui sont sans utilisation ; l'eau que verse la fontaine Guillaume provient elle-même d'une source ferrugineuse.

Les neuf sources thermales de cette station sourdent d'un terrain qui diffère à peine de celui d'Aix-la-Chapelle ; elles se divisent suivant leur situation en *supérieures* et en *inférieures*.

Voici, d'après Manheim, la composition de la source Kochbrunnen (60° C.) et de la source Heifsesterbrunnen in Muhlenbad (78° C.).

Eau = 1.000 grammes.

	Kochbrunnen.	Heifsesterbrunnen in Mulhenbad.
	c.c.	c.c.
Gaz acide carbonique.......	16.2	263.6
Acide sulfhydrique..........	19.8	648.0
	36.0	921.6
	gr.	gr.
Sulfate de soude............	0.351	0.401
Chlorure de sodium.........	2.404	2.655
Carbonate de soude.........	0.818	0.822
— de magnésie......	0.016	0.015
— de chaux........	0.029	0.041
Silice......................	0.069	0.080
Total........	3.745	4.014

Emploi thérapeutique. — L'action et les applications thérapeutiques de ces eaux minérales diffèrent peu de celles des eaux d'Aix-la-Chapelle ; cette grande conformité entre les propriétés et les appropriations thérapeutiques des unes et des autres résulte de la quasi-similitude de leur composition chimique.

Cette étroite parenté n'implique cependant pas l'identification absolue de la spécialisation des eaux minérales de ces deux stations ; car Borcette possède, à côté de ses sources qui sont franchement sulfurées, d'autres qui ne le sont pas. Ces dernières dépourvues de l'élément soufre, n'agissent dans la cure de l'herpétisme que par leur thermalité ; mais, par contre, dans le traitement des affections rhumatismales et des états névropathiques, on peut leur demander des moyens de médication variés.

ALEXISBAD (Anhalt-Bernburg).

De Paris à Alexisbad (1,073 kilom.), par chemin de fer du Nord et chemins de fer allemands; trains express en 29 heures (1re cl., 56 fr. 40 et 47 mk. 61 pf.; 2e cl. 40 fr. et 35 mk. 20 pf.). Sleeping-Cars de la Compagnie des wagons-lits (*vià* Paris à Cologne).

Alexisbad est un hameau du duché d'Anhalt (cercle de Ballenstedt), situé à 3 kilomètres O.-N.-O. de Harzgerode, sur la Selk, affluent de la Bode.

La **Saison thermale** commence le 1er juin et finit avec le mois de septembre.

Établissement thermal. — Cette station, qui jouit d'une certaine renommée dans toute l'Allemagne centrale, possède un Établissement de bains dont la construction remonte à l'année 1820. Cette maison de bains, dont on attribue la création au duc Alexis, est dans un vallon entouré de jolies collines boisées, formant de véritables petits parcs. Tout aux alentours, les baigneurs peuvent faire de charmantes excursions, parmi lesquelles nous citerons: le Friedrichsplatz, le Louisentempel, le Habich stein, les Schllotheimsfelsen, le Carlsplatz, la Belle-Vue, le Schirin, etc.

Les Eaux. — Trois sources *froides* et *ferrugineuses sulfatées* alimentent l'établissement thermal ; ces fontaines, connues et utilisées depuis l'année 1766, émergent d'un terrain où domine le grauwacke ; les montagnes voisines sont riches en fer, cuivre, galène, spath-fluor, etc.

Les deux sources principales d'Alexisbad se nomment *Selkebrunnen* (source de la Selke) et *Alexisbrunnen* ou source d'Alexis.

La première, dont la température est de 7°,6 centigrades, débite une eau claire, limpide et transparente, sans odeur, mais d'une saveur styptique très marquée. L'Alexisbrunnen, d'un goût plus agréable et plus riche en gaz carbonique, jaillit à la température de 9°,5 centigrades ; elle laisse déposer, au contact de l'air, un sédiment ocreux. D'après l'analyse de Schonnenschein (1866), cette source, presque exclusivement réservée à la boisson, reconnaît la constitution élémentaire suivante :

Eau = 5.000 grammes.

	gr.
Sulfate de potasse	0.038
— de soude	0.004
— de chaux	0.051
— de baryte	traces
Chlorure de potassium	0.019
Carbonate d'oxyde de fer	0.031
— — de manganèse	0.017
— de chaux	0.074
— de magnésie	0.034
Acide phosphorique	0.003
Alumine	0.0002
Silice	0.027
Acide titanique	⎫
— arsénique	⎬ traces
Oxyde de cobalt	⎪
— de nickel	⎭
Acide humique	0.027
	0.4102
	c.c.
Gaz acide carbonique libre	266.6

Emploi thérapeutique. — Les eaux d'Alexisbad

qui sont administrées *intus* et *extra* (boisson, bains et douches d'eau et de vapeur) sont très excitantes ; aussi possèdent-elles la propriété de déterminer, à un très haut degré, les phénomènes résultant de l'usage des eaux martiales. Elles sont surtout employées pour combattre les manifestations morbides de la chloro-anémie et les états atoniques des muqueuses avec sécrétion abondante.

ANTOGAST (Grand-duché de Bade).

De Paris à Antogast (554 kilom.), par chemin de fer de l'Est et chemins de fer allemands jusqu'à *Oppenau* à 4 kilomètres d'Antogast. Train express en 14 h. 35 m. (1re cl., 46 fr. 45 et 12 mk. 75 pf. ; 2e cl., 31 fr. 30 et 7 mk. 75 pf.).

Antogast est un hameau (60 hab.) de cercle d'Offenbourg situé sur la Maisach, affluent de la Rench (bassin du Rhin) dans une vallée tellement encaissée que le soleil n'y pénètre que pendant la saison d'été.

La Saison thermale commence le 15 mai et finit le 1er octobre.

Établissement. — Antogast dont le climat est doux malgré son altitude de 520 mètres au-dessus du niveau de la mer, possède un Etablissement thermal dont l'installation, grâce à des transformations récentes, répond à tous les desiderata de la science moderne et aux exigences de sa nombreuse clientèle. Ses cabinets de bains au nombre de seize sont situés au rez-de-chaussée et pourvus de tous les appareils nécessaires. Les étages supérieurs sont distribués en chambres confortablement meublées pour les malades.

Promenades. — Les promenades des environs sont très pittoresques, et on y rencontre des points de vue fort beaux. Les baigneurs habitués aux pays des montagnes, peuvent aller à *Freiersbach*, village situé à l'entrée de la jolie ville de ce nom, à

Pétershall ou à *Griesbach*; ils peuvent encore visiter les ruines de l'abbaye et les cascades *d'Allerheiligen*, faire l'ascension du *Kniebis* et autres sommets, etc.

Les Eaux. — Connues dès le seizième siècle, les trois sources d'Antogast sont *athermales* et *bicarbonatées ferrugineuses*. L'*Urquelle* (source primitive, consacrée aux bains), l'*Antiniusquelle* (débit 15 hectol. par vingt-quatre heures) et la *Pettersquelle* (10 hectolitres), présentent la plus grande analogie sous le rapport de tous leurs caractères physiques et chimiques. Leur eau dont la température d'émergence est de 10 degrés centigrades et la densité de 1.0035 (Urquelle), est claire, limpide et transparente; elle pétille dans les verres et possède une saveur piquante, aigrelette et légèrement atramentaire. Elle se trouble au contact de l'air en laissant déposer un sédiment rougeâtre.

	gr.
Bicarbonate de chaux	0.9127
— de soude	0.7985
— de magnésie	0.5708
— de fer	0.0384
Sulfate de soude	0.7805
— de potasse	0.0734
Chlorure de sodium	0·0453
Alumine	0.0028
Silice	0.0427
Phosphate de soude	0.0013
Bicarbonate de manganèse et matières organiques	traces
Arsenic	très faibles traces
Total des matières fixes	3.2664
Gaz... { acide carbonique plus ou moins combiné	0.0727
{ acide carbonique libre	0.0990
Total des gaz	0.1717

Emploi thérapeutique. — Employées en boisson, en bains et douches variées de forme et de pression, les eaux bicarbonatées calciques et ferrugineuses d'Antogast sont spécifiques dans les états pathologiques dépendant d'une altération de la richesse globulaire du sang.

La *durée de la cure* est de vingt-cinq jours en général.

Les eaux d'Antogast *s'exportent* sur une très grande échelle.

BADEN-BADEN (Grand-duché de Bade).

De Paris à Baden-Baden (572 kil.), par chemin de fer de l'Est et chemins de fer allemands; trajet express en 13 h. 33 m. (1re cl., 60 fr. 70;
2e cl., 46 fr. 05). Sleeping-Cars de la Compagnie des wagons-lits;
(*viâ* Paris-Nancy-Strasbourg).

Baden-Baden, ville principale du grand-duché de Bade
(19,000 hab.), est située à l'issue de la Forêt-Noire, sur la rive
droite du ruisseau de l'Oos, qui se jette dans la Murg, affluent
du Rhin.

La **Saison thermale** commence le 1er mai et finit le 15 octobre.

Historique, topographie et climatologie. — Bade ou
Baden-Baden, comme les Allemands appellent cette célèbre ville
d'Eaux des bords du Rhin, pour la distinguer des autres stations
du même nom situées en Autriche et en Suisse, doit son origine
ou du moins son développement, comme beaucoup d'autres cités
voisines, aux Romains; il existe tout aux alentours de la vil'e
une grande quantité de ruines et d'autres vestiges appartenant à
l'époque de l'occupation romaine; l'on sait d'ailleurs d'une façon
positive, que l'empereur Trajan fit construire des Thermes sur
l'emplacement des nombreuses sources thermo-minérales qui jaillissent sur le territoire de Bade. Ses Thermes romains ont été détruits
par les invasions barbares; mais ses eaux ont traversé les siècles
sans rien perdre de leur antique renommée. De nos jours, plus
de quarante mille baigneurs et touristes fréquentent pendant la
belle saison cette station badoise.

Sise à 205 mètres au-dessus du niveau de la mer, à l'entrée
d'une des plus belles vallées latérales de la Forêt-Noire, Bade
qu'une ceinture de montagnes défend contre la rigueur des
vents et surtout contre les vents froids du Nord et de l'Est, se
trouve au milieu d'un pays admirable et singulièrement privilégié
sous le rapport du climat; celui-ci est d'une grande douceur et
d'une constance égale. Pendant les plus chaudes journées de l'été,
le thermomètre n'atteint presque jamais 30 degrés centigrades

et il ne descend pas au-dessous de 3 degrés centigrades par les hivers les plus rigoureux ; en somme, la température moyenne annuelle est de 9 à 10 degrés centigrades. Tous ces avantages réunis expliquent et assurent la grande prospérité de cette élégante et riche ville d'Eaux, qui est aussi bien un séjour de plaisir qu'une véritable station thermale.

Établissements thermaux. — Baden-Baden possède plusieurs Etablissements thermaux :

A. Les *Bains Frédéric*, vaste et somptueux établissement de création toute récente, renferment des salles de bains, de douches et d'inhalation en même temps qu'une installation des plus complètes pour le traitement hydrothérapique.

B. Le *Dampfbad* (bains de vapeur), construit sur la place der Holle (Enfer), dont le sol est en tout temps à une température qui fait fondre immédiatement la neige tombée. Ce bâtiment dans lequel jaillit la source Hauptquelle, renferme dans ses trois étages les bains et douches de vapeur de la source. Chacun de ces étages semblablement distribués se compose d'une première pièce servant tout à la fois de vestiaire et de chambre de repos, et d'une seconde qui est la salle de bains proprement dite. Cette salle renferme des boîtes que remplissent les vapeurs de la source ; elles sont disposées, les unes pour recevoir tout le corps, les autres les jambes et les bras seulement. En outre, un tambour dans lequel arrivent les vapeurs, est muni de tuyaux en caoutchouc destinés à amener la vapeur dans la bouche, sur les yeux, etc.

C. Le *Bain des pauvres*, appartenant à l'État et renfermant 46 baignoires, donne gratuitement aux indigents, non seulement les bains, mais encore le logement et la nourriture.

D. Les deux *Trinkhalle* (*trinken*, boire, *halle*, salle), ancienne et nouvelle, où se trouvent les buvettes. La nouvelle trinkhalle, qui a fait délaisser l'ancienne, consiste en un bâtiment divisé en deux parties dont la première est une salle de Pas-Perdus. La seconde salle qui s'ouvre sur un portique monumental de 88 mètres de long sur 12 de large, renferme des buvettes avec robinets à eau courante.

E. Enfin, la plupart des hôtels de la ville possèdent des baignoires alimentées par l'eau minérale des sources.

Promenades et excursions. — Baden qui est la résidence du

grand-duc pendant l'été, offre à ses hôtes accidentels des distractions et des fêtes de tous genres. D'un autre côté, cette ville,
tout entourée de plaines luxuriantes par la richesse et la variété
de la végétation, est un centre d'excursions ravissantes. Nous
citerons entre autres : les ruines du *Vieux Château*, les *Rochers*,
le *Chemin de l'Écho* et l'*Image de Keller*, l'*Allée des Soupirs*, la
Chaise du Diable, la *Vallée de la Murg*, le couvent de *Lichtenthal*, la *Cascade de Geroldsau*, etc., etc.

Les Eaux. — *Chlorurées sodiques* et *hyperthermales*,
les sources de Baden sont au nombre de douze, groupées
autour d'une source principale (Hauptquelle ou Ursprung)
dont elles ne diffèrent que par leur température. Voici leurs
noms : l'*Hauptquelle* ou *Ursprung*, principale source ou d'o-
rigine, dont la température est de 68°,63 C. ; la *Metzigquelle*
ou source de la Boucherie (temp. 62° C.), et la *Bütter* ou
source de la Cuve (temp. 45° C.) qui mélangent leurs eaux ;
la *Judenquelle* ou source des Juifs (temp. 65° C); la *Kloster-
quelle* ou source du Couvent (temp. 56° C.), la plus importante après Hauptquelle ; *Mauerquelle* ou source du Mur.
(temp. 56° C.) ; la *Kuhlerbrunnen* ou Fontaine fraîche, formée
par la réunion de deux sources émergeant l'une à 49 degrés
centigrades, l'autre à 44 degrés centigrades ; et les sources
Fettquelle (source grasse) et *Ungamach* qui sont sans grande
importance.

Leur débit total est de 6,590 hectolitres par vingt-quatre
heures. Si l'on excepte la température, les caractères physiques et chimiques de toutes les sources sont identiques à celle
de la Hauptquelle. L'eau de cette fontaine est claire, limpide et
inodore ; sa saveur légèrement salée, sans être désagréable,
se rapproche de celle d'un bouillon très salé. Elle laisse déposer dans la source des stalactites formées de sulfates et de
carbonate de fer et de chaux, ainsi qu'un limon de couleur
brune.

L'analyse la plus récente des sources de Baden a été faite
en l'année 1871 par Bunsen ; ce savant chimiste a trouvé par
1,000 grammes d'eau les principes élémentaires suivants :

	gr.
Bicarbonate d'oxyde de fer	0.0049
— de magnésie	0.0115
— de chaux	0.1657
Sulfate de chaux	0.2036
— de potasse	0.0022
Chlorure de potassium	0.1638
— d'ammonium	0.0050
— de sodium	0.1511
— de magnésium	0.0082
Phosphate de chaux	0.0048
Alumine	0.1111
Silice	0.1190
Acide carbonique (19cc5)	0.0389
	2.8768

En outre de ses sources chaudes, cette station possède encore deux autres sources athermales et ferrugineuses : le *Sthalbad* (bain ferrugineux) et le *Stephanienbad* (bain Stephanie) émergent sur l'autre rive de l'Oos, près de l'allée de Lichtenthal.

Mode d'administration. — Les eaux thermales et chlorurées de Baden sont employées *intus* et *extra*. A l'intérieur, la dose est de 1 à 6 verres par jour que les malades boivent le matin à jeun et à un quart d'heure d'intervalle. L'eau de Baden est administrée extérieurement en bains et en douches simples à des températures graduées, en bains de vapeur généraux ou locaux, en inhalations de vapeur ou d'eau pulvérisée.

Emploi thérapeutique. — Prises à l'intérieur, ces eaux excitent l'appétit, facilitent la digestion et augmentent la sécrétion de la sueur et des urines ; à dose élevée (6 verres) elles deviennent laxatives et même purgatives.

Les bains et douches ont, d'une façon générale, la même action que les bains et douches donnés avec de l'eau ordinaire, amenée artificiellement à la même température que l'eau minérale. Quant aux bains de vapeur, ils semblent pénétrer la peau d'une façon à la fois plus profonde et plus douce que les bains de vapeur ordinaires (Rotureau) et font éprouver une impression tactile différente, étant plus émollients que les vapeurs de décoctions des plantes les plus mucilagineuses. Amenées dans les voies aériennes, ces vapeurs des sources qui ont une action excitante sur les muqueuses, déterminent la formation de mucosités abondantes, filantes, claires et se détachant facilement. Sur les yeux, elles provoquent du larmoiement ; dans les oreilles elles produisent une sensation de chaleur et des bourdonnements auxquels il est fort difficile de s'accoutumer. En résumé, les eaux de Baden-Baden, employées tant à l'intérieur qu'à l'extérieur, agissent sur l'organisme d'une façon manifeste, malgré leur faible minéralisation ; cette action se produit par l'excitation fonctionnelle des organes avec lesquels elles se trouvent en contact.

Les appropriations thérapeutiques de Baden sont nombreuses et variées. D'une façon générale, les sujets à tempérament lymphatique et même scrofuleux appartiennent tout particulièrement à la médication hydrominérale de ce poste thermal ; mais il ne faut pas oublier que ces eaux chlorurées sodiques ne sont que faiblement minéralisées, et les résultats obtenus seront certainement bien moins constants que ceux que l'on doit attendre des eaux chlorurées fortes. Parmi les manifestations de la scrofule, ce sont les scrofulides cutanées, qui retirent les meilleurs résultats des eaux de Baden ; il en est de même des affections des yeux (kératites et conjonctivites), des oreilles (otites chroniques avec ou sans suppuration).

Par leur influence sur les sécrétions des muqueuses de l'appareil digestif, ces eaux ont une action puissante dans les dyspepsies et la pléthore abdominale, dans la constipation habituelle et les hémorroïdes. Par leurs effets diurétiques, elles sont indiquées dans les catarrhes des voies urinaires.

Les eaux de Baden-Baden sont préconisées depuis longtemps contre toutes les affections chroniques des voies aériennes, même celles d'origine tuberculeuse. Mais si leur action curative est manifeste dans les inflammations chroniques simples des organes respiratoires, nous nous empressons d'affirmer qu'il est loin d'en être ainsi lorsqu'il s'agit de formes tuberculeuses. Dans les catarrhes des bronches, du larynx, etc., à l'usage tant interne qu'externe des eaux, on joint celui du petit-lait, des inspirations de décoctions de pointes de sapin ou des gaz et vapeurs dégagés par les pommes de pin en ignition.

Par leur thermalité et par leur action diaphorétique et diurétique, les eaux de Baden ont une action excellente sur les manifestations rhumatismales, surtout celles d'ordre névralgique (névralgies sciatique, intercostale, faciale), de même que sur les manifestations articulaires anciennes. On fait alors usage de bains et douches de vapeur d'une durée de dix minutes à une demi-heure, à la température de 31 à 38° C. Les applications locales des boues qui se forment au griffon des sources, quelquefois les douches froides après le bain de vapeur, lorsqu'une réaction énergique est nécessaire, peuvent aussi être employées. Bien plus souvent on provoque cette dernière réaction en emmaillotant le malade et en le portant dans son lit après le bain.

La *durée de la cure* est de vingt-cinq jours en général.

BERG (Wurtemberg).

De Paris à Berg (688 kilom.), par chemins de fer de l'Est et par chemins de fer allemands (Strasbourg, Kehl et Stuttgard). (1re cl., 71 fr. 50; 2e, 49 fr. 50.

Berg est un village (1,900 habitants) de la banlieue de Stuttgard-sur-Neckar.

La Saison thermale commence le 15 avril et finit le 15 novembre.

Historique, topographie, et climatologie. — *Les Nouveaux Bains minéraux de Stuttgard*, comme on appelle aujourd'hui Berg, sont une des plus belles et des plus délicieuses stations thermales de l'Allemagne. Pendant la saison des bains, elle devient le rendez-vous de l'aristocratie et de la haute bourgeoisie de Stuttgard. Avec ses coquettes maisons de plaisance, son grand établissement balnéaire, son beau lac, ses sources minérales et son site *impressif*, Berg est aujourd'hui le point le plus fréquenté et le plus attrayant de la riante vallée du Neckar. Du village on découvre l'île du Neckar et le château du roi de Wurtemberg ; une large chaussée bordée d'arbres magnifiques la met en communication avec Stuttgard.

Établissement thermal. — Le grand et important Etablissement thermal de Berg dont les eaux étaient utilisées, il y a quarante ans à peine, comme force motrice pour une usine de fécule de pommes de terre et de maïs, a été construit en 1858 par une société financière ; par son riche aménagement, il répond aux habitudes de luxe et de confortable de sa clientèle aussi nombreuse que choisie ; et, par ses dispositions toutes spéciales pour le traitement des malades, il se prête à tous les modes d'emploi de l'eau minérale. Il possède deux buvettes, des bains froids et chauds, des grandes et petites piscines et des douches de tous genres. Son lac, d'une superficie de 25 mille pieds carrés, avec une profondeur de 1 à 3 mètres, suivant l'inclinaison de son fond de planches, est complètement alimenté par les sources d'eau chlorurée ferrugineuse ; grâce à sa vaste étendue, il permet aux baigneurs de nager comme en rivière.

Les Eaux. — Les eaux *chlorurées sodiques, ferrugineuses faibles et carboniques fortes* de Berg sont analogues par leur composition et leurs propriétés à celles de *Constadt*, station située d'ailleurs dans les environs : elles sont fournies par cinq sources débitant ensemble 160,000 litres par 24 heures ; en creusant à 50 ou 60 mètres de profondeur tout le territoire compris entre Berg et Constadt, on multiplierait à l'infini le nombre de ces sources ; elles émergent à 53 mètres de profondeur d'un terrain formé de houille, de mukschelkal, de dolomite et d'alumine dans lequel l'eau en cheminant se charge de chlorure de sodium, de principes ferrugineux et d'acide carbonique.

Les eaux minérales de Berg sont très limpides, inodores,

d'un goût à la fois salé et ferrugineux ; elles laissent déposer une couche épaisse de rouille et dégagent des bulles de gaz qui viennent s'épanouir à la surface ou se fixer en perles assez grosses sur les parois des vases ; d'une densité qui varie suivant les sources, de 1,0055 à 1,0065, leur température oscille entre 19 et 21 degrés centigrades.

D'après une analyse du professeur de Fehling, l'eau de la *Hauptquelle*, qui est la source principale de Berg, renferme pour 1,000 grammes d'eau :

	gr.
Chlorure de sodium	1.6451
— de calcium	0.1258
Carbonate de chaux	1.0354
Oxyde de fer et alumine	0.0216
Sulfate de chaux	0.8961
— de magnésie,	0.5067
— de soude	0.1131
Silice	0.0120
	4.3558
Gaz acide carbonique libre	1.9175

Mode d'emploi. — Les eaux de Berg, qui ne sont jusqu'à présent l'objet d'aucun commerce d'exportation, s'emploient sur place à l'intérieur et à l'extérieur. Le traitement interne consiste à prendre à jeun, et de quart d'heure en quart d'heure, de 3 à 6 verres d'eau de 125 grammes chacun ; mais, à part quelques cas particuliers, ce traitement n'est et ne doit être considéré que comme un adjuvant de la cure externe. Celle-ci consiste en bains de baignoire et de piscine, en douches de volume et de température variés et en bains dans le lac.

Le service général des bains et des douches particulières ne laisse rien à désirer : le *Färstlichen Pavillon* (pavillon de princes) et le *Noble Cabinet* (cabinet des nobles) sont surtout remarquables par le luxe de leur installation. Les bains du lac sont généralement très suivis à cause de leur agrément et ne laissent pas que de donner de bons résultats, en raison des mouvements que les baigneurs sont obligés de se donner pour supporter aisément la température des eaux, qui n'est que de 21 degrés centigrades.

Emploi thérapeutique. — Toutes les affections asthéniques consécutives à la chlorose et à l'anémie, au lymphatisme et à la scrofule, sont justiciables de ces eaux chlorurées ferrugineuses ; telles sont du moins les maladies le plus généralement traitées à Berg. Les malades prennent de trois à six verres d'eau de la Trinkhalle par jour et sont soumis aux bains de boue artificiellement chauffés, aux bains du lac à la température des sources. Les bains d'eau minérale chaude, et de préférence les bains de vapeur, concurremment avec l'eau prise en boisson, conviennent et réussissent dans les affections rhumatismales ainsi que dans les affections cutanées. Ces eaux sont encore employées avec succès pour combattre l'aphrodisie, les pollutions nocturnes et les pertes séminales involontaires ; la fréquentation des bains du lac, des douches ascendantes et descendantes forment ici le traitement qui se complète par quelques verres d'eau à l'intérieur.

L'eau de Berg, prise seulement en boisson, est bonne dans les affections catarrhales des voies aériennes et dans certains états pathologiques de l'appareil digestif.

Enfin les baigneurs des *Nouveaux Bains minéraux* ont toutes les facilités d'y suivre un traitement par le *petit-lait* de vache, de brebis ou de chèvre ; nous croyons inutile d'insister sur ce genre de cures qui ne présentent aucune particularité digne de remarque.

La *durée de la cure hydrominérale* varie de vingt-cinq à trente jours.

BOCKLET (Bavière).

De Paris à Bocklet (893 kilom.), par chemin de fer de l'Est et chemins de fer allemands. Trajet par train express en 24 h. 54 m. (1re cl., 79 fr. 10 ou 30 mk. 80 pf.; 2e cl., 56 fr. 65 et 21 mk. 5 pf.).

Bocklet, village de la Basse-Franconie, situé dans une vallée charmante et sur les rives de la Saale franconienne (affluent du Mein), se trouve à 9 kilomètres nord de Kissingen. Le voisinage de cette grande ville d'Eaux a fait la fortune des bains de Bocklet où sont envoyés après la cure de Kissingen, les malades qu'il faut soumettre à une médication franchement ferrugineuse. L'Etablissement thermal dont l'installation répond aux progrès de la science hydrominérale moderne, est alimenté par des eaux *bicarbonatées ferrugineuses*, qui sont connues et utilisées depuis le commencement du siècle dernier.

Les Eaux. — Les deux sources principales de Bocklet sourdent, à 181 mètres au-dessus du niveau de la mer, d'une couche de terrain formée d'un mélange de basalte, de sable et de silex.

La première, nommée *Stathquelle* (source ferrugineuse), dont la température native est de 10° C. et le débit de 472 hectolitres par vingt-quatre heures, doit être placée par sa richesse en fer et en gaz acide carbonique sur la même ligne que Spa et Schwalbach; ses eaux très pétillantes possèdent une saveur fraîche et piquante des plus agréables, malgré leur arrière-goût atramentaire.

La *Schwefelquelle* ou source sulfureuse, qui émerge à la température de 15° C., doit son nom à l'odeur manifestement hépatique que présente son eau limpide et transparente, dont la saveur est lixivielle et styptique.

Analysées par Kastner et Vogel, ces deux fontaines contiennent les principes élémentaires suivants :

Eau = 1.000 grammes.

	Stathquelle.	Schwefquelle.
	gr.	gr.
Carbonate de magnésie..........	0.4375	0.0681
— de soude.............	»	0.0625
— de chaux.............	0.8522	0.3255
— d'oxyde de fer........	0.0792	0.0520
— de manganèse........	0.0001	»
Bromure de magnésium..........	0.00002	»
Iodure de magnésium............	traces	»
Chlorure de magnésium..........	0.5770	»
— de potassium..........	0.0190	0.0625
— de sodium.............	0.8535	0.0325
Sulfate de soude...............	0.3309	0.0325
— de magnésie............	0.4905	»
— de chaux..............	0.000003	»
Phosphate de soude............	0.000001	»
— de chaux............	traces	»
Silice......................	0.0285	0.0130
Matière extractive............	0.0026	»
	3.600624	0.145

	c.c.	c.c.
Gaz acide carbonique............	781	461
— azote......................	traces	»
— acide sulfhydrique..........	»	4
	781	420

Emploi thérapeutique. — Les eaux de Bocklet, administrées en boisson, en bains et en douches, possèdent les propriétés toniques et reconstituantes ainsi que les appropriations thérapeutiques des sources minérales riches en fer. Malgré l'hydrogène sulfuré qu'elle renferme, l'eau de la Schwefelquelle ne peut être rapprochée des eaux sulfurées proprement dites ; elle est tout particulièrement employée à l'intérieur dans les affections catarrhales rebelles de l'appareil digestif s'accompagnant soit de pléthore abdominale, soit de troubles fonctionnels du foie.

La notable proportion d'acide carbonique qui existe dans la Stathquelle permet d'utiliser thérapeutiquement ce gaz sous forme de bains généraux ou locaux.

CANNSTADT (Wurtemberg).

De Paris à Cannstadt (695 kilom.), par chemin de fer de l'Est et chemins de fer allemands ; 3 trains express ou directs par jour. Trajet en 17 h. 6 m. (1re cl , 79 fr. 30 ; 2e cl., 55 fr. 65). Sleeping-Cars de la Compagnie des wagons-lits (*vià* Paris-Vienne).

Cannstadt est une ville du Neckar, chef-lieu de district, à 3 kilomètres nord-est de Stuttgard, sur le Neckar, affluent de la rive droite du Rhin.

La **Saison thermale** commence le 15 mai et finit le 1er octobre.

Topographie et climatologie. — Cette station est située dans la délicieuse vallée du Neckar dont le sol renferme dans ses premières couches une véritable nappe d'eaux thermo-minérales. Au point de vue topographique et du climat, tout ce qui a été dit de Berg (voy. ce mot), sa proche voisine et sa rivale, s'applique à Cannstadt qui se trouve à 230 mètres au-dessus du niveau de la mer. La ville (6,500 hab.), bâtie sur les bords du Neckar, est entourée d'un rideau de collines verdoyantes qui l'abritent des vents du Nord et de l'Ouest ; fort coquette et d'une propreté remarquable, elle est embellie par un magnifique château royal et par un nombre considérable de jolies maisons de plaisance appartenant aux riches familles de Stuttgard. La douceur égale de son climat au printemps et à l'automne en fait un séjour des plus agréables et des plus recherchés.

Établissement thermal. — L'Etablissement de Cannstadt est loin d'être installé d'une façon aussi confortable et luxueuse que les Bains de Berg. Les baignoires, creusées à même dans le sol, sont surmontées d'une douche en arrosoir qui laisse tomber à plusieurs reprises pendant la durée du bain, et de la hauteur d'un mètre, une pluie d'eau *ordinaire* sur la tète et les épaules du baigneur.

Les Eaux. — Les sources de Cannstadt, qui émergent

de terrains volcaniques, ont une origine toute contemporaine ; elles ont jailli du sol en 1755, à la suite du fameux tremblement de terre de Lisbonne, dont le contre-coup s'est manifesté en Allemagne par le trouble du régime général des sources thermo-minérales : la plupart des fontaines de cette région éprouvèrent de sensibles modifications dans leur débit ; d'autres tarirent complètement, et on en vit sourdre de nouvelles.

Il n'existe pas moins de trente-deux sources à Cannstadt ; on pourrait très facilement en augmenter le nombre, mais leur débit est si abondant que la municipalité se sert des eaux minérales pour l'alimentation des fontaines publiques et l'arrosage des larges et belles rues de la ville. Dix sources seulement sont utilisées et réservées pour les usages médicaux ; quatre de ces fontaines sont situées dans l'île du *Neckar ;* elles se nomment *Inselquelle* (source de l'Ile) ; *Sprudel* (source Bouillante) ; *Mannlein* (source Mâle) et *Weiblein* (source Femelle).

Le bâtiment du Kursaal, appartenant au gouvernement, renferme deux fontaines : la *Karlsquelle* (source de Charles et la *Wilhelmsquelle* (source de Guillaume), etc.

Ces diverses sources hypo-thermales et chlorurées sodiques ferrugineuses possèdent à peu de chose près les mêmes propriétés physiques et chimiques ; les quelques dissemblances qu'on relève dans leurs caractères physiques sont à peine sensibles : ainsi leur température varie de 15 à $21°,5$ C. Bien qu'elles laissent déposer une épaisse couche de rouille ou d'ocre, leurs eaux sont pétillantes et très limpides ; elles sont salées tout en présentant un goût piquant, styptique et sensiblement ferrugineux ; leur odeur est manifestement hépatique, et cependant la présence de l'acide sulfureux n'a pas été révélée par les recherches analytiques.

M. Fehling, qui a fait l'analyse des sources de Cannstadt, assigne à la Wilhelmsquelle la composition élémentaire suivante :

Eau = 1.000 grammes.

```
                                                    gr.
Chlorure de sodium.............................    2.1217
Sulfate de potasse.............................    0.1608
   —    de soude...............................    0.3808
   —    de magnésie............................    0.4595
   —    de chaux...............................    0.8380
Carbonate de chaux.............................    1.0274
   —    d'oxyde de fer.........................    0.0212
Silice.........................................    0.0207
                                                  ─────────
                                                   5.0302

                                                    c.c.
Gaz acide carbonique...................           901
```

Mode d'administration. — Ces eaux sont employées *intus* et *extra*, c'est-à-dire en boisson, en bains de baignoire et de piscine et en douches. Pour l'administration des bains prolongés, l'eau minérale est artificiellement chauffée; mais elle se trouve à la température native dans les piscines où les malades peuvent se mouvementer à leur aise.

Emploi thérapeutique. — Toutes les sources tièdes, chlorurées sodiques ferrugineuses et très gazeuses de Cannstadt possèdent, à peu de chose près, la même action physiologique et les mêmes vertus thérapeutiques. La préférence que les médecins et les malades accordent à telle ou telle fontaine ne repose, à vrai dire, que sur la différence de saveur des eaux ; celles-ci sont plus ou moins piquantes et aigrelettes suivant la quantité d'acide carbonique qu'elles renferment.

Ces eaux, tout à la fois diurétiques et laxatives, sont stimulantes et toniques; ces diverses propriétés sont utilisées avec avantage contre la diathèse scrofuleuse avec tout son grand cortège d'accidents, contre la torpeur des fonctions digestives et dans les cas d'obstructions viscérales. L'emploi des sources *Wilhelmsquelle* et *Weiblein*, fortement chlorurées, est parfaitement indiqué dans certaines affections du foie et des reins ou de la vessie, alors qu'il s'agit d'augmenter l'activité sécrétoire de ces organes. Les eaux des fontaines *Inselquelle* et *Sprudel*, riches en fer et en acide carbonique, conviennent dans les cas d'anémie, quelle qu'en soit la cause originelle.

Enfin, dans certaines maladies des voies respiratoires ainsi que dans certaines dermatoses, on retire encore quelque avantage de l'usage des eaux de Cannstadt.

Quant à la médication externe (bains chauds et froids, douches), les effets qu'on en obtient ne diffèrent pas de ceux de l'hydrothérapie ordinaire. Quoi qu'il en soit, l'association raisonnée des moyens hydrothérapiques variés de cette station avec la médication hydrominérale interne ne laisse pas que de donner des résultats excellents.

Les eaux de Cannstadt sont également employées *intus* et *extra* dans les trois grands et beaux *Instituts* de cette ville, à titre d'*adjuvant utile* du traitement spécial auquel sont soumis les malades de ces maisons de santé destinées, l'une au traitement des affections nerveuses, l'autre aux maladies de la peau, et la troisième aux rachitiques.

Pendant la durée de leur séjour à Cannstadt, les malades peuvent faire une cure de petit-lait.

La *durée de la cure* est de vingt-cinq à trente jours.

DURKHEIM (Bavière).

De Paris à Durkheim (591 kilom.), par chemin de fer de l'Est et chemins de fer allemands. Trajet par train express, en 15 heures (1re cl., 43 fr. 80 et 18 mk.; 2e cl., 29 fr. 55 et 12 mk. 45 pf.). Service de la Compagnie internationale des wagons-lits.

Durkeim, petite ville de 6,000 habitants et station de chemin de fer, se trouve dans le Palatinat.

La Saison thermale commence le 15 mai et se prolonge jusqu'à la fin d'octobre.

Topographie et climatologie. — Cette ville d'Eaux est située à 116 mètres au-dessus du niveau de la mer dans la montagne de Haardt, sur les bords de l'Isenach, au débouché d'une charmante vallée; la beauté impressive des sites environnants, la douceur du climat et la salubrité de toute cette région du haut Palatinat contribuent à faire rechercher par les malades cette station thermale. Aussi les étrangers arrivent-ils en grand nombre pendant l'été et l'automne à Durkheim. Les environs de la ville que dominent à l'Ouest les ruines de l'abbaye de Limburg fondée en 1030 par Conrad II le Salien, offrent aux baigneurs des excursions intéressantes.

Établissements thermaux. — Les *Établissements thermaux* de Durkheim sont aménagés de façon à répondre aux habitudes de confort et aux exigences de leur riche clientèle; l'installation balnéothérapique est des plus complètes; il existe même des établissements spéciaux pour les bains aromatiques et pour les cures de raisin qui sont très suivies à cette station, etc.

Les Eaux. — Huit sources, tant à Durkheim qu'à Philippshalles situé à l'est de la ville, alimentent les Établissements; ce sont : la source du Crochet ou *Klammerbrunnen*; l'*Altbrunnen*, vieille source; le *Bleichbrunnen*, source pâle le *Fitzschenbrunnen*, source de Fitz; le *Vigiliusbrunnen* source de Vigile; l'*Engelsbrunnen*, source de l'Ange; le *Wiesenbrunnen*, source du Pré et le *Maxbrunnen*, source de Max. Elles débitent, en vingt-quatre heures, 6,005 hectolitres. Ces sources *athermales* présentent, à quelques légères différences près, la même composition élémentaire; elles sont *chlorurées sodiques* et émergent de puits forés, les uns dans le grès vosgien, les autres dans le calcaire tertiaire, à une température variant de 13°,7 à 18°,7 C.

L'eau minérale froide des sources est limpide, claire et transparente; légèrement pétillante quand on la puise, elle ne tarde pas à déposer dans le verre un sédiment de couleur blanc grisâtre; inodore ou douée d'une faible odeur, elle est plus ou moins salée suivant les sources qui dégagent toutes de l'acide carbonique en assez grande quantité.

La source Bleichbrunnen (densité 1,0095) renferme, par
1,000 grammes d'eau :

```
                                              gr.
Chlorure de sodium........................  12.850
   —     de potassium.....................   0.048
   ..    de calcium........................   0.580
   —     de magnésium.....................   0.190
Bromure de sodium.........................   0.013
Iodure de sodium..........................   0.001
Sulfate de chaux..........................   0.025
Carbonate de chaux........................   0.252
   —      de fer...........................   0.012
Silice....................................   0.005
                                            ________
                                            14.966
```

Mode d'administration. — L'eau chlorurée sodique froide des sources Bleichbrunnen et Fitzschenbrunnen
est administrée en boisson à la dose d'un à plusieurs verres.
Suivant Hergerber, les buveurs finiraient par aimer son goût
désagréable ; les établissements balnéaires emploient pour les
bains et les douches l'eau du Vigiliusbrunnen et des sources
salines de Philippshalle ; leurs *eaux-mères*, renfermant par
litre 289gr,71 de principes salins dans lesquels il y aurait
5gr,310 de bromure de potassium et 0gr,579 d'iodure de sodium, servent à additionner l'eau des bains afin de la rendre
plus active.

Emploi thérapeutique. — L'eau de Durkheim,
connue depuis le xe siècle, n'est utilisée que depuis une
trentaine d'années environ ; purgative et diurétique à la fois,
elle agit comme reconstituante et altérante (chlorure de sodium, fer, iode et brome). Dès les premiers jours de son
usage, les malades éprouvent de la fièvre thermale et de l'embarras gastrique, puis survient la poussée.

Ces eaux, moins fortes que celles de Nauheim, peuvent
être employées avantageusement dans le traitement de toutes
les affections justiciables du groupe des eaux chlorurées sodiques ; toutefois, c'est la diathèse scrofuleuse avec tout son
grand cortège d'accidents morbides qui constitue la principale spécialisation de la station de Durkheim.

La *durée de la cure* est, en général, de vingt-cinq jours.

EILSEN

De Paris à Eilsen, par chemin de fer de l'Est et chemins de fer allemands jusqu'à Bückeburg (5 kilom.) et route de voitures.

Eilsen est un village de 300 habitants, sur un affluent du Weser, à 5 kilomètres et dans le bailliage de Buckeburh, principauté de Schaumbourg-Lippe.

La **Saison thermale** commence le 1er juin et finit le 30 septembre.

Établissement thermal. — La station thermale d'Eilsen, située au pied du Harrbelg dans une belle et large vallée, offre un séjour des plus agréables aux nombreux malades qu'elle reçoit. Ceux-ci trouvent dans l'établissement thermal, fort bien aménagé d'ailleurs, toutes les ressources de la médication hydrominérale. On y remarque deux salles d'inhalation. L'eau sulfureuse froide de la source amenée par une pompe foulante, jaillit dans la première salle en pluie fine par suite de sa division à travers une pomme d'arrosoir ; cette division a pour effet de dégager l'hydrogène sulfuré. La seconde chambre par laquelle les malades débutent généralement, reçoit de la vapeur d'eau mêlée au gaz ; c'est par cette inhalation humide et chaude, plus facile à supporter, que débutent généralement les malades.

Les Eaux. — Eilsen possède de nombreuses sources minérales froides sur son territoire. Ces fontaines, plus ou moins sulfurées, émergent à la température de 15 degrés centigrades.

La principale source d'Eilsen se nomme *Julianenquelle*. Voici d'après l'analyse de Dumesnil sa composition élémentaire :

Eau = 1.000 grammes.

	c. c.
Gaz hydrogène sulfuré	75.4
— acide carbonique	77.4
Hydrogène carboné	3.0
Oxygène	2.8
	159.5

```
Sulfate de soude............................   0.6270
   —     de chaux............................   2.1330
   —     de magnésie .......................   0.5C40
Carbonate de chaux.........................   0.1900
   —       de magnésie....................   0.2490
Chlorure de sodium.........................   0.2540
Phosphate de chaux.........................   0.0001
Oxyde de fer...............................   0.0001
Acide silicique............................   0.0062
                                              ──────
                                               4.0034
```
                                              gr.

Emploi thérapeutique. — On utilise à Eilsen les eaux et les boues des sources. — L'eau *sulfatée calcique athermale* est employée *intus* et *extra* ; à l'intérieur, elle se prend à la dose de un ou plusieurs verres par jour ; pour l'usage externe (bains), elle est artificiellement portée à la température de 33 ou 34° C. ; quant aux boues, elles sont administrées soit en applications topiques, soit délayées dans des bains d'eau minérale.

L'eau de la *Julianenquelle* et les inhalations de vapeur minérale sont recommandées dans les catarrhes chroniques et dans les phtisies laryngées. Les diverses affections (diathèse herpétique, scrofule et lymphatisme, rhumatisme, dyspepsie, etc.) appartenant à la spécialisation des eaux sulfurées calciques, sont justiciables du traitement hydrominéral d'Eilsen.

Ses boues sont employées avec avantage dans les rhumatismes chroniques, dans les paralysies d'origine rhumatismale, dans les tumeurs blanches ainsi que dans certaines affections cutanées.

ELSTER (Saxe).

De Paris à Elster (1,256 kilom.), par chemin de fer de l'Est et chemins de fer allemands. — Trains directs par Bruchsal jusqu'à Eger en 29 h. 28 m., et d'Eger à Elster (38 kilom.). 7 convois par jour. (1re cl., 46 fr. 45 et 64 mk. 10 pf.; 2e cl., 31 fr. 30 et 47 mk. 12 pf.).

La station d'**Elster**, située près de la frontière de Bohême, est très fréquentée pendant la saison thermale ; du 15 mai au 30 septembre de chaque année, elle reçoit plus de 5,000 baigneurs.

Établissement thermal. — L'Établissement de bains est situé à quelques minutes au nord du village, au pied des coteaux boisés de Brunnenberg ; il se compose de deux grands bâtiments renfermant cinquante-deux cabinets pour les bains d'eau et d'un troisième réservé aux bains de boue avec quinze cabinets. Sans être luxueusement installé, l'Etablissement possède tous les appareils perfectionnés de l'hydrothérapie ; il est alimenté au delà de ses besoins par les eaux indistinctement mélangées des sources minérales.

Les Eaux. — On ne compte pas moins de *treize* sources dont six seulement sont utilisées, sur le territoire d'Elster. Voici les noms de ces dernières fontaines : la *Marienbrunnen*, autrefois *Trinkquelle,* source de Marie ou buvette ; l'*Albertsbrunnen*, source d'Albert ; la *Kœnigsbrunnen*, source du roi ; la *Moritzquelle,* source de Maurice, qui est la plus ancienne et en même temps la moins minéralisée ; la *Salzquelle*, source de sel, et la *Johanisquelle*, source de Jean. Ces deux dernières sources ont été découvertes en 1851 ; les quatre autres sont employées depuis le XVIIe siècle.

Toutes les sources émergent du terrain primitif, micaschiste granit, gneiss ; elles jaillissent à la température de 10 à 13° C.; et leurs eaux *froides* sont *sulfatées sodiques ferrugineuses et gazeuses.* Les trois sources Marienbrunnen, Albertsbrunnen et Kœnigsbrunnen débitent 1,640 hectolitres par 24 heures.

L'eau sulfatée sodique ferrugineuse des sources d'Elster présente les caractères physiques suivants : elle est limpide et très pétillante, d'une odeur comparable à celle d'une pomme acide ; son goût, d'abord piquant et assez agréable, devient salin et styptique ; elle laisse déposer à l'air un précipité ferreux. La densité varie de 1,005 (densité de la Marienbrunnen) à 1,00912 (densité de la Johanisquelle).

Les deux sources les plus minéralisées d'Elster renferment, par 1,000 grammes d'eau :

	gr.	gr.
Sulfate de soude..........................	2.9475	1.6849
Carbonate de soude........................	0.7269	5.2620
Chlorure de sodium........................	1.8724	0.8276
— de potassium..................	0.0149	»
Carbonate de chaux........................	0.2059	1.1819
— de magnésie...................	0.2411	0.1686
— d'oxyde de fer...............	0.0629	8.0627
— de manganèse.................	0.0151	0.0086
Silice....................................	0.0140	0.0823
	6.1310	4.3250

	c.c.	c.c.
Gaz acide carbonique...	1.371	986

Emploi thérapeutique. — Les eaux d'Elster sont employées *intus* et *extra*, c'est-à-dire en boisson et en bains ; elles permettent, en raison de leur plus ou moins grande richesse en principes salins et en fer, une grande variété dans leur administration à l'intérieur. Les bains de boue sont composés avec des *boues* qui séjournent pendant l'hiver dans des réservoirs.

L'eau des sources d'Elster est laxative, diurétique, tonique, reconstituante et altérante ; elle agit puissamment sur les muqueuses et sur la peau ; elle trouve ses principales indications thérapeutiques dans les affections suivantes : pléthore abdominale, dyspepsies, formes torpides de la scrofule et maladies nerveuses engendrées par la chlorose et l'anémie.

Les boues d'Elster sont employées avec efficacité dans le traitement des paralysies rhumatismales et de certaines maladies articulaires ; mais elles sont loin de donner les résultats des boues de Dax en France.

Enfin on peut suivre dans cette station des cures de petit-lait.

EMS (Nassau).

De Paris à Ems (626 kilom.), par chemin de fer du Nord et chemins de de fer allemands. 3 convois par jour. Trains express et directs de 8 heures du soir avec wagons-lits en 16 h. 10 m. (1re cl., 66 fr. 40 ; 46 fr. 35).

Ems, grosse bourgade (2,400 habitants) du grand-duché de

Nassau et station de chemin fer, se trouve dans cette admirable région du Taunus, si riche en sources minérales.

La **Saison thermale** commence le 30 juin et finit le 15 août.

Historique, topographie et climatologie. — De toutes les stations thermales de l'Allemagne dont la réputation est européenne, Ems est sans contredit la plus connue et la plus célèbre. Elle doit sa célébrité aux souverains et aux diplomates des grands et petits Etats d'outre-Rhin qui pendant ces cinquante dernières années se sont rencontrés dans cette ville d'Eaux pour décider parfois des destinées de l'Europe ; aussi le nom d'Ems se retrouve-t-il constamment dans les annales de la diplomatie des temps modernes ; quant à la prospérité de cette station, l'abondance et la valeur curative de ses nombreuses sources la garantissent contre les caprices de la Mode.

Le bourg d'Ems, d'une population permanente de 2,400 habitants, se trouve à 6 kilomètres de Coblentz, à 10 kilomètres de Nassau et à 48 kilomètres de Wiesbaden ; il est désigné dans les anciens ouvrages sous les noms d'*Eimetz, Embesse*, ou bien encore d'*Empst* et *Embs* ; de même qu'on ignore les origines étymologiques de ces diverses dénominations, on en est réduit à supposer, sans aucune preuve à l'appui, que les *Fontes calidi Mattiaci* dont parle Pline sont les sources minéro-thermales de cette localité. Dans tous les cas, les Romains connaissaient et utilisaient ces eaux chaudes ; à défaut de ruines d'anciens Thermes, on trouve tout aux alentours des fontaines une grande quantité de poteries, qui entre autres vestiges, indiquent l'établissement d'une colonie romaine. Durant toute la période du moyen âge, ces eaux furent également fréquentées ; mais ce n'est, en réalité, que dans le cours de ce siècle que cette station a commencé à être connue de l'Allemagne pour acquérir bientôt une renommée européenne. Depuis l'année 1820, Ems est le rendez-vous des empereurs, des rois et des princes régnants de l'Europe centrale, qui y ont attiré à leur suite toute la noblesse allemande ; durant les deux mois et demi que dure la saison thermale, la petite ville, composée en grande partie d'hôtels et de maisons meublées, réunit dans ses murs tous les échantillons de l'aristocratie teutonne ; elle ne reçoit pas moins de dix à douze mille baigneurs, appartenant presque tous aux classes les plus élevées de la société.

A vrai dire, la station thermale d'Ems mérite cette fortune exceptionnelle par l'accord des sites les plus délicieux avec a réunion des moyens propres à satisfaire aux exigences du grand monde. Le bourg est à 94 mètres au-dessus du niveau de la mer, au pied N.-O. de la pointe du Taunus, sur les bords de la Lahn, dans une riante vallée abritée contre les vents de l'Ouest et du Nord; le climat qui règne dans cette vallée étroite, encaissée entre des roches schisteuses et sans autre ouverture qu'au midi, est un des plus doux de l'Europe centrale.

Établissement thermal. — Il existe à Ems *trois établissements* de bains; le principal, appelé le *Curhaus*, est installé dans le château du grand-duc; il renferme environ trois cents chambres et cent *quarante* cabinets de bains; le *Curhaus*, où jaillissent quatre des principales sources, est exploité par l'État, tandis que les deux autres établissements, de création plus récente, appartiennent à l'industrie privée.

Promenades et excursions. — Les environs d'Ems offrent aux baigneurs des promenades ravissantes et des excursions attrayantes, telles que l'ascension de la *Bœderlei* ou Moos hütte; des terrasses et du sommet de cette montagne de schiste argileux remarquable par ses escarpements en forme de pointes, on découvre de magnifiques points de vue sur la vallée de la Lahn; plus loin, ce sont les hauteurs boisées du *Kemmenau*, les ruines du château de *Sporkenburg*, la fonderie d'argent de Silberschmelze, etc.

Les Eaux. — Les nombreuses sources d'Ems jaillissent sur les deux rives de la Lahn et jusque dans le lit même de la rivière; elles émergent à des températures différentes (de 29°,5 à 47°,5 C.), du terrain de transition; les fontaines de la rive droite sortent isolément des cavités d'un roc de grauwacke.

Malgré leur dissemblance de température, toutes les sources présentent exactement les mêmes propriétés physiques et la même composition chimique; leurs eaux sont *thermales, bicarbonatées chlorurées sodiques et gazeuses*.

Ems possède plus de vingt sources, dont voici les principales :

1° La *Kranchenbrunnen* ou simplement *Kranchen* (source du Robinet), dont la température est de 29°,5 C. et la densité de 1,00392; elle débite par vingt-quatre heures 28 hectolitres d'eau;

2° La *Kesselbrunnen* ou source de la Chaudière, dont la température est de 40°,2 C. et la densité de 1,00310;

3° La *S. Fürstenbrunnen* ou source des Princes, dont la température est de 34°,2 C. et la densité de 1,00312;

4° La *Bubenquelle* ou source des Garçons, dont le débit est de 258 litres par vingt-quatre heures;

5° La *Neuequelle* ou source Nouvelle, qui est la plus chaude des sources d'Ems; sa température est de 47°,5 C. et sa densité de 1,00314; elle débite par vingt-quatre heures 5,040 hectolitres (Rotureau).

L'eau des sources thermales d'Ems est claire, transparente et parfaitement limpide, à sa sortie des fentes du rocher; elle conserve longtemps cette limpidité, surtout si elle est renfermée dans des vases bien clos ; incolore en petite quantité, et vert de mer prise en masse, elle est onctueuse au toucher et possède une saveur alcaline plus ou moins marquée suivant les sources, et surtout piquante au *Kranchen*. Exposée à l'air, cette eau devient bleuâtre en se refroidissant, précipite un sédiment de couleur cannelle et se couvre de pellicules blanchâtres en dégageant des bulles de gaz inodore. Cette crasse pulvérulente n'est autre que du carbonate à peu près pur, abandonné par le dégagement d'un excès d'acide carbonique. Les sources laissent échapper par intermittence des bulles de gaz qui viennent crever à la surface en bouillonnant, tandis qu'il se forme dans les bassins des concrétions très dures disposées en couches lamelleuses. Ces incrustations engorgent rapidement les tuyaux de distribution, si bien qu'on est forcé d'y veiller constamment pour empêcher l'oblitération des conduits.

Enfin, il se développe dans les bassins de captage ainsi que sur les parois des rochers d'où jaillissent les sources, des conferves d'une couleur verte ou brune. Ces conferves ont la consistance d'une sorte de bouillie informe; Montagne en a fait une variété nouvelle du genre *Hygrocopis*, l'*H. amisiana Ann. de la Société d'hydrologie*).

Les trois principales sources de cette station renferment,

d'après les recherches analytiques de Fresenius (1872), par 1,000 grammes d'eau.

	S. Kranchenbrunnen.	S. Kesselbrunnen.	S. Neuebadquelle
	gr.	gr.	gr.
Bicarbonate de soude	1.979016	1.989682	2.032761
— d'ammoniaque........	0.002352	0.007104	0.008215
— de lithine...........	0.004047	0.008739	0.008536
— de magnésie	0.206085	0.182481	0.210350
— de chaux	0.216174	0.219605	0.220435
— de strontiane	0.002343	0.051815	0.001516
— de baryte	0.001626	0.001241	0.000081
— d'oxyde de fer	0.001899	0.003258	0.003985
— de manganèse.......	0.000173	0.000330	0.000334
Chlorure de sodium............	0.983129	1.031306	0.927149
Iodure de sodium.............	0.000022	0.000035	0.000004
Bromure de sodium	0.000340	0.000454	0.000480
Sulfate de soude	0.033543	0.015354	0.041500
— de potasse	0.036773	0.043694	0.544154
Phosphate de soude...........	0.001459	0.000540	0.000368
— d'alumine	0.000116	0.000200	0.000208
Acide silicique................	0.049712	0.048540	0.047472
	3.519531	3.551558	3.585446
	c.c.	c.c.	c.c.
Gaz acide carbonique libre	597.48	553.16	440.5

Mode d'administration. — Les eaux d'Ems sont employées *intus* et *extra*; trois sources, la Kesselbrunnen, la Kranchen et la Fürstenbrunnen, sont utilisées en boisson; leur eau, agréable au goût, est d'une digestion plus facile que les autres; elle se boit le matin à jeun à la dose d'un litre à un litre et demi et à la température de la source (de 29 à 38 degrés centigrades).

Toutes les autres sources servent indistinctement pour l'usage des bains, des douches et des inhalations; l'eau qui sert à l'alimentation des divers Établissements, se recueille pendant la nuit dans de vastes réservoirs où elle se refroidit. Disons enfin que la fontaine Bubenquelle constitue une véritable douche ascendante naturelle; elle jaillit du fond d'un bassin en une colonne d'eau presque d'un mètre de hauteur et de 11 millimètres de diamètre.

Emploi thérapeutique. — La boisson et le bain résument la pratique thérapeutique d'Ems; l'appropriation

des eaux de cette station, suivant Durant-Fardel, répond à
peu près à celle des eaux de Royat; mais il serait difficile, en
tout cas, de pouvoir établir un parallèle précis entre ces deux
stations.

Le Dr Vogler (*De l'usage des eaux minérales*, 1841) a ra-
mené en un ordre uniforme d'action les nombreuses sources
d'Ems dont chaque fontaine avait été dotée par la tradition
ignorante de propriétés spéciales. Les eaux d'Ems déterminent souvent la constipation, l'embarras gastrique, la fièvre
thermale et la poussée. Les principaux effets immédiats de
son ingestion se traduisent par la transpiration cutanée et par
l'augmentation des urines; celles-ci ne se troublent ni ne se
colorent davantage, mais elles s'alcalinisent d'une façon
notable.

En tout cas, comme l'a fait remarquer A. Becquerel, on ne
voit pas survenir sous leur influence ces accidents qu'on a
trop volontiers peut-être stigmatisés du titre de *cachexie
alcaline ou sodique*.

Les bains d'Ems, dont les sources tiennent le milieu entre
les eaux fortes et les eaux faibles de la même classe, déterminent le même jour de leur administration un état caractérisé par de l'agitation, de l'insomnie, par l'accélération du
pouls et même par un léger mouvement fébrile momentané;
sous l'influence de leur usage continu, les phénomènes d'a-
cuité s'exaspèrent, il survient de la fièvre thermale, et l'on
peut observer les phénomènes de la poussée qui s'accompagne
d'éruption furonculeuse.

Rotureau (*Des principales eaux minérales de l'Europe*)
reconnaît aux eaux d'Ems, en raison de la présence du chlorure de sodium dans les principes fixes, une action complexe
qui les distingue nettement des bicarbonatées sodiques franches; moins résolutives que ces dernières, elles sont plus
toniques et conviennent particulièrement chez les malades
dont le sang est peu plastique, tandis que les eaux bicarbonatées de Vichy s'adressent plus spécialement aux malades
franchement sanguins.

Enfin ces eaux, qui provoquent parfois l'hémoptysie chez des malades imprudents ou mal dirigés, passent pour avoir une action sédative sur le système nerveux. Elles réussissent du moins dans certaines affections nerveuses sous forme de bains pris à une température modérée. C'est là encore, dit Le Pileur, une appréciation différentielle à faire entre Ems et Vichy dont les eaux, par leur action sur le sang, disposent quelquefois aux accidents nerveux.

Toutes les guérisons obtenues à Ems, fait observer Spingler, peuvent être ramenées à la classe des affections catarrhales chroniques. C'est bien là, en effet, la spécialisation des eaux d'Ems qui ont une action curative incontestable dans les catarrhes soit avec simple sécrétion, soit avec persistance d'un certain degré d'inflammation chronique.

Le catarrhe pulmonaire chronique tient le premier rang parmi les affections de ce genre traitées à cette station ; de même, les bronchites et les laryngites chroniques, même avec un certain degré d'irritation, s'amendent ou guérissent par l'usage des eaux. Le traitement est surtout interne, c'est-à-dire essentiellement médicamenteux. D'après Spingler, l'action *spéciale* de ces eaux serait comparable à celle du mercure contre la syphilis, de l'iode contre les scrofules. En vérité, agissent-elles avec plus d'efficacité que les eaux sulfurées ?

Spingler recommande encore d'une façon toute spéciale les eaux d'Ems dans le catarrhe sec de Laënnec qui accompagne l'emphysème et doit être considéré comme la cause de la dyspnée ; les médecins de cette station leur accordent même le privilège de guérir la phtisie. Tout en rejetant ces préten-tions, car il est manifestement établi que le tubercule échappe à l'action des eaux minérales, on ne saurait contester que l'emploi de ces eaux dans la phtisie au premier degré donne des résultats favorables. Trousseau et Lassègue recomman-dent les eaux d'Ems dans cette forme de phtisie où les malades sont sujets aux congestions sanguines, aux épistaxis, aux oppressions, aux palpitations, à l'enrouement et à l'aphonie. Ici, ce n'est plus le système lymphatique, c'est le système sanguin qui domine.

Dans les catarrhes des voies digestives où Vichy est trop excitant, les eaux d'Ems trouvent leur application par la combinaison de la médication interne et externe ; elles sont efficaces dans les congestions chroniques du foie, dans les hépatites chroniques, dans l'hypertrophie du foie sans lésion organique proprement dite ; de même, elles améliorent ou guérissent complètement les catarrhes chroniques des voies urinaires et des organes génitaux chez l'homme et la femme.

Dans le traitement des affections utérines, qu'on ait affaire à une inflammation chronique de l'organe ou de ses annexes, avec ou sans engorgement, ou bien à ces métrites si rebelles entretenues par des récidives de congestion, les eaux d'Ems agissent comme résolutives, toniques et reconstituantes. C'est grâce à cette même action qu'elles guérissent l'aménorrhée et la dysménorrhée, que ces états morbides dépendent ou non d'une lésion matérielle.

La source *Bubenquelle*, qui n'est autre chose qu'un jet naturel de un mètre environ de hauteur et d'une température de 25 degrés Réaumur, possède une réputation particulière contre la stérilité ; c'est en vain que depuis longtemps les médecins de la station protestent contre cette prétendue propriété pour mettre un frein à l'ardeur des femmes qui viennent s'y soumettre. Ces douches sont, en effet, dans un grand nombre de cas beaucoup plus nuisibles qu'utiles ; à vrai dire, la *douche ascendante* d'Ems, au lieu d'être une médication thermale, n'est qu'un moyen brutal dont il n'est pas nécessaire de faire ressortir les inconvénients et même les dangers.

Les eaux d'Ems trouvent encore des applications dans la diathèse urique avec toutes ses variétés ainsi que dans les affections goutteuses ; mais, suivant Becquerel, ces eaux ne seraient pas véritablement antigoutteuses et ne doivent être employées dans le traitement de la goutte que comme diminutifs des eaux de Vichy. Dans la chlorose, Ems serait utile comme traitement de préparation ayant pour effet d'agir et sur le système digestif et sur le système utérin. Lorsque, après un séjour à Ems, ces malades, dit Durand-Fardel, sont soumis à la médication par les ferrugineux, ou bien lorsqu'ils sont envoyés dans un climat où l'air et le soleil deviennent des succédanés du fer, alors les résultats sont admirables.

On pratique encore à cette station le traitement de l'obésité en faisant la *cure de réduction :* traitement interne combiné avec les bains de vapeur, *la douche en pluie, le massage et un régime diététique approprié.*

Enfin, Ems possède des établissements spéciaux pour les *bains d'air comprimé* et les *cures de petit-lait.*

Les eaux d'Ems *s'exportent ;* elles sont expédiées en très grande quantité dans toute l'Allemagne.

FRIEDRICHSHALL (Saxe Meiningen).

De Paris à Friedrichsall (969 kilom.), par chemins de fer de l'Est et chemins de fer allemands et route de voitures. Trains express en 24 h. 25 m. (1re cl., 79 fr. 40 et 27 mk. 45 pf. ; 2e cl., 56 fr. 05 et 18 mk. 30 pf.).

Friedrichshall dont les *Eaux amères* (bitterwasser) sont connues de temps immémorial, se trouve à 16 kilomètres de Cobourg (chemin de fer de Paris à Francfort et à Cobourg par Lichtenfeld). Située dans la riante vallée de la Greck, cette station possède un Etablissement thermal qui est peu fréquenté, malgré ses bonnes conditions d'aménagement. De création assez récente, il renferme une buvette, des cabinets de bains, etc., etc.

Les Eaux. — La *source* de Friedrichshall dont l'eau *athermale* est *sulfatée mixte*, émerge de terrains secondaires où domine la marne, l'argile, le grès et le gypse ; les couches stratifiées de ce terrain sont traversées çà et là dans leur profondeur par des masses de basalte et de dolomie.

Il serait impossible de déterminer l'époque où dans les temps passés ces eaux minérales froides commencèrent à être exploitées pour l'extraction du sel de cuisine ; on sait du moins que la saline de Friedrichshall fut donnée en fief en l'année 1158. Au siècle dernier, on en retirait un sel médicinal vendu sous le nom de *sel apéritif ;* la fabrication de ce sel qui n'était autre que du sulfate de soude, n'a cessé qu'en 1847 par l'introduction de l'eau minérale elle-même dans la thérapeutique, à la suite des analyses de Liebig et Bauer. L'usage de cette eau a pris dans ces dernières années une très grande extension, et on en exporte aujourd'hui dans toutes les parties de l'Allemagne plus de trois cent mille cruchons par an.

L'eau de cette source minérale froide, claire et limpide au griffon, présente en masse une coloration jaunâtre ; inodore et d'une saveur amère et salée tout à la fois, elle se conserve et se transporte en bouteilles sans éprouver aucune altération ; sa température est de 10 degrés centigrades, et son poids spécifique de 1,0170. Voici quelle est sa composition chimique d'après l'analyse de Liebig (1847).

Eau = 1.000 grammes.

	gr.
Acide carbonique libre (202cc9)	0.4020
Sulfate de soude	6.0560
— de potasse	0.1982
— de magnésie	5.1502
— de chaux	1.3465
Chlorure de sodium	7.9560
— de magnésium	3.9390
Bromure de magnésium	0.1140
Carbonate de magnésie	0.5108
— de chaux	0.0147
Protoxyde de fer, alumine, silice, sels ammoniacaux	traces
	25.6064

Emploi thérapeutique. — Comme ses analogues de Püllna, de Seidlitz, de Birmenstorff, de Saidchütz, etc. (voy. ces mots), l'eau de Friedrichshall n'est, on peut le dire, employée que loin de la source ; cependant quelques malades des régions environnantes viennent la boire à l'Etablissement même. Dans tous les cas, grâce à la fixité de ses principes actifs, il n'y a pas de différence dans ses effets, qu'on la prenne sur place ou à distance. Suivant la quantité ingérée, elle est laxative ou purgative ; à la dose d'un demi-litre d'eau,

on obtient une purgation complète; un verre suffit pour pro·
voquer une ou deux selles.

S'il fallait en croire les auteurs allemands qui ont traité
de son action thérapeutique, l'eau de Friedrichshall aurait
dans sa spécialisation un nombre considérable de maladies
diverses. A la vérité, ces eaux amères ne sauraient avoir
comme leurs pareilles que deux indications bien définies,
résultant de leurs propriétés ou laxatives ou purgatives; elles
ont le grand avantage sur les moyens pharmaceutiques ordinaires de pouvoir être poursuivies impunément, sans fatigue pour l'appareil digestif.

GRIESBACH (Grand-duché de Bade).

De Paris à Griesbach (558 kilom.), par chemins de fer de l'Est et che·
mins de fer allemands et route de Poste, 2 convois par jour. Trains
express en 19 h. 50 m. (1re cl., 46 fr. 45 et 13 mk. 95 pf.; 2e cl.,
31 fr. 30 et 10 mk. 95 pf.).

La station de **Griesbach** (cercle d'Offenbourg) reçoit pendant
la saison thermale un grand concours de malades.

Griesbach (850 habitants) est situé dans la forêt Noire, à la
jonction du *Griesbach*, qui descend à l'est de la Lettenstardter-
hohe (1,064 mètres) et de la *Rench* (bassin du Rhin). Enveloppé
dans une ceinture de hautes montagnes couronnées de forêts, ce
village dont l'altitude est de 500 mètres au-dessus du niveau de
la mer, est à l'abri des vents. Le climat qui règne dans cette
région aussi pittoresque qu'accidentée est d'une grande douceur.

Etablissement thermal.—L'Établissement thermal, entouré
de magnifiques jardins, possède une installation très complète;
il renferme 150 chambres confortablement meublées, 40 cabinets
de bains, des douches de toute forme et de tout calibre, des bains
de vapeur et des appareils à gaz carbonique et enfin une *Trinkhalle* ou buvette. A ces ressources hydrominérales il faut joindre
le petit-lait et les inhalations de bourgeons de sapin.

Les Eaux. — Les sources *froides, bicarbonatées calciques, ferrugineuses* et *carboniques fortes* de Griesbach sont
connues et fréquentées depuis l'année 1580; elles comptent

parmi les plus riches en *fer* de l'Allemagne et émergent du gneiss ; il en existe cinq : la *Trinkquelle* ou *Antoniusquelle* (source d'Antoine ou de la Buvette) ; la *Iosephsquelle* (source de Joseph) ; la *Karlsquelle* (source de Charles) ; la *Catharinaquelle* (source de Catherine) et la *Schermp'schquelle*. Les trois premières ont un débit de 60,300 hectolitres d'eau par vingt-quatre heures.

Les eaux de toutes ces fontaines présentent, à quelques différences près, les mêmes caractères physiques : claires, limpides et transparentes, elles pétillent dans les verres ; sans autre odeur que celle du gaz acide carbonique, elles sont acidules et assez agréables au goût malgré leur saveur styptique et atramentaire.

Les sources de Griesbach ont été analysées par Bunzen en 1855. L'*Antoniusquelle* ou *source de la Buvette*, dont la température est de 8°,1 centigrades et la densité de 1,0047, renferme, par 1,000 grammes d'eau :

	gr.
Bicarbonate d'oxyde de fer	0.0712
— d'oxyde de manganèse	0.0039
— de soude	»
— de chaux	1.5921
— de magnésie	0.0918
— de strontiane	»
Chlorure de sodium	0.0320
Chlorammonium	»
Sulfate de soude	0.7777
— de potasse	0.0130
— de magnésie	0.1930
— de chaux	0.2863
Sulfate de strontiane	»
Phosphate tribasique de chaux	»
Alumine	0.0029
Acide arsénique	traces notables
— silicique	0.0456
	3.1165

	c.c.
Gaz acide carbonique libre	1268.37
— azote	0.31
— oxygène	»
	1268.68

Mode d'emploi. — Les eaux de Griesbach sont employées *intus* et *extra* ; la source *Antoniusquelle* est exclusivement réservée à la boisson ; l'eau des autres sources sert à l'alimentation des bains et des douches. Le gaz acide carbonique qui se dégage des sources est recueilli dans des appareils spéciaux et complète avec la médication séro-lactée et balsamique les ressources thérapeutiques de cette station.

Emploi thérapeutique. — Nous n'avons rien à dire de bien particulier sur les effets physiologiques et sur l'action curative de ces eaux. Toniques et reconstituantes, elles agissent puissamment sur l'hématose ; grâce à la grande quantité d'acide carbonique qu'elles renferment, elles sont facilement supportées par l'estomac, mais leur usage entraîne la constipation.

L'eau de Griesbach est employée avec avantage ou succès dans toutes les dyscrasies du sang caractérisées par l'insuffisance humorale ou globulaire du sang (anémie, chlorose et tout leur grand cortège d'états morbides si divers, etc.).

L'eau de Griesbach, qui se conserve parfaitement en bouteilles, *s'exporte* en grande quantité.

HOMBOURG (Hesse-Hombourg).

De Paris à Hombourg (710 kilom.) par chemin de fer de l'Est et chemins de fer allemands. — Train-poste en 18 h. 40 m. (1ʳᵉ cl., 66 fr. 15 ; 2ᵉ cl., 46 fr. 05).

Homburg-vor-der-Hœhe (*Hombourg avant la hauteur*) est une petite ville (6,000 hab.) de la province de Hesse-Nassau, située à 30 kilomètres N.-E. de Wiesbaden, sur l'Eschbach (bassin du Rhin) à la base méridionale du Taunus.

Cette célèbre ville d'eaux où les baigneurs, il y a quelque dix ans, accouraient en foule de tous les points du globe, a vu s'évanouir son immense prospérité au lendemain de la disparition de ses roulettes. Tel a été le sort commun de toutes les stations étrangères qui, comme Hombourg, avaient enchaîné leur avenir à l'existence des maisons de jeux. Si le magnifique *Kursaal* de Hombourg et ses hôtels somptueux ne regorgent plus d'étrangers, son *Etablissement de bains* est encore fréquenté pendant la saison d'été par des malades de Francfort et des régions voisines.

L'**Établissement thermal** se trouve presque au centre de la ville ; il renferme 24 cabinets de bains, des salles pour bains de vapeur et des appareils perfectionnés de douches ; il est alimenté par des sources *athermales* et *chlorurées sodiques ferrugineuses*.

Les Eaux. — Les sources salines de Hombourg, qui sont très anciennement connues, étaient exploitées pour l'extraction du sel dès l'année 1622 ; leur emploi médical ne remonte toutefois qu'aux premières années de ce siècle, et c'est seulement à partir de 1834 qu'elles commencèrent à être fréquentées par les malades.

Ces fontaines jaillissent à 200 mètres au-dessus du niveau de la mer ; au nombre de cinq, elles portent les noms suivants : *Elisabeth* ou *Kurbrunnen* (source d'Élisabeth ou de la cure) ; *Kaiserbrunnen* ou *Sprudel* (source de l'Empereur ou source jaillissante) ; *Stahlbrunnen* ou *Neuequelle* (source ferrugineuse ou nouvelle) ; *Ludwigsbrunnen* ou *Sarnerquelle* (source de Louis ou source acidule) et *Luisebrunnen* (source de Louise).

L'eau de ces sources froides est claire, transparente et limpide ; traversée par des bulles de gaz acide carbonique qui agitent continuellement sa surface, elle a une saveur lixivielle et amère, puis styptique et piquante, plus ou moins prononcée suivant les sources ; la Kaiserbrunnen et la Stahlbrunnen ont même un goût désagréable. Exposée à l'air, l'eau d'Elisabethbrunnen finit par se troubler et laisse déposer un précipité de rouille.

L'analyse des sources de Hombourg a été faite par Frésenius ; voici, d'après ce chimiste, la composition élémentaire des deux principales sources :

Eau = 1.000 grammes.

	S. Elisabethbrunnen.	S. Sthalbrunnen.
	gr.	gr.
Chlorure de sodium..........	9.86090	5.863199
— de potassium.......	0.34627	0.218320
— de lithium..........	0.02163	0.012067
— d'ammonium........	0.02189	0.013187
— de calcium..........	0.68737	0.497721
— de magnésium......	0.72886	0.315457
Iodure de magnésium........	0.00003	0.050015
Bromure de magnésium......	0.00286	0.000676
Nitrate de potasse...........	»	0.001874
Sulfate de chaux.............	0.01680	0.003725
— de baryte............	6.00100	0.000420
— de strontiane........	0.01776	0.010616
— de potasse..........	»	»
Bicarbonate de chaux........	2.17672	1.093588
— de magnésie.....	0.04320	0.040370
— de fer..........	0.03196	0.668463
— de manganèse ...	0.00210	0.005605
— de cobalt et de nickel	»	0.000032
— de baryte........	»	»
Phosphate de chaux..........	0.00094	9.004017
Acide silicique..............	0.02633	0.017190
	13.98663	8.223542
	c.c.	c.c.
Gaz acide carbonique libre ...	1.93723	2.042990
— sulfhydrique	»	0.000071
Gaz hydrogène sulfuré.......	»	»
	15.93723	10.267203

Mode d'emploi. — Les eaux de Hombourg sont employées *intus* et *extra* ; pour la boisson et pour les inhalations, on utilise principalement les sources Élisabeth et de l'Empereur. L'eau des autres sources sert à l'administration des bains et douches d'eau, des bains et douches de vapeur. On se sert, en outre, des eaux-mères de Nauheim pour renforcer la médication balnéaire de ce poste thermal.

Action physiologique et thérapeutique. — Ces eaux, dit Durand-Fardel, présentent une constitution assez particulière. Elles se rapprochent des eaux de salines par leur prédominance en chlorure sodique et leur température froide, tout en s'en distinguant par leur qualité gazeuse ou carbonique. D'un autre côté, elles ne sauraient être rapprochées des eaux bicarbonatées, vu le caractère nettement calcique de leurs bases, en dehors du chlorure sodique. Il faut ajouter leur qualité ferrugineuse prononcée. Cet ensemble de caractères est certainement fort remarquable ; mais leur défaut de thermalité ou plutôt leur température très basse paraît devoir amoindrir leur importance thérapeutique.

Les eaux de Hombourg qu'on emploie surtout à l'intérieur, sont toniques et reconstituantes bien qu'elles soient laxatives à la dose de plusieurs verres ; elles présentent, suivant les sources, les propriétés des chlorurées sodiques (Elisabethbrunnen) ou bien celles des eaux ferrugineuses (Stahlquelle). Sous l'influence de leur usage interne, les forces se relèvent et augmentent au lieu de diminuer, comme leur action laxative pourrait le faire croire ; mais ces effets dépendent néanmoins de l'idiosyncrasie des malades, car si les uns prennent de l'embonpoint, il en est d'autres qui maigrissent. En tout cas, ces eaux sont particulièrement appropriées aux constitutions lymphatiques et anémiques.

Les bains d'eau minérale, ceux surtout qui sont additionnés d'eaux-mères, exercent une action énergique sur la peau ; ils déterminent des démangeaisons et des rougeurs, et il n'est pas rare alors de voir survenir la poussée sous forme papuleuse, vésiculeuse ou furonculeuse.

Les eaux de Hombourg sont très employées dans les affections catarrhales de l'appareil digestif et dans cet ensemble de troubles fonctionnels et même organiques, assez difficile à définir, que l'on rapporte à la pléthore abdominale (Durand-Fardel). Ainsi elles donnent de bons résultats dans le traitement des catarrhes des voies respiratoires, digestives et génito-urinaires ; des obstructions intestinales, des engorgements du foie et de la rate consécutifs à l'empoisonnement maremmatique, et de certaines dyspepsies. Les états pathologiques liés à une altération globulaire ou humorale du sang relèvent également de ces eaux chlorurées

ferrugineuses, qui sont contre-indiquées chez les tuberculeux
et les pléthoriques, de même que chez les personnes prédisposées aux congestions et aux hémorragies.

La *durée de la cure* est de vingt à vingt-cinq jours.

KISSINGEN (Bavière).

De Paris à Kissingen (887 kilom.) par chemin de fer de l'**Est** et
chemins de fer allemands. 3 convois par jour. Trajet par trains rapides en 21 h. 39 m. (1re cl., 79 fr. 10 et 18 mk. 75 pf.; Sleeping-
Cars de la Compagnie des wagons-lits (*via* Paris-Francfort.)

Kissingen est une petite ville (3,875 habitants) du cercle de
la Basse-Franconie, bâtie sur la rivière la Saale, affluent du
Mein.

La **Saison thermale** commence le 15 mai pour finir avec le
mois de septembre.

Topographie et climatologie. — De toutes les stations
de la Bavière, Kissingen est la plus renommée, la plus fréquentée
et la plus connue à l'étranger. Des sources abondantes et richement minéralisées, des moyens balnéothérapiques aussi nombreux que variés, une situation ravissante et un climat très sain,
tout en un mot concourt à la grande prospérité de cette ville
d'Eaux, qui est encore desservie par un embranchement particulier
de chemin de fer.

Elle est située à 190 mètres au-dessus du niveau de la mer,
dans une délicieuse vallée entourée de petites montagnes derrière
lesquelles la chaîne du Rhon profile ses crêtes à l'horizon.

Les vents qui règnent à Kissingen soufflent de l'ouest et de
l'est; les vents d'ouest amènent des pluies, surtout pendant l'été.
Le climat de cette vallée où les maladies épidémiques ne s'observent qu'exceptionnellement, réunit le double avantage de la douceur
et de la constance.

A Kissingen, où le thermomètre ne descend presque jamais au-dessous de zéro pendant l'hiver, la température moyenne est de 11 à 12 degrés centigrades durant le printemps; elle s'élève à 21°,3 C. pendant la saison des eaux dans le cours de laquelle ce poste thermal reçoit plus de 10,000 baigneurs.

Établissements thermaux. — Kissingen possède, par le nombre et la variété des moyens d'application du traitement hydrominéral, une organisation aussi complète que remarquable. On n'y compte pas moins de 800 baignoires réparties entre les Etablissements de bains, les hôtels et les maisons particulières; à ces ressources balnéaires, il faut ajouter des appareils de douches, des bains d'eaux-mères et de boues minérales, des bains de vapeur ordinaire et de vapeur salée des sources, des bains de gaz acide carbonique, des bains de vapeur et de gaz mélangés, des inhalations de vapeurs salées et de gaz acide carbonique, des inhalations de vapeur et de gaz mélangés, enfin des inhalations avec la vapeur d'eau ordinaire.

Les *Etablissements thermaux* de cette station sont donc parfaitement installés pour la médication balnéaire ; il en existe trois principaux.

L'*Actienbadehaus* renfermant 120 cabinets de bains et le *Curhaus royal* se trouvent dans la ville. Le *Badehaus,* situé à 2 kilomètres environ de Kissingen, est construit sur la source de la Saline (Soolsprudel). Cette maison de bains, qui s'élève au centre même de la vallée et sur les bords de la Saale, se compose d'un rez-de-chaussée et d'un premier étage. Les bains et les douches d'eau minérale sont installés au rez-de-chaussée, tandis que le premier étage renferme les salles de bains et de douches de vapeur et de gaz.

La *Trinkhalle* de Kissingen, que l'on appelle *Arcadenbau* (la Colonnade), est une galerie couverte de 600 mètres de longueur, qui fait communiquer une des principales rues de la ville avec le pavillon des deux sources exclusivement employées en boisson: le Rakoczy et le Pandur.

Il existe encore à cette station un établissement pour la cure du petit-lait de vache ou de chèvre.

Les Eaux. — Les eaux *froides, chlorurées sodiques* et *carboniques fortes* de Kissingen sont connues et exploitées pour leur chlorure de sodium depuis le XI° siècle ; leur emploi médical n'a commencé qu'à partir du XVI°.

Les sources salines de cette station émergent à des températures variant de 11 à 17 degrés centigrades, d'un terrain formé en grande partie par du grès bigarré, du calcaire coquillier et du basalte. Elles sont au nombre de cinq dont trois émergent dans l'intérieur de la ville et les deux autres dans les environs. Les trois premières se nomment : le *Rakoczy*, le *Pandur* et la *Maxbrunnen*. Le *Soolsprudel* et le *Schœnbornsbrunnen* qui alimentent les établissements des salines de la vallée, sont des fontaines artésiennes. Nous devons, en outre, mentionner une source *chlorurée sulfurée magnésienne*, la Bitterwasser, qui jaillit également sur le territoire de Kissingen.

L'eau du *Rakoczy*, dont la température d'émergence est de 10°,75 C., et le débit de 538 hectolitres par vingt-quatre heures (Balling), n'est pas très limpide ; troublée par de nombreuses bulles de gaz et par des paillettes rougeâtres qu'elle tient en suspension, elle a un reflet chatoyant et bleuâtre ; elle possède une odeur piquante d'acide carbonique et une saveur acidulée, salée et surtout ferrugineuse qui varie par les temps d'orage, par les grands vents ou avec les grandes eaux ; c'est ainsi que son goût change d'un jour à l'autre, et que c'est tantôt l'acide et tantôt le sel ou le fer qui y prédominent.

Plus limpide que cette dernière, l'eau du *Pandur* laisse néanmoins déposer sur les parois de son bassin un sédiment ocracé ; sa température native est de 10°,7 C. ; traversée par de grosses et nombreuses bulles de gaz qui viennent crever à sa surface, son odeur est plus piquante et sa saveur un peu plus ferrugineuse que celle du *Rakoczy*.

D'une transparence et d'une limpidité parfaites, l'eau de la *Maxbrunnen* est fraîche et aigrelette au goût, sans être ni ferrugineuse ni salée.

Quant à l'eau du *Soolsprudel* dont le débit est de 13 mètres cubes par minute et la température de 18°,24 C., elle a une teinte bleuâtre et une saveur très désagréable, bien que son gaz carbonique la rende très piquante.

Voici, d'après les analyses les plus récentes, la composition élémentaire des sources *Rakoczy* et *Soolsprudel* par 1,000 grammes d'eau :

	Rakoczy.	Soolsprudel.
	gr.	gr.
Chlorure de sodium	5.87700	11.5153
— de potassium	0.28690	5.1692
— de magnésium	0.34340	2.9285
— de lithium	0.02000	0.0398
— de calcium	»	0.7963
Bromure de sodium	0.00840	»
— de magnésium	»	0.0745
Iodure de sodium	»	0.0009
Nitrate de soude	0.00030	»
Phosphate de soude	»	traces
— de chaux	0.00561	»
Sulfate de magnésie	0.58710	»
— de soude	»	2.6403
— de chaux	0.38937	»
Carbonate de magnésie	9.01704	0.7210
— de chaux	1.04096	0.6920
— de fer	0.03157	0.0450
— de manganèse	»	0.0090
Acide silicique	0.01290	»
Ammoniaque	0.00091	»
Iodure de sodium, borate de soude, sulfate de soude, fluorure de calcium, phosphate d'alumine, carbonate de protoxyde de manganèse	traces	»
Matières extractives se précipitant par l'eau de chaux. Alumine et silice	»	0.0075
	8.59446	19.7297
	c.c.	c.c.
Gaz acide carbonique libre	2259	1651.10

Mode d'administration. — Les eaux froide chlorurées sodiques de Kissingen s'emploient *intus* et *extra* mais les trois sources seules de la ville sont usitées à l'inté rieur ; le *Rakoczy* est exclusivement réservé à la boisson les eaux du *Pandur* s'emploient en boisson et en bains quant à celles de la *Maxbrunnen*, elles se boivent, en raiso de leur faible minéralisation, comme eaux de table ou d'agré ment. Les fontaines du *Soolsprudel* et du *Schœnsbornspru del* ne servent, sauf de rares exceptions, qu'aux multiple applications du traitement externe.

L'eau du *Rakoczy* ou du *Pandur* que les malades ingère

à la dose de trois à huit verres par jour avec un intervalle de quinze ou vingt minutes entre chaque verre, se boit le matin et le soir, une heure avant le repas.

La médication externe, comme nous l'avons déjà dit, a reçu dans ce poste thermal un développement que l'on chercherait vainement ailleurs. A côté des bains d'eau minérale, des bains d'eaux-mères et de limon, nous mentionnerons le *Wellenbad* ou bain froid effervescent et le *Wammem* ou bain tranquille, qui ont la prétention d'imiter et de remplacer les bains de mer. Aux bains généraux ou locaux des vapeurs salées du *Soolsprudel*, on ajoute parfois du chlore et de l'iode, et ces bains de vapeurs chloriques s'appellent *Damfeld*. Le Badehaus du *Soolsprudel* renferme encore dans son premier étage des cabinets spéciaux pour les inhalations de la vapeur de l'eau saline artificiellement chauffée.

Chacun de ces cabinets peut recevoir, à l'aide d'un robinet spécial, le gaz acide carbonique qui se dégage de la source bouillonnante, mais le mélange de l'acide carbonique à la vapeur doit se faire dans des proportions déterminées et avec une grande prudence.

Emploi thérapeutique. — La minéralisation de ces sources athermales ou protothermales, chlorurées sodiques et carboniques fortes, ferrugineuses faibles et bromo-iodurées, rend parfaitement compte de l'action des eaux de Kissingen sur l'homme à l'état de santé et de maladie. L'eau des fontaines *Rakoczy* et *Pandur* agit puissamment sur les muqueuses et la peau dont elle augmente et modifie les sécrétions; elle est diurétique et sudorifique en même temps que purgative; mais son action sur le canal digestif est plus particulièrement manifeste. A la dose de trois verres dans la matinée, elle provoque chez les buveurs qui ne ressentent ni malaise ni coliques, deux ou trois selles. Dans la première quinzaine de leur cure interne, les malades tombent brusquement dans un état d'accablement physique et de prostration morale qui les fait désespérer de leur état. Cette *période de découragement*, comme on l'appelle à Kissingen, dure trois ou quatre jours, et aussitôt après tout rentre dans l'ordre.

Nous n'avons rien à dire sur l'action physiologique résultant de l'emploi des sources de Kissingen à l'extérieur ; celles-ci possèdent les propriétés connues des eaux chlorurées sodiques fortes et puissamment carboniques.

Le caractère propre de la médication de Kissingen est d'être purgative, tonique et altérante. Au premier rang des maladies qui sont amendées ou guéries par l'usage des sources de cette station, il faut placer les affections des organes contenus dans la cavité abdominale. Lorsqu'il s'agit de régulariser ou de stimuler les fonctions de l'appareil digestif, d'exciter et de modifier les sécrétions du tube intestinal, les eaux de *Rakoczy* et du *Pandur* donnent d'excellents résultats. Elles se trouvent indiquées dans les dyspepsies des sujets obèses ou lymphatiques avec atonie de l'intestin, dans les troubles de la digestion reconnaissant pour cause soit une nutrition incomplète plus ou moins ancienne, soit une maladie de foie, ou bien encore un vice de la sécrétion pancréatique ou biliaire. Si dans ces divers états morbides, la cure interne de *Rakoczy*, quelquefois même associée aux bains additionnés d'eau-mère ou de tourbe rend de grands services en raison des effets toniques et reconstituants de ce traitement hydrominéral, celui-ci est loin de convenir aux dyspeptiques à tempérament sanguin et prédisposés à la congestion des viscères.

De même qu'elle est d'un emploi très utile dans la pléthore abdominale, l'eau de *Rakoczy*, par ses vertus purgatives et reconstituantes tout à la fois, combat avantageusement les troubles résultant de l'exagération ou de la suppression du flux de sang chez les hémorroïdaires.

Le lymphatisme et la scrofule sous toutes ses formes relèvent tout particulièrement de la médication externe et interne de Kissingen. Sous l'influence du traitement hydrominéral (boisson, bains, douches, etc.) et du séjour au voisinage des salines dans une atmosphère chargée de vapeurs chloro-iodobromurées, les sujets d'un tempérament lymphatique exagéré, les scrofuleux, les strumeux même voient leur constitution se modifier à tel point que la diathèse finit par disparaître.

Nous devons également mentionner la grande efficacité des bains d'eau du *Soolsprudel*, des bains de la vapeur salée et du gaz carbonique de cette source, des bains de boue du Badehaus dans les manifestations du rhumatisme (rhumatismes musculaires ou articulaires, paralysies et névralgies rhumatismales, etc.).

Les eaux de Kissingen ont été préconisées par Siebold contre les maladies des organes sexuels de la femme; mais Scanzoni ne leur reconnaît d'autre action sur l'utérus que celle résultant de la dérivation qu'elles produisent sur l'intestin; on doit se garder de leur emploi chez les femmes qui présentent des prédispositions aux congestions utérines.

Il ne nous reste plus maintenant qu'à indiquer les maladies générales et locales qui sont avantageusement traitées à Kissingen par les bains et les douches de gaz carbonique de la source bouillonnante; ces affections sont les suivantes : manifestations du rhumatisme et surtout les paralysies rhumatismales, sciatiques non symptomatiques de lésions organiques ou de tumeurs comprimant le plexus sacré, affections herpétiques (lichen, prurigo), maladies de l'oreille interne, paralysies de la paupière supérieure, conjonctivites aiguës et chroniques, inflammations chroniques simples de la membrane pituitaire, affections pustuleuses de la peau (acné, mentagre, porrigo et ulcères atoniques).

Les eaux reconstituantes mais très excitantes de Kissingen sont formellement contre-indiquées dans les maladies organiques du cœur et des gros vaisseaux, chez les tuberculeux aussi bien que chez toutes les personnes prédisposées aux congestions actives et aux accidents névropathiques.

La *durée de la cure* est généralement de quatre à six semaines; à l'issue de la cure, les malades qu'il faut soumettre à une médication franchement ferrugineuse sont envoyés à Bocklet (8 kilomètres).

Les eaux des sources *Rakoczy* et *Pandur* se transportent sans éprouver aucune altération. L'exportation actuelle de l'eau de *Rakoczy* s'élève à plus de 300,000 cruchons.

KREUTH (Bavière).

De Paris à Kreuth (1,007 kilom.), par chemin de fer de l'Est, chemins de fer allemands et route de poste. Trains express en 28 h. 10 m. (1re cl., 106 fr. 35 et 6 mk. 85 pf.; 2e cl., 87 fr. 35 et 4 mk. 55 pf.). Route de poste de Schaftlach à Kreuth, 24 kilom., 3 h. 30 m. Coupés 3 mk., intérieur 2 mk.

Kreuth ou **Wildbad-Kreuth** est une station thermale des Alpes bavaroises située à 24 kilomètres de Schaftlach.

La **Saison thermale** commence le 15 juin et finit le 15 septembre.

Topographie, climatologie. — Kreuth, sise à 849 mètres au-dessus du niveau de la mer, est très fréquentée pendant la belle saison. Située à 7 kilomètres du beau lac de Tegern, au milieu de hautes montagnes couvertes de magnifiques forêts de sapins, la vallée dans laquelle jaillissent les sources de Kreuth est des plus pittoresques; malheureusement son climat, assez doux en été, est pluvieux et sujet à de brusques variations de température contre lesquelles les malades doivent se garantir par des vêtements de laine chauds.

Établissement thermal. — Kreuth possède un *Établissement thermal* qui renferme des cabinets de bain avec baignoires, des bains de vapeur, des bains de siège, des salles de douches munies d'appareils perfectionnés, des buvettes et enfin des logements (cent chambres) confortablement meublés pour les hôtes de cette station où l'on fait encore des cures de petit-lait et de sucs d'herbes.

Sources. — Il existe à Wildbad-Kreuth *quatre* sources *athermales, sulfatées mixtes* et *sulfureuses faibles;* ces fontaines, connues et même utilisées depuis très longtemps par les habitants de la région, ne sont entrées dans la thérapeutique hydro-minérale qu'au commencement de ce siècle (1810); elles émergent du calcaire alpin bitumineux à une température variant de 12 à 14 degrés centigrades; leur débit n'est pas très abondant. Voici leurs noms : la source du *Schweighof;* la *Zunheiligen Kreuz* (fontaine de la Sainte-Croix); *Gernberquelle* et la source du *Strinbergraben.*

La *Zunheiligen Kreuz,* qui est la principale source de cette station, jaillit à la température de 11°,5 C.; son eau claire et limpide ne change pas au contact de l'air; très pétillante et d'une saveur insignifiante, elle possède une odeur légèrement hépatique; sa densité est de 1,002. D'après l'analyse de Vogel, elle renferme les principes élémentaires suivants :

Eau = 1.000 grammes.

	gr.
Sulfate de chaux...........................	0.2766
— de magnésium......................	0.2580
Carbonate de chaux........................	0.2360
— de magnésie.......................	0.0813
— de protoxyde de fer...............	0.0081
Chlorure de magnésium....................	0.0162
Silice....................................	0.0488
Extrait d'humus..........................	0.0162
	1.0312

c.c.
0.89

Emploi thérapeutique. — Les eaux de Kreuth qui s'emploient *intus* et *extra* (boisson, bains généraux et locaux, bains de pluie et de vapeur, douches, etc.), agissent à la fois comme eaux sulfureuses et ferrugineuses, et comme eaux sulfatées : laxatives, diurétiques et reconstituantes, elles ont dans leur spécialisation les affections catarrhales des voies aériennes et les manifestations de la scrofule. Mais, il faut le dire, la majeure partie de la clientèle de Wilbad-Kreuth se compose de personnes qui viennent faire des cures de raisin ou de sucs d'herbes.

La *durée de la cure* est de vingt-cinq à trente jours.

KREUZNACH (Prusse).

De Paris à Kreuznach (599 kilom.) par chemin de fer de l'Est et chemins de fer allemands. 3 convois par jour. Trains express en 13 h. 22 m. (1re cl., 58 fr. 80 ; 2e cl., 40 fr. 75). Sleeping-Cars de la Compagnie des wagons-lits (*via* Paris-Metz).

Kreuznach ou **Creuznach** est une ville de 16,000 habitants, située sur les bords de la Nahe.

La Saison thermale commence le 1er mai et finit avec le mois de septembre.

Topographie et climat. — Kreuznach est bâtie au milieu d'une charmante et fertile vallée dont l'altitude est de 112 mètres au-dessus du niveau de la mer. Cette ville, dont la partie neuve renferme de magnifiques hôtels et de belles maisons, est protégée par des montagnes contre les vents froids du nord et de l'est; aussi Kreuznach, dont l'air de l'atmosphère est pur et vivifiant, possède un climat d'une grande douceur.

Après Aix-la-Chapelle, Kreuznach est la ville d'Eaux la plus importante de la Prusse rhénane. Elle reçoit pendant la saison des eaux plus de six mille baigneurs que se partagent ses trois Établissements thermaux dont deux sont situés, comme leurs sources d'alimentation, dans les environs de la ville.

Eaux et Établissements thermaux. — Les sources minérales de Kreuznach, qui étaient exploitées depuis des siècles pour l'extraction du sel de cuisine, n'ont acquis la notoriété médicale dont elles jouissent qu'à notre époque. C'est dans ces cinquante dernières années qu'ont été créés, à la suite de la découverte de nouvelles fontaines, les établissements de bains de ce poste thermal.

Toutes les sources de l'intérieur de la ville et de ses environs sont artésiennes; leurs eaux froides ou *mésothermales*, *chlorurées sodiques fortes* et *non gazeuses*, émergent à une température variant de 10 à 30 degrés centigrades de roches porphyriques et feldspathiques dans un terrain où se rencontrent le basalte, la houille ou le grès houiller. La ville ne renferme que trois sources : l'*Elisenquelle*, l'*Oraniequelle* et la *Nahequelle*; on en compte dix autres tout autour de Kreuznach dans un rayon de 2 à 3 kilomètres. Nous citerons parmi ces dernières : — la *Hauptbrunnen zur Theodorshalle und Karlshalle* (source principale de Théodore et de Charles) et la *Hauptbrunnen zur saline Munster* (source principale de la saline Munster).

A. — La découverte de l'*Elisenquelle* ou de l'*Elisabethquelle* remonte à plus de cinquante ans; elle est due à une fantaisie délirante d'un paralysé général qui fit pratiquer dans tout son parc des fouilles afin de trouver une fontaine minérale pour la cure des princes et des rois qu'il se figurait recevoir. C'est ainsi que fut découverte à 10 mètres de profondeur la source d'Élise ou d'Élisabeth dont le puits se trouve aujourd'hui abrité sous un pavillon. Son eau, puisée à l'aide d'une pompe, se déverse par trois robinets dans de petits bassins en pierre d'où elle est emportée par des tuyaux à l'Etablissement des bains.

D'une saveur sensiblement salée et légèrement styptique, l'eau de cette source n'est pas très limpide et se recouvre d'une légère mousse dans les verres; elle n'a ni odeur ni réaction acide ou basique. La température native est de 12°,2 C., et son poids spécifique de 1,0095.

Voici, d'après les recherches analytiques de Polstorff (1855), la composition élémentaire de l'*Elisabethquelle* :

Eau = 1.000 grammes.

		gr.
Chlorure de sodium	....	9.5201529
—	de calcium..........................	1.7333300
—	de magnésium	0.0328384
—	de potassium......................	0.1268624
—	de lithium..........................	0.0097918
Bromure de sodium	....	0.0401072
Iodure de sodium	....	0.0004195
Carbonate de strontiane	....	0.0892370
—	de baryte..........................	0.0353818
—	de magnésie.......................	0.1763969
—	de protoxyde de fer...............	0.0260251
—	de manganèse......................	0.0012489
Silice	....	0.0409686
Alumine pure	....	0.0028111
		11.8386627

L'*Établissement de bains du Kurhaus* qu'alimente cette
source se trouve à 500 mètres de son pavillon ; il renferme
quarante cabinets de bains, six salles de douches et de bains
de vapeur, de grands salons de conversation, des logements
pour les malades, etc. La façade du Kurhaus donne sur une
belle promenade ombragée par de superbes catalpas.

B. — La *Source de Théodore ou de Charles*, captée
comme la précédente dans un puits dont les parois sont en
pierre, se trouve à 1 kilomètre de Kreuznach, sur la route qui
borde la rivière de la Nahe. Claire, transparente, limpide et
inodore, l'eau tiède de cette fontaine a un goût plus salé que
celle de l'*Elisenquelle*, mais nullement ferrugineux.

A 200 mètres de cette source se trouvent les bâtiments de
graduation pour l'extraction du sel au moyen d'une double
évaporation de l'eau saline, par migrations à travers des amas
de fascines et par l'ébullition sur le feu. Le résidu de cette
dernière évaporation, alors que l'eau a rendu la plus grande
partie de son chlorure de sodium, constitue l'*eau-mère*.

Dans le voisinage immédiat de la source s'élève le *Kurhaus
des Salines*. Cet Établissement de bains possède une installation balnéothérapique très complète, mais il est beaucoup moins
fréquenté que celui de la ville.

C. — La *Hauptbrunnen zur Saline Munster* qu'on désigne

également sous le nom de Munster am Stein, se trouve à 3 kilomètres de Kreuznach. Son eau inodore et d'une limpidité parfaite est d'un goût beaucoup plus désagréable que celui de l'*Elisenquelle*, qui elle-même répugne à boire dans les premiers jours ; sa saveur nullement ferrugineuse semble plus salée que la *Theodorshalle*, pourtant plus riche en chlorure de sodium.

Non loin de la source s'élève le troisième Établissement de bains de Kreuznach ; le *Badhaus* de Munster répond par son aménagement et par son installation balnéaire aux besoins de sa clientèle de baigneurs.

Mode d'administration. — Les eaux de Kreuznach s'emploient à l'intérieur et à l'extérieur ; mais c'est le traitement externe qui constitue en quelque sorte la base de la médication hydrominérale de cette station. L'*Elisenquelle* est la seule source qui se prenne en boisson ; l'eau de cette fontaine se prescrit à la dose de un quart de verre à trois verres, le matin à jeun, et de quart d'heure en quart d'heure. Le traitement externe consiste en bains généraux et locaux additionnés ou non de lessive et d'eaux-mères, en bains de vapeur et en douches variées de forme et de calibre. Enfin, le *mutterlange* des salines est employé en compresses et en fomentations *in loco dolente*.

Emploi thérapeutique. — Reconstituantes, altérantes et résolutives comme leurs congénères, les sources chlorurées sodiques fortes de Kreuznach agissent puissamment sur l'hématose et le système lymphatique. L'eau de l'*Elisenquelle* à l'intérieur accélère modérément la circulation générale ; elle constipe à faible dose (de un quart de verre à un demi-verre), tandis qu'elle est purgative à dose élevée. Les effets physiologiques des bains se traduisent par le ralentissement du pouls, par de la rougeur et surtout des démangeaisons à la peau. Au bout de quelques jours de traitement, les baigneurs éprouvent de l'agitation nocturne, de l'insomnie

et quelquefois même de la fièvre. L'apparition de ces phénomènes réclame la suppression de l'usage des eaux-mères et
même le coupage de l'eau minérale avec de l'eau ordinaire,
sinon on voit survenir les symptômes d'une saturation hâtive
qui se manifeste par la poussée (érythème, furoncle, etc.).

La spécialisation formelle de Kreuznach est le traitement
de la scrofule à toutes ses périodes et sous toutes ses formes.
Cette spécialisation a été pendant longtemps une sorte de
monopole pour cette ville d'Eaux. En effet, lorsque M. Ger-
main a signalé la ressemblance remarquable des eaux de
Salins (Jura) qui venaient d'être introduites dans la thérapeutique hydrominérale, avec celles de Kreuznach, ce poste
thermal possédait seul quelque notoriété dans le traitement
de la scrofule. Aujourd'hui, à cinquante ans de distance, les
choses ont bien changé, grâce aux études de nos hydrothéra-
peutes qui ont provoqué le développement des richesses hydrominérales de la France; nos stations chlorurées sodiques
(Salins, Salies-de-Béarn, Salins-Moutier, Bourbonne, Bourbon-
l'Archambault) disputent avantageusement cette notoriété à
Kreuznach et à ses pareilles de l'Allemagne.

Les affections de la peau (impétigo, lupus, eczéma, etc.) et
des voies aériennes, de même que les maladies chroniques de
l'appareil digestif (constipation, pléthore abdominale, engorge
ment des ganglions mésentériques, flux hémorroïdal) et des
organes sexuels de la femme (métrite chronique, etc.) qui tien
nent de la scrofule, sont également justiciables des eaux de
Kreuznach dont l'efficacité est des plus remarquables, n'ou-
blions pas de le dire, dans la forme torpide de la scrofule et
chez les malades peu excitables.

En dehors de la scrofule, Kreuznach partage toutes les
autres indications des sources chlorurées sodiques fortes qui
sont en même temps bromurées et iodurées. C'est ainsi que les
eaux froides ou tièdes de Kreuznach, artificiellement chauffées
et administrées en bains et en douches, donnent d'excellents
résultats dans le rhumatisme soit musculaire soit articulaire
des sujets lymphatiques, de même que dans les convales-

cences longues et difficiles des maladies aiguës, dans les états chloro-anémiques et dans les cachexies reconnaissant pour cause l'onanisme, les excès vénériens, le tabes dorsalis, etc. Leur action stimulante et reconstituante indique encore leur emploi chez les goutteux tombés dans l'asthénie et chez les malades épuisés par une syphilis ancienne et constitutionnelle.

Rappelons enfin que l'effet des eaux de Kreuznach administrées en douches et en injections a été vanté par le Dr Oscar Prieger contre les *tumeurs fibreuses de l'utérus.* S'il faut s'en rapporter aux observations publiées à ce sujet, on obtiendrait la résolution de ces tumeurs d'une façon plus ou moins complète.

Les eaux de Kreuznach sont formellement contre-indiquées chez les malades présentant un vice organique du cœur et des gros vaisseaux, chez les tuberculeux dont la phtisie serait même d'origine scrofuleuse, ainsi que chez tous les sujets pléthoriques et prédisposés aux congestions des poumons et du cerveau.

La *durée de la cure* est en général de vingt à quarante jours ; mais en raison du plus ou moins de résistance de la maladie, elle peut être prolongée au delà de ce terme.

L'eau de la source *Elisenquelle* s'exporte.

KRONTHAL (Nassau).

Voyez Soden et Kronthal.

LANDECK (Prusse).

De Paris à Landeck (1,528 kilom.), par chemin de fer de l'Est et chemins de fer allemands, par Saint-Quentin, Cologne, Berlin jusqu'à Glatz. Trajet par trains express en 36 h. 40 m. (1re cl., 123 fr. 45 et 40 mk. et 20 pf.). Sleeping-Cars de la Compagnie des wagons-lits (*via* Paris-Berlin).
De Glatz à Landeck (27 kilom.), service de poste. Service de diligences. Trajet en 4 heures. (P. : 2 mk. 90 pf.)

Landeck (Prusse, province de Silésie) est une petite ville de 1,500 habitants, située sur les confins de la Bohême, à 29 kilom. S. E. de Glatz et à deux heures de voiture de la station de Renyensdorf.

La Saison thermale s'ouvre le 15 mai pour se prolonger jusqu'au 15 octobre.

Historique, topographie et climatologie. — Les Bains de Landeck ne sont arrivés à leur grande prospérité actuelle qu'après une existence assez tourmentée. Découvertes ou connues à la fin du xii⁸ siècle. les sources minéro-thermales de cette station se sont vues tour à tour utilisées et abandonnées jusque vers le milieu du xvi⁸ siècle. A partir de cette époque, grâce à la création d'un établissement balnéaire, leur exploitation se poursuivit d'une façon régulière, mais sans donner lieu à un grand mouvement de malades. En 1842, Landeck complète ses ressources hydrominérales par l'installation d'une trinkhalle, et cette buvette devient le point de départ de sa brillante fortune.

Sise à 452 mètres au-dessus du niveau de la mer, cette petite ville est bâtie sur les bords de la rivière de Biéla, au pied du Dreiecher; protégée contre les vents froids et humides par les montagnes assez élevées qui l'entourent, l'air de son atmosphère est pur, tonique et vivifiant; son climat de montagnes offre les avantages d'une grande salubrité sans avoir les inconvénients des brusques et fréquentes variations de température; toutefois les matinées et les soirées sont généralement fraîches.

Etablissement thermal. — Les ressources hydrobalnéothérapiques de Landeck se résument dans une trinkhalle et une maison de bains. Ce dernier établissement appelé *Georgenbad* renferme des baignoires pour les bains d'eau minérale et de boues, des salles de vapeur et de douches variées de forme et de calibre, et une salle d'inhalation gazeuse.

La buvette que l'on désigne sous le nom d'*Albrechtshalle* est dans une galerie couverte où des robinets laissent couler l'eau des sources Wiesenquelle et Marienquelle.

Promenades et excursions. — Si les buveurs pendant leur promenade dans l'Albrechtshalle peuvent contempler la chaîne bleuâtre du Schneeberg qui ferme l'horizon au sud, nous devons ajouter que les hôtes de cette station n'ont qu'à choisir entre les charmantes excursions que leur offre cette partie si pittoresque du comté de Glatz. Ainsi, l'on peut visiter dans les environs le *Karpenstein*, la *Waldtempel*, le *Dreiecher*, le *Cappellenbere*, etc.

Les Eaux. — Landeck possède six sources qui portent les noms suivants : *Wiesenquelle* (source de la Prairie) ; *Mariannenbrunnen* (source de Marie-Anne) ; *Georgenbrunnen* (source de Georges) ; *Marienquelle* (source de Marie) ; *Duschbrunnen* (source de la Douche) ; *Muhlquelle* (source du Moulin).

Toutes ces fontaines, dont le débit total est de 816,100 litres d'eau par vingt-quatre heures, émergent d'un banc de gneiss ; leur origine est plus que probablement commune, car elles possèdent en quelque sorte les mêmes propriétés physiques et chimiques ; elles ne diffèrent les unes des autres que par leur température qui varie de 17°,5 à 29° C.

Les sources *hypothermales* ou *mésothermales* de Landeck appartiennent par leur minéralisation à la classe des *indéterminées* ou *indifférentes*. Limpide et transparente, leur eau présente dans les bassins une couleur bleu verdâtre ; d'une saveur tout à la fois salée, amère et légèrement sulfureuse, elle possède une faible odeur hépatique et tient en suspension des flocons blanchâtres assez semblables à de la barégine.

Nous rapportons ici, d'après l'analyse de Meyer (1863), la composition élémentaire de la Wiesenquelle exclusivement réservée à la boisson.

La Wiesenquelle renferme par 1,000 grammes d'eau :

Sulfate de soude cristallisable	0.079
Carbonate de soude	0.069
— de chaux	0.007
— de magnésie	0.001
— d'oxyde de fer	traces
Phosphate de chaux	traces
Chlorure de potassium	0.003
— de sodium	0.007
Iodure de sodium	traces
Sulfhydrate de soude	0.001
Silice	0.042
Acide carbonique en excès	0.001
— sulfhydrique libre	0.001
	0.211

	c.c.
Gaz acide sulfhydrique libre	1.200
— azote absorbé	32.666
— acide sulfhydrique en totalité	1.866
	35.732

Mode d'administration. — On pratique à Landeck, séparément ou simultanément suivant les cas, les médications interne et externe.

L'eau des sources exclusivement réservées à la boisson se prend le matin à jeun, à la dose de trois à six verres ingérés à un quart d'heure d'intervalle ; les malades la boivent pure ou bien coupée d'une certaine quantité de lait de brebis ou de chèvre.

Les bains et les douches sont administrés avec de l'eau minérale artificiellement chauffée ; la durée des bains renforcés ou non par les boues des sources est en général d'une heure ; celle des douches générales ou locales et des bains de vapeur ne dépasse pas quinze ou vingt minutes. Les douches locales et plus spécialement les douches vaginales sont très employées à Landeck, dont la médication hydrominérale topique jouit d'une grande réputation dans les affections utérines. Les malades appelés à respirer le gaz des sources peuvent prolonger leur séjour dans la salle d'inhalation du Georgenbad d'une demi-heure à une heure.

Action physiologique et thérapeutique. —
Bien que les eaux de Landeck, en raison de leur faible minéralisation et de leur température peu élevée, n'aient que des
effets physiologiques peu marqués sur l'homme en santé, on
ne saurait leur refuser des propriétés sédatives en même temps
qu'une action favorable sur les fonctions de la peau et des
muqueuses dont elles excitent les sécrétions.

Ces eaux s'adressent tout spécialement au névrosisme en général, aux affections nerveuses dépendant des états morbides
de l'utérus, aux paralysies névropathiques, à certaines formes
du rhumatisme articulaire, et enfin aux maladies chroniques
des voies respiratoires. Dans le traitement de ces dernières
affections, l'eau en boisson et le séjour dans la salle d'inhalation gazeuse donnent d'excellents résultats.

Le traitement externe (bains d'eau et de boue, douches
d'eau et bains de vapeur, cataplasmes de boue) convient
dans les rhumatismes articulaires chroniques, les contractures
et les paralysies musculaires d'origine rhumatismale, les engorgements articulaires chroniques et même dans les tophus
goutteux.

Mais c'est surtout dans les maladies des femmes, qui
forment d'ailleurs la majeure partie de la grande clientèle de
Landeck, que ces eaux sédatives réussissent le mieux (névroses
généralisées ou locales, paralysies hystériques, dérangement
de l'innervation dépendant des états morbides de l'utérus et
paraplégies par suite de couches).

Si la médication excitante et résolutive des boues de
Landeck ne présente rien de particulier à signaler, il en est
de même du traitement séro-lacté que suivent à cette station
les dyspeptiques et les phtisiques.

La *durée de la cure* est en général de vingt-cinq à trente
jours.

Les eaux des sources de Landeck ne *s'exportent pas*.

LIEBENSTEIN (Saxe Meiningen).

De Paris à Liebenstein (938 kilom.), par chemin de fer de l'Est et par
chemins de fer allemands par Pagny-sur-Moselle, Mayence et
Francfort jusqu'à Immelborn. 3 convois par jour; trajet par trains
express en 23 h. 11 m. (1re cl., 79 fr. 40; cl. mixte 72 fr. 50).
Sleeping-Cars de la Compagnie des wagons-lits (*via* Paris-Francfort).
De Immelborn à Liebenstein (3 kilom.). Route de voitures.

Liebenstein est une bourgade de 700 habitants, sise à
312 mètres au-dessus du niveau de la mer.

La **Saison thermale** commence le 1er mai et finit à la mi-
septembre.

Topographie et climatologie. — Liebenstein reçoit un
grand nombre de malades pendant la saison des eaux ; ce bourg,
sis à 312 mètres au-dessus du niveau de la mer, est bâti dans la
belle et fertile vallée de Lowera, qui se développe au pied du
Thuringerswald. Tout aux alentours, la région est des plus pittoresques et même des plus curieuses à visiter ; c'est ainsi que
les baigneurs ne manquent pas d'explorer l'Erdfall, excavation
naturelle dominée de tous côtés par des blocs de rochers, qu'om-
bragent de beaux arbres ; dans cette excavation se trouvent une
grotte que l'on illumine les jours de fête, et un *Felsenkeller,* sorte
de cave servant à faire rafraîchir la bière. De l'Erdfall, des sen-
tiers courant à travers des jardins et des bosquets conduisent
au château de Liebenstein (1 kilomètre), dont la construction
remonte aux premières années du xiie siècle.
Le climat de la vallée de Lowera, où l'atmosphère est imprégnée de senteurs balsamiques, grâce au voisinage de la forêt de
Rön, est d'une assez grande douceur; toutefois, les matinées et
les soirées sont généralement assez fraîches.

Établissement thermal. — L'Établissement thermal ne le
cède pas aux principaux Bains de l'Allemagne sous le rapport de
l'aménagement et des moyens balnéothérapiques; il renferme
une buvette, des cabinets de bains et de douches, des salles de
conversation, de concert, de jeux, etc., etc. Il y existe en outre

des appareils d'hydrothérapie et une installation spéciale pour les bains de pointes de sapin de même que pour les cures de petit-lait.

Les Eaux.— Liebenstein possède deux sources *froides, bicarbonatées ferrugineuses* et *carboniques fortes :* l'*Altquelle* (vieille source) et la *Neuequelle* (nouvelle source), émergent des couches inférieures du carbonate calcaire ; leur température native, qui n'est pas constante, est en moyenne de 10 degrés centigrades.

La vieille source, utilisée depuis le commencement du XVIIe siècle (1615) était encore, il y a une quarantaine d'années, l'unique fontaine minérale de la station ; la découverte de la Neuequelle, obtenue par un forage de 35 mètres environ de profondeur, remonte à l'année 1846 ; cette source qui a fait délaisser l'ancienne, est la seule intéressante à connaître.

L'eau de la Neuequelle est claire, transparente et limpide ; elle pétille dans les verres par suite du dégagement de son gaz carbonique sous forme de bulles très fines et très nombreuses ; d'une odeur légèrement sulfureuse, sa saveur est piquante, agréable et en même temps styptique et légèrement salée.

La *Nouvelle source,* d'après la dernière analyse qui en a été faite par **M.** le professeur Reichardts (1870), renferme les principes élémentaires suivants :

Eau = 1.000 grammes.

		gr.
Bicarbonate	de chaux	0.7863
—	de magnésie	0.2330
—	de manganèse	0.0095
—	de protoxyde de fer	0.0812
Chlorure	de sodium	0.2820
—	de potassium	0.0075
—	de lithium	0.0023
—	de magnésium	0.0031
Sulfate	de chaux	0.0228
—	de magnésie	0.1825
Acide	silicique	0.0285
—	phosphorique	0.0005
—	arsénique	0.0004
		1.6495

		c.c.
Gaz acide carbonique libre		988

Mode d'administration. — Les eaux de la Neuequelle sont administrées *intus* et *extra*, c'est-à-dire en boisson, en bains et en douches. La dose en boisson est de trois
à huit verres que les malades ingèrent ordinairement le matin à jeun et à un quart d'heure d'intervalle. Ces eaux se
prennent également aux repas, soit pures, soit coupées de
vin. La durée des bains d'eau minérale artificiellement
chauffée est d'une heure en général; mais lorsque les bains
sont renforcés par l'addition d'une certaine quantité d'eau
provenant des salines voisines de Salzungen (voy. ce mot),
leur durée se trouve réduite de moitié; elle n'est plus que
d'une demi-heure.

Emploi thérapeutique. — Tonique, reconstituante
et excitante, l'eau de Liebenstein possède les propriétés physiologiques, les indications et contre-indications thérapeutiques
des eaux ferrugineuses en général. Elle se rapproche, par ses
éléments minéralisateurs et par son action curative, des eaux
de Schwalbach, de Pyrmont et de Driburg. La médication
de Liebenstein est spécifique dans toutes les manifestations
de la chlorose et de l'anémie.

La *durée de la cure* est de vingt-cinq à trente jours.

L'eau de Liebenstein *s'exporte*, mais son exportation est
très limitée.

LIEBENZELL (Wurtemberg).

De Paris à Liebenzell (644 kilom.) par chemin de fer de l'Est, chemins
fer allemands et route de voitures. — Trajet par trains express en
16 h. 25 m. (1re cl., 68 fr. 50; 2e cl., 48 fr. 05.). — Service de la
Compagnie internationale des wagons-lits.
Route de voitures (19 kilom.) de Pforzheim à Liebenzell. — Trajet en
1 h. 30 m.

Les **Bains de Liebenzell** (Wurtemberg) se trouvent aux
portes de la ville de ce nom, située elle-même dans la forêt

Noire et sur la rive droite de la Nagold, à 286 mètres au-dessus du niveau de la mer.

La **Saison thermale** commence le 15 mai et se prolonge jusqu'au 15 octobre.

Topographie et climatologie. — La petite ville de Liebenzell (1,050 habit.) dont les maisons sont groupées au pied du Schlessberg que couronnent les ruines d'un vieux château du moyen âge, occupe une situation ravissante au milieu d'un cercle de montagnes dont les pics ont plus de 600 mètres d'élévation. Un torrent qui descend de ces hauteurs, vient alimenter au milieu de la ville une pièce d'eau qui fait tourner un moulin. Le climat de de cette vallée si bien protégée contre les vents, est d'une égale et grande douceur.

Etablissements thermaux. — Cette station possède deux Établissements balnéaires, situées en dehors de la ville et non loin des bords de la Nagold.

Le premier se nomme le *Bain supérieur (obers Bad)*; il renferme avec son installation hydro-balnéothérapique qui est assez complète, trente chambres meublées pour les malades.

Le second ou le *Bain inférieur (unters Bad)* est plus grand et mieux installé que l'*obers Bad*.

Promenades et Excursions. — Le séjour de Liebenzell est très agréable, surtout en raison des promenades charmantes et des excursions plus attrayantes encore que les baigneurs peuvent faire dans cette région de la forêt Noire. On peut visiter le *château* construit au confluent de la Nagold et du Laengenbach, la *Monakam* et son église aux curieuses sculptures ; les ruines de l'antique abbaye des bénédictines d'*Hirsau* fondée en 830 et détruite en 1692; la petite cité industrielle et commerciale de *Calvo*, si originale d'aspect avec ses maisons à pignons pointus : les *Sept Chênes* près du village de Grünbach, d'où l'on découvre la vallée du Rhin jusqu'à Spire, les montagnes de l'*Odenwald*, du *Tauns* et des *Vosges*, etc., etc.

Les Eaux. — Les eaux *thermales, chlorurées sodiques et ferrugineuses faibles* de Liebenzell étaient probablement connues à l'époque de l'occupation romaine; des débris de colonnes et d'autres vestiges découverts aux environs de cette station permettent du moins de le supposer. Ces fontaines minéro-thermales émergent du granit et du grès bigarré, comme les sources voisines de Baden-Baden et de Wilbad. Cette communauté d'origine et d'autres analogies, d'après Joanne et Le Pileur, donne lieu au dicton : *Bade, Wilbad et Zell* coulent d'une même source.

Les trois sources de Liebenzell sont employées, l'une à l'alimentation du *Bain supérieur*, la seconde à celle du *Bain inférieur* dont la buvette verse, en outre, l'eau de la troisième et dernière fontaine qui est très peu abondante. L'eau du Bain supérieur accuse une température qui oscille entre 23°,1 et 25° C., tandis que les deux sources du Bain inférieur varient dans leur température de 21°,7 à 23° C.

L'eau des sources de Liebenzell dont le débit total est de 11,000 hectolitres en 24 heures, est claire, limpide et transparente. Peu gazeuse et sans odeur, cette eau dont la densité est de 1,001326, acquiert en se refroidissant un goût fade et une légère odeur hépatique.

D'après l'analyse de Fehling (1862), elle renferme les principes minéralisateurs suivants :

Eau = 1.000 grammes.

	gr.
Carbonate de soude	0.1241
Sulfate de soude	0..443
Chlorure de sodium	0.7222
Sulfate de potasse	0 0419
— de lithine	0.9124
Carbonate de chaux	0.1251
— de magnésie	0.0309
— d'oxyde de fer	0.0004
Alumine	0.0532
Acide silicique	0.0532
	1.1544

	c.c.
Gaz acide carbonique libre	20.24
— — à demi combiné	62.54
— — azote	11.45
— — oxygène	0.01
	94.24

Emploi thérapeutique. — L'eau de Liebenzell, qui s'emploie en boisson, en bains et en douches, a pour effet physiologique principal d'activer d'une façon **très** notable les fonctions de la peau ; elle exerce en même temps une action hyposthénisante sur les systèmes vasculaire et nerveux. Elle augmente les sécrétions, notamment celle de l'urine ; et le docteur Hartman affirme « qu'elle agit encore en facilitant, soit dans l'ensemble de l'économie, soit seulement dans les organes malades, la nutrition et par suite l'assimilation ».

Les névroses et plus particulièrement l'hystérie et l'hypocondrie, certaines maladies cutanées, les manifestations diverses de la chlorose et de l'anémie, les troubles fonctionnels de l'utérus et les engorgements de cet organe, etc., relèvent de la médication interne et externe de Liebenzell. Cette station est souvent désignée sous le nom de Frauenbad (bain des femmes) par les gens du pays qui regardent ces eaux comme spécifiques contre la stérilité.

La *durée de la cure hydrominérale* de Liebenzell où les malades peuvent faire des *cures de lait*, est en général de vingt-cinq ou trente jours.

LIPPSPRINGE (Prusse).

De Paris à Lippspringe (733 kilom.), par chemin de fer du Nord et par chemins de fer allemands ; par Saint-Quentin, Cologne et Dusselford jusqu'à Paderborn. 4 convois par jour. Trajet par trains express en 17 h. 35 m. ; par trains omnibus en 27 h. 35 m. (1re cl., 56 fr. 40 et 18 mk. ; 2e cl., 40 fr. et 13 mk. 40 pf.). Sleeping-Cars de la Compagnie des wagons-lits (*via* Pari--Dusselford).
De Paderborn à Lippspringe (9 kilom.), route de poste. Trajet en 1 heure.

Lippspringe est un village de la Westphalie, situé à 125 mètres au-dessus du niveau de la mer, sur la lisière de la forêt de Teutobourg et non loin des sources de la Lipp.

La Saison thermale commence le 15 mai et se prolonge jusqu'à la fin du mois de septembre.

Établissement thermal.— La station de Lippspringe, dont .e climat est assez doux, mais très humide en raison du voisinage de la forêt de Teutobourg, est fréquentée tous les ans par plus de 1,000 baigneurs. Son Établissement thermal possède une installation balnéothérapique qui répond aux exigences de la science moderne et aux besoins de sa nombreuse clientèle.

Les Eaux.— Deux sources *froides* et *sulfatées mixtes :* l'*Arminiusquelle* (S. d'Arminius) et l'*Inselsquelle* (S. de l'Ile), alimentent l'Etablissement.

La deuxième fontaine se trouve à plusieurs kilomètres de Lippspringe, où ses eaux sont transportées.

L'*Arminiusquelle*, dont la découverte et l'exploitation remontent à l'année 1832-1833, jaillit dans le village même ; elle alimente la buvette, les baignoires et la salle d'inhalation de l'établissement ; son débit abondant s'élève à 2,638 hecto-litres en vingt-quatre heures.

Cette fontaine *protothermale* émerge d'une couche crayeuse couverte d'un banc d'alluvion ; son eau, d'une couleur lai-teuse et blanchâtre, se trouble de plus en plus au contact prolongé de l'air ; elle se couvre alors d'une pellicule irisée et laisse déposer un sédiment ocreux. Inodore et d'une saveur tout à la fois amère et salée, elle est traversée d'une façon intermittente par des bulles de gaz.

La source *Arminius*, dont la température native est de 21°,2 C., a été analysée à plusieurs reprises ; nous rappor-tons ici sa plus récente analyse, qui a été faite en 1868 par Stöckardt.

Eau = 1.000 grammes.

	gr.
Sulfate de soude	0.8135
— de chaux	0.7889
Carbonate de chaux	0.3999
— de magnésie	0.0323
— d'oxyde de fer	0.0139
Chlorure de magnésium	0.2225
— de sodium	0.0425
Silice	0.0056
	2.3001

	c.c.
Acide carbonique	5.48
Azote	1.60
Oxygène	0.20

Mode d'administration. — Employée *intus* et *extra*, l'eau de l'*Arminiusquelle* se prend à l'intérieur à la dose de trois à huit verres que les malades boivent le matin à jeun et de quart d'heure en quart d'heure. La durée des bains est en général d'une heure ; quant au séjour dans la salle d'inhalation dont l'atmosphère est formée par les gaz de la source, il est d'une demi-heure ou d'une heure, suivant les effets qu'on se propose d'obtenir.

Emploi thérapeutique.— L'eau de la source principale possède des effets laxatifs et diurétiques en même temps qu'elle augmente, au dire de certains auteurs, la perspiration cutanée; son usage interne et externe produit une sédation marquée des systèmes nerveux et sanguin ; les bains déterminent assez souvent une sorte de poussée se traduisant par une éruption qui affecte spécialement les bras et les jambes. Plus sédative encore que l'*Arminiusquelle*, l'eau de l'*Inselsquelle* semble avoir une action élective sur la circulation pulmonaire, qu'elle calme assez promptement, dit Rotureau, pour que les hémorragies qui se font par les bronches soient calmées au bout de quelques jours.

Les eaux de Lippspringe ont une incontestable et grande efficacité dans les affections chroniques des voies respiratoires. A côté des malades atteints de laryngites et de bronchites chroniques simples, cette station reçoit un assez grand nombre de catarrheux et de tuberculeux. Les phtisiques dont la maladie serait à la première et même à la seconde période de son évolution retireraient, s'il faut admettre sans réserve l'opinion de certains auteurs, de bons effets de la médication interne (boisson et inhalations) de Lippspringe.

Rien de particulier à signaler sur les séances d'inhalations, qui donnent, comme dans toutes les stations analogues, de bons résultats à Lippspringe où les malades peuvent faire une cure par le petit-lait de vache, de chèvre ou de brebis.

La *durée de la cure* varie de vingt à trente jours.

L'eau de Lippspringe *se transporte.*

NAUHEIM (Hesse-Darmstadt).

De Paris à *Nauheim* (729 kilom.). Chemins de fer de l'Est et chemins de fer allemands. 3 convois par jour. Trajet par trains express en 16 h. 24 m. ; par trains omnibus en 23 h. 12 m. (1re cl., 79 fr. 80 et 3 mk. 10 pf. ; classe mixte, 72 fr. 90 et 2 mk. 30 pf.). *Sleeping-Cars* de la Compagnie des wagons-lits (*via* Paris-Francfort).

Nauheim, petite ville située dans une enclave de la Hesse-Cassel, est bâtie sur les bords de la petite rivière de l'Use au pied du Johannisberg.

La Saison thermale commence le 15 mai et se termine le 15 septembre.

Historique, topographie et climatologie. — Cette ville d'Eaux, célèbre dans toute l'Allemagne pour sa médication par les eaux-mères et par le gaz carbonique, ne date en réalité, comme sation thermale, que du commencement de notre siècle. Comme Kreuznack, Nauheim est une *saline* ; ses sources chlorurées sodiques, exploitées depuis une centaine d'années environ, produisent annuellement plus de 17,000 quintaux de sel.

Sise à 150 mètres au-dessus du niveau de la mer, la petite ville de Nauheim (3,000 hab.) dont on découvre, en quittant la gare de Friedberg (4 kilom.), les logements de gradation des salines, le parc de l'Etablissement et la magnifique gerbe écumante de la source Friedrich-Wilhelm qui s'élance à plus de 20 mètres de hauteur, est située sur la pente nord-est du Taunus, dans la riche et fertile vallée de la Wettereau.

Grâce à son altitude peu considérable, Nauheim, qui reçoit 6,000 baigneurs environ pendant la saison, possède un climat tempéré, des plus favorables à sa grande clientèle d'enfants scrofuleux.

Etablissements thermaux. — Il existe à Nauheim trois Etablissements de bains dont l'un, construit sur le griffon même de la source *Kleiner-Sprudel*, est tout spécialement affecté aux bains et aux applications générales et topiques du gaz acide carbonique.

Les salles de bains du *Kleinbad* sont larges et spacieuses ; elles renferment des boîtes en bois de 2 mètres carrés, au couvercle percé d'une ouverture pour laisser à l'air libre la tête du baigneur, dont tout le corps recouvert ou non de vêtements est plongé dans le gaz carbonique arrivant par la paroi inférieure de la boîte. Les douches de gaz et le traitement interne de l'acide carbonique se pratiquent dans une vaste pièce dont les murailles donnent passage à des tuyaux auxquels s'adaptent des ajutages mobiles et spéciaux pour chaque personne.

Les deux autres Établissements renferment chacun une ou deux salles de douches variées et 30 ou 40 cabinets de bains avec baignoires de marbre blanc, au-dessus desquelles se trouve une douche en pluie que le malade fait fonctionner à l'aide d'un ressort à portée de la main.

En outre de ces maisons de bains, Nauheim possède un magnifique *Trinkhalle* ou buvette de 20 mètres de longueur, et un Kursaal construit sur le modèle des Kursaals d'Ems et de Wiesbaden.

Promenades et excursions. — Parmi les nombreuses promenades et excursions que les hôtes accidentels de Nauheim peuvent faire dans les environs, nous citerons : les promenades en barque sur le magnifique lac du parc ; le mont *Johannisberg* qui porte les ruines d'un couvent ; la ville de *Friedberg*, dont le vieux château et les églises sont des plus curieuses à visiter, etc., etc.

Les Eaux. — Les eaux *froides* et *chaudes*, *chlorurées sodiques* fortes et *carboniques* fortes de Nauheim sont fournies par *six* sources dont la plupart ont été successivement découvertes et captées, à partir de l'année 1823, par des forages artésiens pratiqués dans le grès bigarré sur les deux rives de la petite rivière de l'Use, qui divise le parc en deux parties. Dans le premier parc, ou le *Parc des sources à boire*, émergent les sources *Kurbrunnen* (temp., 31° C.) et *Salzbrunnen* (temp., 24° C.). La seconde partie du parc, le *Grand-Parc*, renferme les sources *Friedrich-Wilhelm* (temp., 39° C. ; débit, 19,160 hect.) ; *Grosser-Sprudel* (temp., 35° C. ; débit, 8,900 hect.), et *Kleiner-Sprudel* (temp., 19° C. ; débit, 5,410 hect.), qui alimentent les établissements de bains, situés tous les trois dans leur voisinage. La sixième source, nommée *Alkalischer-Sauerling* (temp., 19° C.), jaillit en dehors des parcs.

Toutes ces fontaines renferment une énorme proportion d'acide carbonique; d'une constitution élémentaire semblable, elles se différencient les unes des autres par leur plus ou moins grande richesse en chlorure de sodium. L'eau des sources Kurbrunnen et Salzbrunnen, spécialement consacrées à l'usage interne, est claire, limpide, inodore et d'une saveur à la fois aigrelette et salée ; cette eau, qui pétille dans les verres comme du champagne (Kurbrunnen), est assez agréable à boire.

D'après l'analyse de M. Chatin, la Kurbrunnen (*source du traitement*) possède la composition élémentaire suivante :

Eau = 1.000 grammes.

	gr.
Chlorure de sodium	14.2000
— de calcium	1.3000
— de magnésium	0.3900
Bromure de magnésium	0.0050
Iode (libre ?)	traces
Carbonate de chaux	1.4000
— de fer	0.0250
— de magnésie	0.0050
Sulfate de chaux	0.1000
Silice et traces d'alumine	0.0180
Arséniate de fer ?	0.0002
Nitrates alcalins	}
Sels de potasse	} traces
— d'ammoniaque	}
Matière organique	fortes traces
	17.4382

Gaz acide carbonique libre.................... prop. considérable

Les autres fontaines du parc, plus richement minéralisées renferment par 1,000 grammes d'eau : la Salzbrunnen 25 grammes de chlorure de sodium ; la Friedrich-Wilhelm 40^{gr},9 ; la Grosser-Sprudel, 28^{gr},4 ; la Kleiner-Sprudel, 26^{gr}, Quant à l'Alkalischer-Sauerling, qui est une source salin acidulée, possédant une odeur et une saveur hépathiques pr noncées, elle ne renferme que 1^{gr},2 de chlorure de sodiun

Eaux mères. — L'eau mère des salines, qui a la

gement contribué à établir la grande notoriété de Nauheim, a été analysée en 1850 par M. le Dr Bromeïs. Ce chimiste a trouvé dans 1,000 parties les matières suivantes :

Chlorure de sodium	9.4
— de potassium	17.3
— de calcium	300.00
— de magnésium	35.00
Bromure de magnésium	0.86
Sulfate de chaux	0.74
Substances organiques	0.60
	363.90
Eau	636.10
	100.00

Mode d'administration. — Les eaux et le gaz carbonique des sources de Nauheim sont employés *intus* et *extra*. L'eau du Kurbrunnen, en boisson, se prend le matin à jeun à la dose de un demi-verre à trois verres, suivant les effets qu'on veut en obtenir ; la quantité de gaz qu'on doit avaler ou inhaler, selon les affections, varie également en raison des indications. Les bains d'eau minérale à eau courante ont une durée de trente à quarante minutes ; celle des bains à eau stagnante et renforcés par un ou plusieurs litres d'eaux mères est d'une demi-heure à une heure. Les bains généraux, comme les douches d'eau, durent pendant dix ou vingt minutes, tandis que la durée des douches locales gazeuses dépend de la susceptibilité plus ou moins grande des malades et des effets qu'on leur demande. Les applications topiques de l'eau mère à l'aide de compresses peuvent être prolongées pendant des heures et même pendant des journées entières.

Emploi thérapeutique. — Toniques, reconstituantes et très excitantes, les eaux chaudes et chlorurées sodiques fortes de Nauheim suractivent la circulation du sang et agissent puissamment sur l'enveloppe cutanée ; elles déterminent souvent la *poussée*. Prises à l'intérieur, elles sont laxatives et purgatives, suivant les sources ; l'eau de Kur-brunnen, constipante à la dose d'un demi-verre à un verre, est laxative à la dose de trois verres ; celle du Salzbrunnen a une action encore plus marquée, et l'on obtient des effets purgatifs avec un seul verre d'eau du Grosser-Sprudel.

Le lymphatisme et la scrofule, ainsi que la plupart des maladies qui s'y rattachent, forment la spécialisation de Nauheim. Il est rare, dit Rotureau, que trois ou quatre années au plus ne suffisent pas pour enrayer et guérir les manifestations scrofuleuses les plus étendues et les plus profondes. Ces eaux, grâce à leur puissante action sur l'hématose, donnent d'excellents résultats dans la chlorose et l'anémie ; il en est de même dans les rhumatismes chroniques, si rebelles qu'ils soient, et dans les affections du système nerveux, notamment dans la sciatique et dans l'hystérie. Les cachexies consécutives à la syphilis et aux excès vénériens, les pertes séminales involontaires et l'impuissance relèvent également de ces eaux qui ont encore dans leur sphère d'activité les maladies cutanées liées au vice strumeux (lupus en particulier), les troubles de la membrane muqueuse de l'estomac (anorexie, dyspepsie, pyrosis, etc.) et les engorgements simples du foie et de la rate.

La médication par le gaz carbonique s'adresse aux manifestations du rhumatisme (bain de gaz), aux troubles du mouvement et de la sensibilité, aux ulcères atoniques, aux maladies pustuleuses de la peau et à certaines affections des sens spéciaux (surdité, paralysie de la paupière supérieure, conjonctivites et kératites aiguës, amaurose au début et affections des fosses nasales). Dans tous ces états pathologiques, on emploie les douches gazeuses locales. Le traitement interne par ingestion du gaz carbonique a, dans ses indications, les estomacs qui fonctionnent mal ou à peine et déterminent, par suite, toutes les conséquences d'une nutrition incomplète.

Les eaux excitantes de Nauheim dont l'administration

exige beaucoup de prudence et de surveillance, chez les femmes surtout, sont *contre-indiquées* chez toutes les personnes pléthoriques et prédisposées aux congestions ou aux hémorragies actives.

La *durée de la cure* est de trente jours en général.

L'eau du *Kurbrunnen* et les eaux mères de Nauheim *s'exportent* dans toute l'Allemagne.

NEUENHAR (Prusse).

De Paris à Neuenhar par Chemins de fer de l'Est et chemins de fer allemands. — Trains express en 18 heures.

Neuenhar est une ville d'Eaux de la Prusse Rhénane, très renommée dans toute l'Allemagne.

La **Saison thermale** s'ouvre le 15 juin et se termine à la fin de septembre.

Topographie, climatologie. — Situés au pied du triste et froid plateau de l'Eifel (de 600 à 700 mètres d'altitude) qui a reçu le surnom de *Sibérie allemande*, les BAINS DE NEUENHAR se trouvent dans la vallée de l'Ahr, la plus profonde de toutes les vallées aboutissant au Rhin.

Sise à 87 mètres au-dessus du niveau de la mer, au milieu d'une région aussi pittoresque qu'accidentée, cette station n'est pas très éloignée des bords du Rhin; grâce à l'orientation de la partie inférieure de la vallée de l'Ahr qui se dirige de l'Ouest à l'Est, elle est protégée contre les vents du Nord par les montagnes du voisinage, et son climat est relativement doux.

Établissement thermal. — Construit au milieu d'un grand et beau parc, l'Établissement de Neuenhar répond, par son aménagement confortable et par son installation balnéothérapique, aux exigences de sa clientèle et de la science moderne. Il est alimenté par cinq sources thermominérales.

Les Eaux. — Les sources de Neuenhar appartiennent à la famille des eaux *bicarbonatées sodiques*, qui sont des plus rares en Allemagne. Ces fontaines artésiennes ne diffèrent entre elles que par leur température d'émergence.

Voici leurs noms et leur description sommaire :

Les deux sources *Augusta et Victoria*, dont la découverte ne remonte qu'à l'année 1856, sont les plus anciennes de la station ; elles émergent d'un forage artésien de 25 mètres de profondeur, la première à la température de 24°C. ; la seconde à 31° C. La *Kleiner Sprudel* ou source du Petit Bouillonnement, dont la température est de 35° C., jaillit du fond d'un puits de 70 mètres de profondeur. La *Marien Sprudel* (source bouillonnante de Marie) fait monter à sa 39° division la colonne d'un thermomètre centigrade ; la *Grosser Sprudel* (source du Grand Bouillonnement) est la fontaine la plus nouvelle, la plus chaude et la plus abondante de Neuenhar. Découverte en juillet 1861, elle eut pendant le cours du mois d'octobre de la même année plusieurs jaillissements assez puissants pour tarir complètement, pendant leur durée, les quatre autres sources. Il a fallu de longs et difficiles travaux de captage pour neutraliser ces phénomènes intermittents et régulariser le débit de la Grosser Sprudel; sa température d'émergence est de 43° C.

Les eaux de ces diverses sources, dont la composition élémentaire est en quelque sorte identique, sont claires, transparentes et limpides ; sans odeur, d'une saveur piquante et lixivielle avec un arrière-goût d'amertume, elles sont traversées par des bulles gazeuses qui viennent s'attacher en perles brillantes aux parois des verres.

La *Grosser Sprudel*, d'après l'analyse du docteur Nohr (1865), renferme les principes élémentaires suivants :

Eau = 1.000 grammes.

		gr.
Bicarbonate de soude	......	1.055
— de magnésie	......	0.450
— de chaux	......	0.305
Sulfate de soude	......	0.250
Chlorure de sodium	......	0.150
— de calcium	......	0.040
— de lithium	......	0.003
Acide silicique	......	0.050
Oxyde de fer et argile	......	0.010
		2.313

Gaz acide carbonique libre................... 0 lit. 750

Mode d'administration. — L'eau de Neuenhar s'emploie *intus* et *extra*; elle s'administre à l'intérieur à la dose de deux à huit verres que les buveurs ingèrent le matin à jeun et en faisant une promenade d'un quart d'heure entre chaque verre. La médication externe consiste en bains de baignoire d'une heure de durée et en douches variées de forme et de pression.

Emploi thérapeutique. – Les médecins allemands comparent les eaux bicarbonatées chlorurées de Neuenhar à celles de Vichy, de Carlsbad et d'Ems. A vrai dire, par leur température, par leur composition mixte et leur proportion de gaz carbonique, elles se rapprochent surtout des sources d'Ems et de Royat. Aussi, possèdent-elles, comme les eaux de ces deux dernières stations, une action complexe qui les distingue nettement des bicarbonatées sodiques franches. Toniques et reconstituantes par leur chlorure de sodium, elles présentent, dans une certaine mesure, les propriétés résolutives et altérantes des eaux alcalines.

L'action physiologique des sources de Neuenhar s'exerce principalement sur toutes les muqueuses dont elles excitent les fonctions. De ces propriétés découlent les indications spéciales de ce poste minéral. Parmi les maladies qui y sont traitées avec le plus de succès, on doit placer en première ligne, les dyspepsies et les autres troubles fonctionnels de l'appareil digestif résultant de la stase veineuse ou pléthore abdominale, les hépatites chroniques, les engorgements hépato-spléniques consécutifs à l'impaludisme, ainsi que les états morbides encore mal définis du pancréas. D'un emploi également avantageux pour combattre les affections catarrhales des organes uropoïétiques et même la diathèse urique et la goutte, elles donnent encore d'excellents résultats dans les catarrhes simples des voies aériennes (laryngites, pharyngites, trachéites, et bronchites chroniques). Loin d'avoir, comme leurs confrères d'Ems, la prétention de faire rentrer la phtisie pulmonaire dans la sphère d'activité des eaux de Neuenhar, les médecins de cette station en contre-indiquent formellement l'usage chez les phtisiques parvenus à la deuxième période de leur terrible maladie.

La *durée de la cure* est de vingt-cinq à trente jours.

L'eau de la *Grosser-Sprudel* est la seule qui *s'exporte*.

NIEDERBRONN (Alsace-Lorraine).

De Paris à Niederbronn (537 kilom.), par Chemin de fer de l'Est et chemins de fer allemands. Trajet par Metz et Bernningen.— Trains express en 13 h. 22 m. (1re cl., 41 fr. 55 et 13 mk. 30 pf.; 2e cl., 28 fr. 45 et 8 mk. 90 pf.; 3e cl., 18 fr. 65 et 5 mk. 85 pf.).

Niederbronn (Alsace-Lorraine) petite ville (3,300 hab.) de l'ancien département français du Bas-Rhin, est situé à la base du versant oriental de la chaîne des Vosges.

La Saison thermale s'ouvre le 1er juin et se termine le 15 septembre.

Topographie et climatologie. — Niederbronn, grâce à ses ressources hydrominérales aussi bien qu'à ses avantages topographiques, est une des stations les plus prospères de l'Alsace. Sise à 192 mètres au-dessus du niveau de la mer, la petite ville se trouve à l'entrée d'une délicieuse vallée reliant l'Alsace à la Lorraine, près de Bitche. Bâtie en partie sur le penchant de deux collines qui s'élèvent au pied du versant oriental des Vosges, elle est traversée dans toute sa longueur par le ruisseau de Falkenstein ; les hautes montagnes qui l'environnent, lui forment un encadrement magnifique. Du sommet de ces montagnes aux flancs boisés et aux crêtes couvertes de châteaux forts en ruines pour la plupart, on jouit d'un vue ravissante. L'œil embrasse, dit le docteur Kuhn, la plaine de la Basse-Alsace comme encadrée par les Vosges d'un côté, les montagnes de la Forêt-Noire de l'autre. Vers le Rhin, on voit s'élever majestueusement la flèche de la cathédrale de Strasbourg, à ses pieds on voit des plaines et des vallées verdoyantes qui font l'admiration de tous les visiteurs.

Au privilège d'une pareille situation topographique, cette ville d'Eaux joint les avantages du climat vosgien, sans en avoir tous les inconvients. Ainsi, durant la saison des eaux, le climat de Niederbronn est assez doux et présente une assez grande constance : il n'est point sujet à de trop brusques variations de température ; les orages sont très rares, dit le docteur Kuhn, relativement aux circonscriptions voisines ; ils passent le plus souvent au-dessus de la vallée et vont se déverser soit dans les forêts de la Bavière, soit dans le voisinage du Rhin qui n'est éloigné que de 7 à 8 lieues. Disons enfin que le renouvellement et l'agitation presque continuelle de l'air tempèrent la chaleur des jours les plus chauds de l'été ; vers la fin de cette saison, les matinées et les soirées deviennent assez froides pour nécessiter des vêtements de laine.

Etablissement thermal. — Niederbronn ne possède point d'Etablissement thermal proprement dit ; les cinq cents baignoires avec ou sans appareils de douches dont dispose cette station, sont disséminées dans les hôtels et la plupart des maisons de la ville. Un *Vauxhall*, vaste bâtiment à deux étages, construit en 1827 et distribué en salles de restauration, de lecture, de bals et de concerts, etc., est le lieu habituel de réunion des baigneurs ; ils y viennent dans le cours de la matinée boire leur eau au son d'un orchestre.

Les Eaux. — Les eaux *tièdes* et *chlorurées sodiques* de Niederbronn sont fournies par deux sources qui émergent à la température moyenne de 17°,8 C. d'un îlot de grès bigarré entouré de muschelkalk. La *Source Principale* qui a remplacé la *Petite Source* connue et utilisée du temps des Romains, se trouve à quelques mètres seulement du Vauxhall ; d'un débit de 2,880 hectolitres par jour, son eau claire, transparente et limpide au griffon, devient trouble, jaune et verdâtre dans le bassin de déversement ainsi que dans ses réservoirs où elle dépose un sédiment ocracé. Sans odeur caractéristique et d'une saveur fraîche et saline non désagréable au premier abord, elle cause bientôt une sensation de sécheresse à la bouche. On a observé qu'à certaines époques indéterminées et surtout après les orages, cette eau perdait momentanément sa teinte jaunâtre pour reprendre dans les bassins sa limpidité originelle.

Les sources de Niederbronn possèdent, d'après les recherches analytiques de Kosman (1860), la constitution chimique suivante :

Eau = 1.000 grammes.

		gr.
Chlorure de sodium		3.08857
— de calcium		0.79445
— de magnésium		0.31171
— de potassium		0.13198
— de lithium		0.00433
— d'ammonium		traces
Carbonate de chaux		0.17012
— de magnésie		0.00053
— de protoxyde de fer		0.01035
Sulfate de chaux		0.07417
Bromure de sodium		0.01072
Iodure de sodium		traces
Silicate de fer et oxyde de manganèse		0.01512
Silice pure		0.00100
Alumine		traces
Acide arsénieux		tra. tr. légères
		4.02805

	c.c.
Gaz azote (Robin)	17.66
— acide carbonique	10.64
	28.30

Mode d'administration. — Les eaux de Niederbronn s'emploient *intus* et *extra*, c'est-à-dire en boisson, en bains de baignoire, en douches, en injections rectales et vaginales. La médication externe, après avoir été exclusivement en usage depuis le moyen âge jusqu'au commencement du xviiie siècle, a fini par céder la première place au traitetement interne qui forme aujourd'hui la base de la médication de ce poste thermal. L'eau se prend à l'intérieur à des doses considérables (de huit à douze verres au minimum le matin à jeun et à un quart d'heure d'intervalle entre chaque verre). Rien de particulier à signaler sur l'emploi externe de ces eaux qui, comme toutes les chlorurées, rendent la peau plus dure et plus âpre au lieu de l'assouplir.

Emploi thérapeutique. — Toniques, reconstituantes et altérantes, les eaux salines de Niederbronn possèdent également les propriétés diurétiques, laxatives ou purgatives de leurs congénères. D'une digestion facile, elles augmentent l'appétit, facilitent les fonctions digestives et déterminent la congestion hémorroïdaire et utérine. La médication externe qui excite les systèmes sanguin et nerveux, ne provoque que très rarement une *poussée* de courte durée.

Ces eaux chlorurées sodiques moyennes ont dans leurs indications toutes spéciales les affections de l'appareil digestif et de ses organes annexes : dyspepsies de toute nature, accidents de la pléthore abdominale, engorgements hépatospléniques et calculs biliaires, constipations rebelles, états hémorroïdaires. Leur sphère d'action s'étend également aux manifestations multiples du lymphatisme et de la scrofule, aux rhumatismes chroniques et aux dermatoses (eczémas humides plus particulièrement) des sujets strumeux. Enfin, par ses propriétés toniques et reconstituantes, la médication *intus* et *extra* de Niederbronn est indiquée pour combattre les états pathologiques liés à la chloroanémie.

Les eaux de Niederbronn sont formellement *contre-indiquées* dans les maladies organiques du cœur et des gros vaisseaux ainsi que dans la phtisie pulmonaire à toutes ses périodes; elles doivent être également proscrites dans les fièvres intermittentes et dans les accidents consécutifs à l'empoisonnement paludéen chronique (engorgement du foie et de la rate) auxquels elles ne remédient nullement. (Rotureau.)

La *durée de la cure*, qui est en général de vingt jours, peut être prolongée chez certains malades pendant un mois et même six semaines.

L'eau de Niederbronn *s'exporte*.

PYRMONT (Valdeck).

De Paris à Pyrmont (780 kilom.). Chemin de fer du Nord et chemins de fer allemands. — Trajet par Cologne, Paderborn et Allenbecken. — Trains express en 19 heures. (1re cl., 56 fr. 40 et 20 mk. 30 pf.; 2e cl., 34 fr. et 15 mk.) — Service de la Compagnie internationale des wagons-lits.

Pyrmont (principauté de Valdeck), chef-lieu du comté de Pyrmont, est une des villes d'Eaux les plus célèbres de l'Allemagne.

La **Saison thermale** commence le 15 mai et se prolonge jusqu'à 15 octobre.

Historique, topographie et climatologie. — Sise à 112 mètres au-dessus du niveau de la mer, Pyrmont est la station thermale la plus septentrionale de l'Allemagne; cette petite ville dont la population atteint à peine 2,000 habitants pendant l'hiver, est bâtie sur les bords de l'Emner, au pied d'une chaîne de collines boisées. Avec ses grandes et confortables maisons, ses rues spacieuses et d'une propreté remarquable, ses belles promenades ombragées et ses environs pittoresques, Pyrmont serait un séjour des plus agréables pour les étrangers, si son climat n'était inconstant et sujet à de brusques et subites variations de température.

Etablissements thermaux. — Les deux Etablissements de bains de Pyrmont possèdent une installation aussi complète qu'irréprochable.

Le premier désigné sous le nom de *Stahlbadehaus* contient soixante grands et beaux cabinets de bains disposés le long d'un large corridor et munis de baignoires en pierre, en marbre ou en bois ; une salle de douches de toutes formes et de tous calibres et une salle pour les bains de vapeur.

Le second ou *Salzbadehaus* ne renferme que quarante cabinets de bains.

Les Eaux. — Les sources de Pyrmont dont la découverte ou l'emploi remonteraient au temps de Charlemagne, appartiennent par leur minéralisation différente à deux classes d'eaux minérales ; au nombre de six, les unes sont *ferrugineuses bicarbonatées* ou mieux *ferro-manganésiennes*, les autres *chlorurées sodiques*. Toutes ces fontaines sont froides (temp. de 12 à 15° centigrade) et dégagent des proportions énormes d'acide carbonique; elles émergent d'un terrain secondaire reposant sur un banc de grès rouge et recouvert par une couche de marne, etc.

Quatre sources sont employées exclusivement en boisson ; elles se nomment : *Stahlbrunnen* (source d'acier) ou *Trinkquelle* (temp. 12°,2, débit 100 hectolitres); *Helenenbrunnen* ou source d'Hélène (temp. 17°,7 C. ; débit 2,304 hectolitres) ; *Sauerlingebrunnen* ou source acidule et *Salzbrunnen* ou source salée. Les fontaines *Brodelbrunnen* (source bouillante) et *Badequelle* (source des bains) servent avec l'eau saline de la *Bohilochsoole* obtenue par un forage, à l'alimentation des Bains.

La source ferrugineuse qui a le plus contribué à asseoir la réputation de cette station est la *Stahlbrunnen*, ou *Pyrmonerwaser*, comme on l'appelle encore; son eau claire, limpide, inodore, d'une saveur sensiblement ferrugineuse, traversée par de nombreuses petites bulles gazeuses, dépose au fond et sur les parois de son bassin une couche assez épaisse de rouille.

La *Salzbrunnen* ou *source salée* dont la température d'émergence est de 10°,5 C. débite une eau d'une transparence et d'une limpidité parfaites, qui possède à la suite de la perte de son gaz carbonique, un goût à la fois salin et amer assez fortement prononcé pour être désagréable.

Ces deux sources principales, d'après les analyses de Wiggers (*Stahlbrunnen,*) et de Bronch et Kruger (*Salzbrunnen*) possèdent la constitution chimique suivante :

Eau = 1.000 grammes.

	Stahlbrunnen	Salzbrunnen
	gr.	gr.
Sulfate de chaux....................	0.761214	0.55160
— de baryte....................	0.000285	»
— de strontiane..............	0.003499	»
— de potasse................	0.015825	»
— de soude.................	0.040219	1.22160
— de magnésie...............	0.435168	»
— de lithine................	»	0.00870
Iodure de sodium...................	0.000015	»
Bromure de sodium..............	0.000086	»
Nitrate de soude....	0.000152	»
Chlorure de sodium................	0.152326	6.54980
— de magnésium	»	1.20760
— de lithium...............	0.000951	»
— d'ammonium..............	0.002019	»
Phosphate d'alumine	0.000053	»
— de chaux................	0.000080	»
Carbonate de chaux................	0.697902	»
— de soude.................	»	0.65380
— de magnésie.....	0.000335	0.69200
— d'oxyde de manganèse...	0.004306	»
— de fer...................	»	0.00650
Bicarbonate de magnésie..........	0.053613	»
— d'oxyde de manganèse..	0.004306	»
Acide silicique....................	0.60510	»
	2.249019	10.89460
	c.c.	c.c.
Gaz acide carbonique libre.........	1271.05	707.13

Mode d'administration. — Les eaux de Pyrmont sont utilisées *intus* et *extra* (boisson, bains de baignoire et de vapeur, douches variées). Par suite de leur minéralisation, ces eaux employées principalement à l'intérieur, donnent lieu à deux modes de traitement parfaitement distincts ; toutefois, les médecins de cette station associent assez souvent, par le mélange des eaux, la médication *ferrugineuse* à la médication *chlorurée sodique*. En général, l'eau des fontaines *ferrugineuses* dont le prototype est toujours la célèbre *Stahlbrunnen*, se boit pure ou coupée de petit-lait de vache à la dose de deux à six verres par jour, ingérés le matin à jeun ou bien encore le soir un peu avant l'heure du souper. Les eaux *chlorurées* (*Salzbrunnen*) se prennent de la même façon et aux mêmes doses.

L'expérience a démontré qu'à Pyrmont, dit Rotureau, les malades doivent s'abstenir avec le plus grand soin, pendant la durée de la cure, des mets acides, de haut goût, d'une digestion difficile, des fruits de toute espèce et surtout des fraises. Les recommandations à cet égard sont si générales et si absolues, que la nourriture offerte dans les hôtels, même aux personnes qui ne suivent pas un traitement, a subi la rigueur des prescriptions médicales, à ce point, qu'il serait impossible d'y obtenir les mets ou les accessoires qui ont été frappés d'exclusion.

Emploi thérapeutique. — Les sources de Pyrmont appartenant à deux classes d'eaux différentes, constituent deux groupes distincts possédant, chacun, des effets physiologiques et thérapeutiques propres. Ces effets demandent à être étudiés séparément.

Les *eaux ferrugineuses* n'ont pas une action physiologique très accusée ; toniques et reconstituantes par le fer et le manganèse qu'elles contiennent, elles devraient à l'acide arsénieux signalé par l'analyse, des propriétés altérantes. La *Stahlbrunnen* et ses congénères ont dans leurs indications thérapeutiques spéciales : — les accidents morbides si nombreux et si divers de la chlorose et de l'anémie, les convalescences des maladies longues et graves, les organismes affaiblis par la spermatorrhée ou par des excès de diverse nature, les cachexies d'origine paludéenne, les paralysies hystériques, choréiques, etc. Ces eaux comparativement faibles, conviennent à la catégorie de malades auxquels, comme le fait judicieusement observer Rotureau, il faut prescrire à dose modérée et de manière à éviter les inconvénients inhérents à l'emploi des qualités plus fortes, l'usage du fer et du manganèse unis à une certaine proportion de gaz carbonique.

Les *sources chlorurées* possèdent les propriétés physiologiques et thérapeutiques des eaux de cette classe. C'est ainsi que la *Salzbrunnen* qui constipe à faible dose et purge à dose élevée, est tonique, stimulante et altérante ; sous l'influence de son usage, l'appétit se relève, les fonctions digestives se régularisent, l'assimilation se fait mieux et par suite la nutrition est plus complète.

Les troubles fonctionnels des organes digestifs (les dyspepsies acides principalement) les accidents de la pléthore abdominale et les constipations rebelles sont bientôt améliorées ou guéries par ces eaux chlorurées dont l'indication est encore plus précise dans les manifestations multiples de la scrofule, de même que chez les jeunes sujets présentant les attributs du lymphatisme exagéré.

La durée de la cure varie de quinze jours à six semaines.

L'eau de Pyrmont (Sthalbrunnen) *s'exporte* sur une grande échelle.

RIPPOLDSAU (Bade).

De Paris à Rippoldsau (598 kilom.) par chemin de fer de l'Est, chemins de fer allemands et route de voitures. — Trajet par Strasbourg et Wolfach. Trains express en 16 heures. (1ʳᵉ cl., 56 fr. 95 et 8 mk. 83 pf.; 2ᵉ cl., 39 fr. et 6 mk. 83 pf.). Service de la Compagnie internationale des wagons-lits.
Route de poste (20 kilom.) de Wolfach à Rippoldsau. — Trajet par diligence en 2 h. 20 m. (Prix : 2 mk. 20 pf.)

Rippoldsau (Grand-Duché de Bade) est situé dans la forêt Noire, à 470 mètres d'altitude, au fond d'une vallée entourée de hautes montagnes et arrosée par la Kniebis.

La **Saison thermale** commence le 15 mai et se termine le 30 septembre.

Les **Bains de Rippoldsau** sont fréquentés pendant la saison des eaux par plusieurs milliers d'étrangers. Un beau site au milieu des hautes montagnes de la forêt Noire, un climat très salubre et assez doux, enfin de ressources hydro-minérales abondantes sinon très variées, telles sont les causes de la prospérité de cette station. Elle possède un **Etablissement thermal** formé par la réunion des dix corps de bâtiment où se trouvent réunis tous les modes du traitement hydro-balnéothérapique.

Les baigneurs ont à leur disposition des voitures, des chevaux et des ânes pour les excursions dans les environs qui sont aussi pittoresques que charmants. On peut visiter la belle vallée de *Schappach*, le mont *Kniebis*, les sources de la *Wolfach* et de l'*Eichelbach*, *Griesbach* et les autres villes d'Eaux voisines, etc., etc.

Les Eaux. — Les sources de Rippoldsau, au nombre de quatre, sont connues depuis le xii° siècle; elles appartiennent à la classe des *ferrugineuses bicarbonatées;* les fontaines *Josephsquelle* (source de Joseph), *Wenzelsquelle* (source de Wenzel), *Léopoldsquelle* (source de Léopold) et *Badequelle* (source des Bains), émergent à des températures variant de 8 à 10° C. ; elles ne diffèrent entre elles que par la différence quantitative de leurs mêmes principes minéralisateurs. Claire, transparente et limpide, leur eau très gazeuse possède une saveur piquante, acidule et légèrement styptique. Le goût de la source Léopold est faiblement hépatique.

Nous rapportons ici, d'après l'analyse de Bunsen (1855) la composition élémentaire de la *Josephsquelle* et de la *Wenzelsquelle;* cette dernière source est la plus ferrugineuse de l'Allemagne.

Eau = 1.000 grammes.

	Wenzelsquelle.	Josephsquelle.
	gr.	gr.
Bicarbonate de chaux	1.4541	1.6848
-- de magnésie	0.1042	3.0707
-- de fer	0.1229	0.0514
— de manganèse	0.0030	0.0043
Sulfate de chaux	0.0576	0.0557
— de magnésie	0.1822	0.2430
— de soude	1.0588	0.2130
— de potasse	0.0461	0.0605
Chlorure de magnésium	0.0687	0.0847
Alumine	0.0173	0.0044
Acide silicique	0.0973	0.0572
Arsenic, acide phosphorique et matières organiques	traces	traces
	3.2123	3.5207

	c.c.	c.c.
Gaz acide carbonique à demi combiné	261.71	2811.90
Gaz acide carbonique à demi et entièrement combiné	523.42	563.80
Gaz acide carbonique libre	1006.56	938.86
— azote libre	2.12	0.34
	632.10	1553.00

Emploi thérapeutique. — Employées *intus* et *extra* (boisson, bains, douches et bains de gaz carbonique), les eaux de Rippoldsau se prennent surtout à l'intérieur (dose : de quatre à huit verres dans la matinée). Tout en possédant les propriétés des sources ferrugineuses, elles sont légèrement laxatives, en raison du sulfate de soude qu'elles renferment. Ces eaux d'une minéralisation relativement très effective, réclament des ménagements dans leur emploi. On peut commencer, fait observer Rotureau, par une source moins riche en éléments chalybés et renfermant plus de sels (*Josephsquelle*) et passer graduellement (*Leopoldsquelle*) aux eaux plus fortement ferrugineuses ou légèrement laxatives (*Wenzelsquelle*).

La chloro-anémie et les troubles fonctionnels qui en dérivent ; les affections dyspeptiques dépendant d'un état atonique des organes digestifs ; les accidents de la pléthore abdominale ; la faiblesse générale et la cachexie paludéenne ; telles sont les principales maladies relevant tout spécialement des eaux de Rippoldsau. Celles-ci sont encore utilisées avec avantage dans les affections calculeuses où catarrhales des voies urinaires, dans les maladies de la glande hépatique, dans les formes torpides du rhumatisme et de la goutte, etc. Elles passent enfin dans le pays pour un vermifuge assuré (Robert).

La *durée de la cure* est, en général, de vingt-cinq à trente jours.

L'eau de Rippoldsau *s'exporte*.

SALZBRUNN (Prusse).

De Paris à Salzbrunn (1,432 kilom.), par Chemin de fer du Nord et chemins de fer allemands. — Trajet en 34 heures par trains express. (1re cl., 123 fr. 45 et 27 mk. 40 pf.; cl. mixte, 101 fr. 60 et 20 mk. 60 pf.) Service de la Compagnie internationale des wagons lits.

Salzbrunn (province de Silésie) est une petite ville de 2,000 habitants, bâtie sur les rives du Salzbach; elle se divise en trois parties dont l'une, dite *Unter Salzbrunn*, contient les sources et l'Etablissement de bains.

La **Saison thermale** commence le 15 juin et se termine le 1er septembre.

Les **Bains de Salzbrunn** sont situés à 382 mètres au-dessus du niveau de la mer, sur les bords du Salzbach, dans une jolie vallée du Riesengeberge, exposée malheureusement aux intempéries du climat des montagnes. Cette station reçoit néanmoins, chaque année, de deux à trois mille malades. Son Etablissement thermal ne laisse rien à désirer sous le rapport de l'aménagement et de l'installation hydro-balnéothérapique.

Le parc de l'Etablissement, un Kursaal, un théâtre et plusieurs belles promenades, constituent autant d'agréments pour les hôtes accidentels de Salbrunn. Ceux-ci peuvent encore visiter dans les environs les ruines du *Zeiskenschloss*, la vallée de *Furstenstein* et son beau château, etc.

Les **Eaux.** — Les Bains de Salzbrunn sont alimentés par *dix* sources *froides* et *bicarbonatées sodiques*, qui ne sont utilisées en médecine que depuis une cinquantaine d'années. Ces fontaines émergent du grauwach à des températures variant de 7°,5 à 9° centigrades; les deux principales, reliées entre elles par une colonnade de 1,000 mètres de longueur, se nomment: *Oberbrunnen* ou source supérieures; (débit: 98 hectolitres) et *Muhlbrunnen* ou source du Moulin (débit: 52 hectolitres). L'eau de la première est claire, transparente, inodore, très pétillante et d'une saveur styptique avec arrière-goût salé; celle de la seconde, plus gazeuse et plus styptique, est beaucoup plus agréable à boire.

Voici la composition chimique de l'Oberbrunnen, d'après l'analyse de Valentiner (1866);

Eau = 1.000 grammes.

	gr.
Bicarbonate de soude	2.327
— de lithine	0.013
— de chaux	0.459
— de strontiane	0.004
— de magnésie	0.484
— d'oxyde de fer	0.0002
Silicate de soude	0.458
— de potasse	0.028
Chlorure de sodium	0.165
Alumine et acide phosphorique	0.001
Gaz acide carbonique combiné (12cc 1)	0.024
— — — libre (60cc.2)	1.193
	5.1542

Emploi thérapeutique. — Les eaux de Salzbrunn sont utilisées en boisson (*Ober* et *Muhlerunnen*) et en bains; en outre, le traitement hydrominéral se trouve généralement associé à la *cure séro-lactée*.

Ces eaux sont préconisées d'une façon spéciale dans le traitement des affections catarrhales des voies respiratoires. Si leur emploi, dit Durand-Fardel, ne peut être considéré comme anti-diathésique à proprement parler, du moins il s'applique à certains cas de phtisie que prédomine un état névropathique ou pléthorique. L'eau des fontaines Ober et du Moulin, comparée par Osann à l'eau de Seltz sous le rapport des propriétés apéritives et diurétiques, possède sur la muqueuse intestinale une action légèrement dérivative. Cette action est mise à profit pour combattre les troubles dyspeptiques liés à la stase veineuse abdominale.

La *durée de la cure* est de 25 à 30 jours en général.

Les eaux de Salzbrunn *s'exportent* sur une très grande échelle.

SCHLANGENBAD (Nassau).

De Paris a Schlangenbad (642 kilom.) par Chemin de fer de l'Est et chemins de fer allemands. — Trajet par trains express en 19 h. 10 m. (1re cl., 79 fr. 20; 2e cl. 61 fr. 15).

Schlangenbad (district de Langenschwalbach), est une des stations prospères de la région du Taunus.

La **Saison thermale** commence le 1er juin et se termine le 30 septembre.

Topographie, climatologie. — Schlangenbad *(Bains des Serpents)* dont le nom vient d'un petit serpent inoffensif, le *coluber flavescens,* assez commun dans les bois environnants, se trouve dans cette magnifique région du Taunus, si riche en sources minérales. Situé à deux heures de Bieberich et à trois heures de Wiesbaden, le *village thermal de Schlangenbad* est bâti à 300 mètres au-dessus du niveau de la mer, au fond d'une étroite vallée et sur les flancs du versant sud-suest du Taunus. Ce hameau, composé d'une centaine de maisons au plus, est pour ainsi dire isolé du monde au milieu des collines boisées qui l'enclosent ; la beauté presque sauvage du lieu, le calme et la sérénité de la nature donnent un charme singulier à ce séjour paisible, si bien fait pour reposer l'esprit et le corps des agitations de la vie mouvementée des grandes villes.

Dans cette vallée que traverse la petite rivière de la Waltaffet l'atmosphère est d'une pureté remarquable, le climat doux malgré certaines variations de température assez brusques.

Établissements thermaux. — Schlangenbad, qui reçoit pendant la saison des eaux deux mille baigneurs environ, possède *trois Établissements thermaux* dont l'aménagement confortable et l'installation balnéaire répondent aux exigences de leur clientèle et de la science moderne. Dans chacun de ces Établissements, les cabinets de bains aux baignoires en ciment et en marbre du pays, sont vastes et bien éclairés ; les piscines larges et assez profondes pour la natation ; les salles de douches pourvues d'appareils de tout genre.

Les Eaux. — Huit sources principales alimentent les Bains de Schlangenbad ; elles se nomment : *Rohrenbrunnen* ou source du Tuyau ; *Ploch'schenquelle*, ou source de Ploch, découverte en 1856 ; *Pferdbad*, ou bain des chevaux ; *Schachtbrunnen*, ou source du Puits et *Badwièse*, ou source de la Prairie. Les autres fontaines portent le nom des Etablissements qu'elles desservent.

Toutes ces sources — *bicarbonatées calciques faibles* — émergent des flancs du Taunus à des températures variant de 27° à 36°,6 C. ; elles présentent entre elles la plus étroite parenté sous le rapport de leurs caractères physiques et chimiques. Claire, limpide et transparente, leur eau, très analogue à l'eau ordinaire, ne possède ni odeur, ni saveur caractéristiques ; elle laisse dégager aux griffons de rares bulles gazeuses, et il se forme à la face interne du couvercle des réservoirs de belles stalactites blanches d'une texture lamelleuse (de 3 à 6 cent. de longueur), constituées par du carbonate de chaux.

L'eau de Schlangenbad, dont le poids spécifique est de 1,005, renferme d'après l'analyse de Frésénius (1856) les éléments constitutifs suivants :

Eau = 1.000 grammes.

	gr.
Chlorure de sodium	0.237757
— de potassium	0.005844
Carbonate de chaux	0.032667
— de soude	0.010290
— de magnésie	0.008215
Sulfate de potasse	0.011868
Phosphate de soude	0.000620
Silice	0.032623
	0.337884

	c.c.
Gaz acide carbonique libre (Helft)	44

A la suite de ses nouvelles recherches (1877), Helft a constaté dans cette eau la présence de la lithine, de la strontiane, de l'hydrogène sulfuré et du brome.

Emploi thérapeutique. — Les eaux de Schlangenbad sont utilisées en boisson (S. Rohrenbrunnen) et en bains ; toutefois, c'est l'usage externe qui constitue la base fondamentale de la médication de ce poste thermal.

La plupart des auteurs allemands ont prêté à ces eaux *indifférentes ou indéterminées*, des propriétés diverses que Rotureau conteste avec raison, pour n'avoir pu les vérifier sur place. Ainsi donc, leur action diurétique ou légèrement purgative (Bertrand), de même que leurs propriétés cosmétiques ne seraient rien moins que prouvées. D'autre part, les étrangers ne sont pas plus incommodés que les habitants du pays par l'usage journalier que l'on fait de ces eaux pour la préparation des aliments. En conséquence, nous n'accorderons aux eaux de Schlangenbad que leurs seules vertus thérapeutiques indiscutables ; celles-ci se résument dans une action sédative et déprimante sur le système nerveux. A ce titre, elles possèdent dans leur spécialisation les névroses en général et plus particulièrement l'hystérie avec tout son grand cortège d'accidents morbides ; les névralgies rebelles ; les hyperesthésies générales ou partielles, à quelque dyscrasie ou à quelque lésion organique qu'elles se rattachent. Les Bains de Schlangenbad peuvent être utilisés avec avantage chez les hypocondriaques, les rhumatisants et les goutteux présentant un état d'érétisme évident, de même que dans les affections cutanées, aiguës ou voisines de l'état aigu dont la douleur est le symptôme principal.

Cette action sédative et antispasmodique des bains de Schlangenbad a établi leur renommée ; elle leur a valu le nom de Bains de Dames, et ils passent encore aujourd'hui pour entretenir la fraîcheur de la peau et conserver aux femmes tous les attributs de la jeunesse. Ces prétendues vertus nous paraissent aussi fantaisistes que l'action curative prêtée à ces eaux dans la phtisie pulmonaire, les coliques hépatiques, les catarrhes de la vessie, etc.

La *durée de la cure hydrominérale* de Schlangenbad, où les malades peuvent suivre des *cures de petit-lait et de raisin*, varie de un à plusieurs mois.

L'eau de Schlangenbad *s'exporte*.

SCHWALBACH (Nassau).

De Paris a Schwalbach (654 kilom.) par Chemin de fer de l'Est, chemins de fer allemands et route de voiture. — Trajet par Pagny-sur-Moselle, Metz et Eltville. — Trains express en 20 h. 25 m. (1ʳᵉ cl., 79 fr. 20; 2ᵉ cl., 55 fr. 05.)

Schwalbach ou **Laugen-Schwalbach,** comme on appelle encore cette petite ville (3,000 hab.) du Nassau, doit ses origine, son antique célébrité et sa prospérité actuelle à ses eaux minérales.

La **Saison thermale** commence le 15 mai et finit avec le mois de septembre.

Topographie et climatologie. — La petite ville de Schwalbach, formée en quelque sorte par une seule et longue rue bordée d'hôtels et de maisons garnies, est bâtie à 300 mètres au-dessus du niveau de la mer, au fond d'un vallon supérieur du Taunus ; ce vallon est dominé de tous côtés par des montagnes abruptes et arides ou couvertes de culture.

Le climat de cette vallée protégée seulement du côté nord, est soumis à de brusques transitions de température. En conséquence, les baigneurs doivent se munir de vêtements chauds et légers ; les uns pour les matinées et les soirées qui sont fraîches, les autres pour le milieu du jour dont la chaleur est accablante pendant l'été.

Établissements thermaux. — Cette station possède deux Établissements : le *Bain Royal* (Kœnigliches Badhaus) et l'*Établissement du Lindenbrunnen* laissent peu à désirer sous le rapport de l'aménagement et de l'installation balnéothérapique ; le premier peut donner 600 bains par jour, et le second 150 bains. En outre de ces Thermes, il existe quelques petites maisons de bains d'une installation médiocre.

Les Eaux. — De nombreuses sources minérales jaillissent sur le territoire de Schwalbach et dans les hameaux environnants. Les principales fontaines qui alimentent la

Trinkhalle et les Bains se nomment: *Weinbrunnen* (source du vin) ; *Paulinenbrunnen* (source de Pauline); *Rosenbrunnen* (source des roses) ; *Sthalbrunnen* (source ferrugineuse); *Ehebrunnen* (source des époux) ; *Neuebrunnen* (source nouvelle); *Lindenbrunnen* (source des tilleuls); *Sprudelbrunnen* (source du tourbillon); *Reservoirquelle* et *Leilgrabenquelle* (sources du réservoir et du navire), découvertes en 1873.

Ces sources, connues pour la plupart au temps des Romains et devenues célèbres à partir du XVIe siècle, sont *athermales*, *ferrugineuses bicarbonatées* et *carboniques fortes ;* elles émergent du schiste argileux à des températures variant de 7°,5 à 11 degrés centigrades. Leur eau, très pétillante et très limpide, laisse néanmoins déposer sur les parois des bassins une couche de rouille plus ou moins épaisse; d'une saveur fraîche, acidule et atramentaire, elle emprunte au gaz carbonique qui la traverse sans cesse son odeur exclusivement piquante. Ces caractères généraux sont plus ou moins accusés suivant les sources dont la pesanteur spécifique varie de 1,000638 (*Sthalbrunnen*) à 1,001510 (*Weinbrunnen*).

Voici d'après l'analyse de Frésénius (1855) la composition élémentaire des *Sources du Vin* et *Ferrugineuse*.

Eau = 1.000 grammes.

	Veinbrunnen.	Sthalbrunnen.
	gr.	gr.
Bicarbonate de soude	0.18842500	0.01583850
— de chaux	0.43939510	0.10906530
— de magnésie	0.45873210	0.16299400
— d'oxyde de fer	0.04439120	0.06433540
— d'oxyde de manganèse	0.00697120	0.01414420
Sulfate de soude	0.00475820	0.00608408
— de potasse	0.00573620	0.00287600
Chlorure de sodium	0.00562790	0.00516330
Acide silicique	0.03571200	0.02482980
Phosphate de soude	traces	traces
Borate de soude	faibles traces	traces
Matières organiques		
	1.18875200	0.46603240
	c.c.	c.c.
Gaz acide carbonique libre	1349.670	208.520
— hydrogène sulfuré	0.243	0.243
	1349.913	208.753

Mode d'administration. — Les eaux de Schwalbach qui s'employaient exclusivement à l'intérieur dans les siècles derniers, sont utilisées depuis 1828 *intus* et *extra*. Les sources uniquement réservées à la boisson sont la *Sthalbrunnen* et la *Source du Vin* ainsi nommée, dit-on, en raison de l'espèce d'ivresse que détermine l'ingestion de son eau à doses répétées. La source *Pauline* est administrée en boisson et en bains ; les autres sources ne servent qu'à l'alimentation des bains et sont, suivant les circonstances, additionnées de drèche ou de plantes aromatiques.

Emploi thérapeutique. — Ces eaux-là, celle Sprudelbrunnen qui ne renferme aucune trace de fer, occupent un rang élevé dans la classe des eaux ferrugineuses. Toniques, analeptiques et reconstituantes à un haut degré, elles sont agréables à boire et d'une assimilation facile, grâce à leur grande quantité de gaz carbonique. Leurs appropriations thérapeutiques découlent de leur constitution même.

Elles sont indiquées dans tous les cas où s'impose une médication réparatrice, c'est-à-dire dans le traitement et la guérison des états morbides dépendant soit d'une altération dans les éléments du sang, soit d'une déperdition dans l'influx nerveux. D'une efficacité incontestable dans la chlorose, l'anémie et les accidents qui en dérivent ; dans les cachexies d'origine paludéenne ou autre ; dans les états de faiblesse, suite de maladies longues et graves, d'excès, d'hémorrhagies ; la médication de Schwalbach est également d'un emploi avantageux, comme traitement complémentaire de l'éréthisme nerveux, après l'usage des eaux peu minéralisées et sédatives.

La *durée de la cure*, en général de trente jours, se trouve souvent prolongée.

Les eaux de Schwalbah (*Weinbrunnen*), s'exportent sur une très grande échelle. Leur exportation s'élève à plus de 1,500,000 cruchons par an.

SELTERS ou SELTZ (Nassau).

Selters ou **Nieder-Selters,** petit village situé à 40 kilomètres de Mayence, dans une riante et fertile vallée du Taunus, possède sur son territoire une source minérale dont les eaux sont renommées et expédiées dans le monde entier.

Les Eaux. — La source de Selters d'un débit de 286 hectolitres environ par vingt-quatre heures, émerge à 148 mètres au-dessus du niveau de la mer d'un banc d'ardoises à pyrites ; elle est *athermale, chlorurée sodique et gazeuse.* Son eau, d'une limpidité et d'une transparence parfaites, laisse continuellement échapper de petites bulles gazeuzes qui la font pétiller dans les verres ; sa saveur tout à la fois ferrugineuse et un peu alcaline avec une légère pointe de sel, est néanmoins très fraîche et agréable au goût. Cette eau dont la température native est de 16°,8 et la pesanteur spécifique de 1,0037, abandonne par son exposition à l'air libre un dépôt ocreux.

La source de Selters, d'après l'analyse de Frésénius (1868), contient les principes minéralisateurs suivants :

Eau = 1.000 grammes.

	gr.
Carbonate de soude	0.838918
— de lithine	0.003005
Carbonate d'ammoniaque	0.004502
— de baryte	0.000160
— de strontiane	0·002093
— de chaux	0.205897
— de magnésie	0.194102
— d'oxyde de fer	0.002909
— de manganèse	0.000489
Chlorure de sodium	2.241225
— de potassium	0.016925
Bromure de sodium	0.000873
Iodure de sodium	0.000032
Sulfate de potasse	0.044448
Phosphate de soude	0.000221
Nitrate de soude	0.005866
Phosphate d'alumine	0.000413
Silice	0.020400
Flocons ocreux en suspension	0.001498
	3.673976

	c.c.	gr.
Gaz acide carbonique combiné.......	295.75	0.585894
— — libre..........	1083.00	2.146011
— — azote..........	1.19	0.003924
	1379.94	2.735829

Emploi thérapeutique. — L'eau de Selters ou de Seltz, qui a été pendant longtemps la plus connue des *Eaux de table*, est encore décrite par la plupart des auteurs comme une eau *hygiénique* ou *d'agrément*. Nous ferons observer que, par la quantité notable de chlorure sodique qu'elle renferme, elle doit être classée parmi les *eaux médicinales*. Ses propriétés digestives, toniques et reconstituantes indiquent suffisamment ses applications thérapeutiques.

L'eau de Selters s'*exporte* en quantité considérable.

SODEN et KRONTHAL (Nassau).

De Paris à Soden (721 kilom.). Chemin de fer de l'Est et chemins de fer allemands. — Trains express en 26 h. (1ᵉ cl., 78 fr. 80 et 1 mk. 30 pf.).

Soden, petite ville de 1,400 habitants, est bâtie au milieu d'une plaine, située au pied du Taunus à 145 mètres au-dessus de la mer. Dans ses environs (de 45 minutes à 1 h.) se trouve le hameau de **Kronthal**, entouré de hauteurs boisées et dominé par le château et la ville de Kronberg.

Grâce à la chaîne du Taunus qui les abrite des vents du Nord, ces stations possèdent un climat d'une douceur égale.

La **Saison thermale** commence le 15 mai et finit avec le mois d'octobre.

Établissements thermaux. — L'Établissement thermal de Soden dont la création remonte à l'année 1871, ne laisse rien à désirer sous le rapport de l'aménagement et de l'installation balnéothérapique ; il renferme des cabinets de bains, des salles de douches, une division pour bains de *gaz acide carbonique*, etc. L'Établissement de Kronthal offre aux malades les divers modes de la médication hydrominérale externe et interne (boisson pure ou coupée de petit-lait, bains de baignoire et de vapeur, douches de toutes formes et de tout calibre, inhalations).

Les Eaux. — Vingt-quatre sources émergent du terrain tertiaire, à des températures variant de 15 à 31 degrés centigrades sur le territoire de Soden. Ces fontaines froides ou chaudes, appartiennent à la classe des eaux *chlorurées sodiques ;* connues depuis le xv⁰ siècle, elles sont généralement désignées par des numéros d'ordre. Les sources les plus importantes sont : la *Milchbrunnen* ou source de lait (n° 1 ; temp. 25° C.) ; la *Soolsbrunnen* ou source de Saline (n° 4 ; temp. 20° C.) ; la *Wiesenbrunen* (n° 18 ; temp. 15° C.) et la *Sprudel* (temp. 31°C.) qui est la plus chaude et l'une des plus riches en chlorure sodique et en gaz.

Kronthal possède trois sources froides qui jaillissent à 170 mètres au-dessus du niveau de la mer ; ces fontaines, connues et employées depuis longtemps, sont *chlorurées sodiques moyennes, ferrugineuses faibles* et *carboniques fortes :* leur température d'émergence varie de 13°,7 à 17 degrés centigrades. La *Wilhemsquelle* (source de Guillaume), la *Stahbquelle* et l'*Apoliniusquelle* débitent une eau très gazeuse et pétillante qui est claire, limpide, d'une odeur piquante d'acide carbonique et d'un goût tout à la fois acidule, salin et ferrugineux.

La *Source saline* de Soden, d'après les recherches analytiques de Liebig, et la *Wilhemsquelle* de Krontal (analyse de Lowe, 1879) renferment les principes suivants :

Eau = 1.000 grammes.

	Soolbruunen.	Wilhemsquelle.
Chlorure de sodium	14.9036	3.54194
— de potassium	0.1502	5.06828
— de lithium	»	traces
— d'ammonium	»	0.00606
— de calcium	»	0.02186
— de magnésium	»	0.06161
Sulfate de chaux	0.0495	0.03054
Phosphate de chaux	»	0.00150
Arséniate de chaux	»	0.00055
Carbonate de magnésie	0.0383	0.09500
— de chaux	1.1239	»
— d'oxyde de fer	0.0899	»
Alumine	0.1149	»
Silice	0.0651	»
	2.9310	4.65536
	cc	cc.
Gaz acide carbonique libre	47	1.383

Emploi thérapeutique. — Les eaux des sources de Soden et Krontal, comme les chlorurées ferrugineuses, sont toniques, excitantes et altérantes ; laxatives en raison du chlorure de sodium qu'elles renferment, le gaz carbonique dont elles sont chargées les rend d'une ingestion agréable et d'une digestion facile. Si le lymphatisme et la scrofule sont au premier rang de leurs indications, elles conviennent également dans la chlorose et l'anémie ainsi que dans tous les accidents de la pléthore abdominale. Ces eaux donnent encore d'excellents résultats dans toutes les affections simples des muqueuses des organes respiratoires.

La *durée de la cure* est de vingt-cinq à trente jours.

SOULTZBACH (Alsace-Lorraine).

De Paris à Soultzbach (584 kilom.) par Chemin de fer de l'Est, chemins de fer allemands et route de voitures. — Trajet par Nancy, Strasbourg, Colmar et Walbach. — Trains express on 13 h. 50 m. (1re cl., 57 fr. 40 et 8 mk 30 pf ; 2e cl., 39 fr. 65 et 4 mk 25 pf.). — Service de la Compagnie internationale des wagons-lits. Route de voitures (3 kilom.) de Walbach à Soultzbach.

Soultzbach (Alsace) est un gros village (10,000 hab.) de la vallée de Munster, appartenant à la région vosgienne.

La Saison thermale commence le 15 mai et finit avec le mois de septembre.

La station de Soultzbach est visitée chaque année par autant de touristes que de baigneurs ; elle doit sa prospérité à ses ressources hydrominérales aussi bien qu'à sa situation privilégiée dans une des plus belles et plus pittoresques vallées de la chaîne des Vosges. Ces Bains sont situés à l'entrée d'un des vallons latéraux de la grande vallée de Munster, et « il est peu de contrées, dit A. Robert, qui offrent des sites aussi beaux que les environs de Soultzbach. Tantôt riant, tantôt sévère et grandiose, le paysage procurera aux touristes les émotions les plus vives et les plus variées; quant au géologue et à l'historien, nulle part ils ne trouveront de plus riches moissons à amasser.

Etablissement thermal. — L'Établissement, restauré et agrandi il y a une trentaine d'années environ, répond par son aménagement et par son installation balnéothérapique aux exigences de sa clientèle et de la science moderne. Il est largement alimenté par *trois* sources *athermales* et *ferrugineuses bicarbonatées*.

Les Eaux. — La *Grande source*, la *Petite source* et la *source des Bains* (débit : 104 hectol.) sont connues et utilisées depuis le commencement du siècle dernier; elles émergent d'un mamelon argileux à la température de 10°,5. Ces fontaines, par suite de leur communauté d'origine, ont les mêmes caractères physiques et la même constitution chimique. Leur eau claire, transparente, limpide, et très gazeuse possède une saveur fraîche, piquante et ferrugineuse; elle abandonne sur les parois intérieures des bassins de captage un dépôt de couleur rouge brun.

Les sources de Soultzbach renferment, d'après l'analyse d'Oppermann (1854), les éléments suivants :

Eau = 1.000 grammes.

	gr.
Acide carbonique libre	2.0435
Bicarbonate de soude	0.9195
— de lithine	0.0087
— de chaux	0.6980
— de magnésie	0.2603
— ferreux	0.0320
Sulfate de potasse	0.1147
— de soude	0.0092
Chlorure de sodium	0.1342
Alumine	0.0062
Silice	0.0567
Acide phosphorique, borique et arsénique	traces
Oxydes d'étain et de manganèse	
	4.2920

Oppermann a constaté, ainsi que Chevallier et Sohœuffele, la présence de l'arsenic dans le dépôt des sources.

Emploi thérapeutique. — Les eaux de Soultzbach. qui sont administrées en boisson, en bains et en douches, possèdent toutes les propriétés des eaux ferrugineuses en général. A ce titre, elles ont dans leur sphère d'activité spéciale les manifestations multiples de la chloro-anémie ainsi que tous les états pathologiques dépendant d'une altération quantitative ou qualitative du sang. Ces eaux sont contre-indiquées en raison de leur richesse en fer — chez les pléthoriques et les sujets prédisposés aux congestions actives.

La *durée de la cure* est de vingt-cinq à trente jours.

L'eau de Soultzbach qui se conserve bien et longtemps en bouteilles, *s'exporte* en assez grande quantité.

SOULTZBAD (Alsace-Lorraine).

De Paris à Soultzbad (488 kilom.) par Chemin de fer de l'Est et chemins de fer allemands. — Trajet par Avricourt et Saverne. — Trains express en 11 h. 50 m. (1re cl., 52 fr. et 2 mk 30 pf.; 2e cl., 35 fr. 10 et 1 mk 50 pf.)

Soultz-les-Bains ou **Soultzbad** est une bourgade (860 habit.) de l'Alsace, située dans les environs de Molsheim.

La **saison thermale** commence le 1er mai et se prolonge jusqu'à la mi-octobre.

Topographie, climatologie. — **Soultz-les-Bains** comptait avant la guerre franco-allemande de 1870, parmi les stations prospères de la frontière française du Rhin. Situés dans l'ancien arrondissement de Strasbourg, au beau milieu du célèbre vignoble de Wolscheim, le village et les bains sont bâtis dans un riant et fertile vallon, arrosé par la petite rivière la Mosig. Le climat qui règne dans cette vallée, sise à 172 mètres au-

dessus du niveau de la mer et abritée des vents du nord par un
rideau de collines, est d'une grande douceur.

Établissement thermal. — L'Établissement composé d'un
corps de bâtiment principal flanqué de deux ailes en retour,
renferme des logements pour les malades et une installation balnéothérapique très complète; celle-ci comprend trente cabinets
de bains, une salle pour bains de vapeur, et une division de douches variées de forme et de pression.

Promenades et excursions. — Cette station est singulièrement
privilégiée sous le rapport des excursions; les baigneurs et les
touristes peuvent visiter dans les environs d'antiques cités remarquables par leurs monuments; de vieux manoirs féodaux; des
villes manufacturières, etc. Nous citerons entre autres *Wolscheim*
dont la basilique date du troisième ou du quatrième siècle; la
petite ville *Molsheim* avec son hôtel de ville du xv° siècle et sa
belle église; le manoir féodal de *Scharrach* sur la montagne
du même nom; *Mutzig*, célèbre par sa fabrique d'armes; *Rosheim*
qui possède la plus belle église (de style romano-byzantin) de
toute la vallée du Rhin; l'antique monastère de *Hohenbourg*, etc.

Les Eaux. — Soultz ne possède qu'une seule source
d'un puissant débit (900 hectol. par jour) qui est connue
et utilisée depuis plusieurs siècles. Cette fontaine *froide*
(temp. 15° 6) appartient à la famille des chlorurées sodiques
et jaillit des couches inférieures du grès bigarré ; son eau
limpide, inodore et peu gazeuse possède une saveur salée,
légèrement lixivielle.

D'après les recherches analytiques de Persoz et Kopp (1854),
la source de Soultzbad renfermerait les principes suivants :

Eau = 1.000 grammes.

	gr.
Acide carbonique libre	0.036
Bicarbonate de chaux	0.431
Chlorure de sodium	3 187
Bromure de potassium	0.009
Sulfate de soude	0.267
— de chaux	0.278
— de magnésie	0.200
Silice	0.004
Acide phosphorique	⎫
Oxyde de fer	⎬ traces
Matière organique	⎭
	4.412

Emploi thérapeutique. — L'eau qui est utilisée *intus* et *extra* possède toutes les vertus physiologiques et thérapeutique des chlorurées sodiques, bromoiodurées. C'est ainsi que ses propriétés toniques, reconstituantes, altérantes et légèrement laxatives sont employées avec avantage contre le lymphatisme exagéré et les manifestations de la scrofule, les accidents résultant de la pléthore abdominale, les engorgements du foie et de la rate, les constipations rebelles, les affections rhumatismales chroniques, les maladies anciennes de la peau, les ulcères atoniques et les vieilles plaies, etc., etc.

La *durée de la cure* est de vingt-cinq à trente jours.

SOULTZMATT (Alsace-Lorraine).

De Paris à Soultzmatt (591 kilom.), par Chemins de fer de l'Est, chemins de fer allemands et route de voitures. — Trajet par Nancy, Strasbourg et Rouffach. — Traius express en 14 h. 20 m. (1re cl., 57 fr. 40 et 6 mk. 50 pf. — Service de la Compagnie internationale des wagons-lits.
De Rouffach à Soultzmatt (7 kilom.), par diligences. — Trajet en 50 minutes. Prix : 60 pf.

Soultzmatt (Alsace), qui a donné son nom aux Bains situés dans ses environs immédiats, est un gros bourg (3,000 hab.) situé à 22 kilomètres de Colmar.

La **Saison thermale** commence le 15 mai et se termine le 1er octobre.

Topographie et climatologie. — Les Bains de Soultzmatt se trouvent à 500 mètres du bourg qui est bâti lui-même au pied du versant méridional du Heidenberg, dans une vallée dont le climat à l'altitude de 275 mètres est relativement doux, mais sujet à des variations de température ; si la chaleur dans le milieu des journées estivales est tempérée, les matinées et les soirées sont toujours fraîches.

Établissement thermal. — L'Établissement des Bains, composé de plusieurs corps de bâtiments, s'élève sur l'emplacement des sources ; il est aménagé d'une façon confortable, et son installation hydro-balnéothérapique répond aux exigences de la science moderne.

Les Eaux. — Soultzmatt possède sept sources *athermales* et *bicarbonatées sodiques* dont l'emploi ne remonte pas au delà du siècle dernier. Une seule de ces fontaines est située en dehors de l'établissement ; elle appartient à la commune. Toutes ces sources ont la même origine ; très voisines les unes des autres, elles émergent, à la température de 12°,2 C. et débitent une eau claire, limpide et transparente qui pétille dans les verres par le dégagement de son gaz carbonique.

La saveur de cette eau dont la pesanteur spécifique est de 1,00183, est fraîche, piquante, légèrement alactescente et très agréable au goût.

Elle renferme, d'après l'analyse de Bechamp (1861), les principes constitutifs suivants :

Eau = 1.000 grammes.

	gr.
Gaz acide carbonique libre	1.94596
Bicarbonate de soude	0.95743
— de lithine	0.01976
— de chaux	0.43113
— de magnésie	0.31326
Sulfate de potasse	0.14733
— de soude	0.06501
Silice	0.05350
Acide phosphorique	
Alumine	0.00890
Peroxyde de fer	
	3.94268

A ces éléments minéralisateurs, il faut ajouter l'arsenic dont la présence a été constatée dans ces eaux par Chevallier et Schœuffele.

Emploi thérapeutique. — Utilisées *intus* et *extra* (boisson, bains et douches), les eaux de Soultzmatt sont très digestives et diurétiques ; le gaz acide carbonique qu'elles

renferment en quantité considérable détermine généralement
une excitation suivie de sédation et, chez certains malades,
l'ébriété carbonique. Ces eaux ont dans leurs appropriations
spéciales les troubles digestifs en général, la dyspepsie, la
gastralgie douloureuse, les affections catharrales de l'appareil urinaire, certains engorgements de l'utérus. Faisons observer que si leur pauvreté en fer est une qualité précieuse
recommandant leur emploi chez les sujets pléthoriques et
excitables, elle devient une sorte de contre-indication pour
les chlorotiques et les anémiques.

La *durée de la cure* est de vingt-cinq à trente jours.

L'eau de Soultzmatt *s'exporte* sur une assez grande échelle.

WARMBRUNN (Prusse).

De Paris à Warmbrunn (1,373 kilom.) par Chemin de fer du Nord,
chemins de fer allemands et route de poste. Trajet par Cologne,
Berlin, Kohlfurt et Hirschberg. — Trains express en 32 heures.
(1re cl., 123 fr. 45 et 23 mk. 60 pf.). — Service de la Compagnie internationale des wagons-lits.
De Hirschberg à Warmbrunn (6 kilom.). Trajet par diligences en
45 minutes. Prix : 60 pf.

Warmbrunn, petite ville (3,000 hab.) du district de Hirschberg, doit une grande partie de sa prospérité à ses sources
minérales.

La **Saison thermale** commence le 15 juin et finit avec le
mois de septembre.

Topographie et climatologie. — Cette station silésienne
est visitée pendant la saison des eaux par plus de 1,000 baigneurs; et cependant, le climat de Warmbrunn, bâtie à 316 mètres
d'altitude sur le versant oriental du Riesengebirge, est rigoureux
et très inconstant. Les variations atmosphériques qui existent

dans cette vallée du Hirschberg, arrosée par les eaux du Zaken, déterminent des affections rhumatismales et catarrhales; le goître sévit en outre d'une façon endémique chez les habitants de cette région.

Établissement thermal. — L'Etablissement dont la contruction est toute moderne, répond par son installation balnéothérapique aux exigences de la clientèle et de la science moderne. Ses buvettes, ses baignoires, ses piscines et ses douches sont largement alimentées par quatre sources.

Promenades et excursions. — Cette station possède un kursaal, un théâtre, quelques belles promenades, la jouissance du parc, des jardins et de la bibliothèque du château de Schaffgotsch; les baigneurs peuvent en outre faire des excursions intéressantes dans les environs: — le *Schalsenberg*, le *Biberstein*, le château de *Kynast* bâti au XII° siècle sur le sommet d'un rocher de granit boisé, les chutes de *Zachenfall* et de *Kochelfall*, etc., etc.

Les Eaux. — Connues dès le XII° siècle, les sources de Warmbrunn émergent du granit dans un terrain primitif. D'un débit abondant, leur température varie de 36 à 41 degrés centigrades. Ces fontaines se nomment *Probsteibad* ou bain du Prévôt ou petit bassin (temp. 36°,5 cent.; débit 1,954 hectol.). *Grafenbad* ou bain de comte ou grand bassin (temp. 36° C.; débit: 5,193 hectol.); *Trinkquelle* ou source de la buvette (362° C.), et *Neuequelle* ou Source Nouvelle. Cette dernière fontaine dont la température native est de 41°,2 C., a été découverte en 1854 par un forage artésien, pratiqué à travers des couches granitiques.

Ces sources ne diffèrent entre elles que par quelques degrés de température; leur eau limpide et transparente présente une teinte bleuâtre; elle laisse dégager de nombreuses bulles gazeuses composées de gaz carbonique, sulfhydrique et azote; son odeur est manifestement hépatique et sa saveur sulfureuse légèrement amère. Cette eau, une fois refroidie, devient absolument insipide.

Nous rapportons, d'après les analyses de Fischer (1836) et Lowig (1855), la composition élémentaire des sources *Petit Bassin* et *Nouvelle*.

Eau = 1.000 grammes.

	S. du Petit-Bassin	Source nouvelle
	gr.	gr.
Sulfate de soude..................	0.2339	0.26058
Carbonate de soude......	0.1054	0.15753
— de potasse.............	»	0.01848
— de chaux..............	0.0204	»
— de magnésie............	0.0078	»
Phosphate d'alumine...,..........		»
Chlorure de sodium..............	0.0716	0.07792
— de calcium.............	1.0065	»
Iodure de sodium................	»	0.00429
Bromure de sodium..............	»	0.00005
Extractif......................	0.0221	»
Silice.........................	0.0716	0.08351
	0.5397	0.60241
	c.c.	c.c.
Gaz acide carbonique.............	1.6	quant. indét.
— sulfhydrique.............	»	»
azote....................	1.1	»
	2.7	»

Emploi thérapeutique. — Les eaux *thermales* et *sulfatées sodiques* de Warmbrunn s'emploient *intus* et *extra;* elles se prennent à l'intérieur, soit pures, soit coupées de petit-lait ou bien encore additionnées de sel de Carslbad. La médication externe (bains de baignoire et de piscine, douches, etc.) agit puissamment sur la peau au point de provoquer assez souvent les phénomènes de la *poussée*. L'ingestion de ces eaux détermine une légère excitation de l'appareil digestif et des organes génito-urinaires. Elles ont dans leurs appropriations thérapeutiques spéciales : les affections catharrales des muqueuses de l'arbre aérien, les rhumatismes à forme névropathique surtout, certaines névroses, les paralysies essentielles ainsi que les accidents de la pléthore abdominale.

La *durée de la cure* est de 25 à 30 jours en général.

WEILBACH (Nassau).

De Paris à Weilbach (637 kilom.) par Chemin de fer de l'Est, chemins de fer allemands et route de voitures. — Trajet par Metz, Mayence, Castel et Florenheim. — Trains express en 15 heures. (1re cl., 73 fr. 65 et 80 pf.; 2e cl., 51 fr. 45 et 45 pf.).— Service de la Compagnie internationale des wagons-lits.
De Florenheim à Weilbach (1 kilom.).

Weilbach est une ville d'Eaux du duché de Nassau, située dans la vallée du Mein, sur la ligne du chemin de fer du Taunus, entre les villes de Wiesbaden et de Francfort.

La **Saison thermale** commence le 1er mai et se prolonge jusqu'au 15 octobre.

Topographie et climatologie. — Weilbach dont l'existence ne remonte qu'à une cinquantaine d'années environ, se trouve dans cette région du Taunus, si remarquable par sa richesse en sources minérales. Moins favorisée que ses voisines sous le rapport de la situation topographique, Weilbach est dans une plaine de la vallée du Mein, sise à 106 mètres seulement au-dessus du niveau de la mer ; son climat d'une grande douceur est à l'abri des variations atmosphériques.

Établissement thermal. — L'Etablissement, construit au milieu d'un beau parc à l'anglaise, renferme une installation balnéothérapique convenable et variée qui répond aux besoins de sa nombreuse clientèle.

Les Eaux. — Une seule source *athermale et chlorurée sodique sulfureuse* alimente les Bains de Weilbach : la *Schewelfquelle*, d'un débit de 491 hectolitres par jour, émerge à la température de 13°,7 C. du calcaire grossier alternant avec des argiles mélangées de houille et de lignites. Son eau, claire et limpide, possède une odeur et une saveur fortement sulfureuses ; traversée par de rares bulles gazeuses formées d'acide carbonique et d'hydrogène sulfuré, elle abandonne sur les parois internes de son bassin un sédiment blanchâtre, onctueux au toucher et très facile à détacher. Cette eau se trouble et se décompose au contact de l'air, mais elle se conserve sans altération dans les vases hermétiquement clos.

La source de Weilbach renferme, d'après l'analyse de Frésénius (1856), les éléments minéralisateurs suivants :

Eau = 1.000 grammes.

	gr.
Sulfate de potasse	0.0296
Chlorure de potassium	0.0213
— de sodium	0.2083
Bicarbonate de soude	0.3133
— de lithium	0.0006
— de baryte	0.0006
— de strontiane	0.0001
— de chaux	0.2909
— de magnésie	0.2758
Phosphate d'alumine	0.0001
— de chaux	0.0002
Acide silicique	0.0111
Matière organique	0.0037
	1.1541

	c.c.
Gaz acide carbonique	168.8
— — sulfhydrique	90.0
	258.8

Frésénius a signalé, en outre, dans cette eau la présence des corps suivants : iode (traces douteuses), brome (tr. faibles); carbonate d'oxyde de fer (tr. très faibles) ; carbonate d'oxyde de manganèse (tr. à peine sensibles); fluorure de calcium (tr. faibles) ; matière résineuse (tr. douteuses); formiate, propionate de soude (tr. très faibles).

Mode d'administration. — L'eau de la Schwefelquelle est la plus sulfureuse de l'Allemagne où les sources de cette classe sont aussi rares que pauvres en hydrogène sulfuré ; elle est utilisée en boisson, en bains et en douches variées de forme et de pression. A l'intérieur, la dose doit être très faible au début (un quart de verre seulement) pour arriver progressivement à quatre verres au maximum. La cure interne se complète généralement par la médication externe ; toutefois, celle-ci ne doit commencer que plusieurs jours après l'usage de la boisson, sous peine d'exposer les malades à une surexcitation générale, assez forte dans certains cas pour nécessiter la suspension totale du traitement.

Emploi thérapeutique. — L'eau de Weilbach, au lieu d'avoir les vertus toniques et excitantes des eaux sulfureuses en général, possède au contraire des propriétés séda- tives et débilitantes qui s'accusent de plus en plus dans la poursuite de la cure. C'est ainsi que, tout en augmentant l'appétit et en facilitant les digestions, elle cause un amaigris- sement sensible, avec diminution dans la force et la fréquence du pouls. Son emploi n'est donc pas à redouter chez les per- sonnes d'un tempérament sanguin ; il produit au contraire, comme le fait observer Rotureau, un effet favorable en ce qu'il diminue les dangers inhérents à leur constitution plé- thorique et leur fait éprouver, en les affaiblissant, un véritable sentiment de bien-être. Ces propriétés débilitantes de l'eau de Weilbach, doivent lui faire préférer toutes les au- tres sources sulfureuses pour les sujets anémiques. Son usage tend à les débiliter davantage et détermine parfois chez ces malades un sentiment si profond de fatigue et de prostra- tion que la cure doit être interrompue. Cette eau d'une digestion facile à l'estomac, est constipante au début, légè- rement laxative dans la suite, diurétique et à peine diapho- rétique ; elle adoucit et assouplit la peau des baigneurs dont l'enveloppe cutanée est sèche et rugueuse ; son usage interne ou externe ne provoque que très rarement le phénomène de la *poussée* qui s'observe si fréquemment dans les autres stations sulfureuses.

Les maladies des voies aériennes, surtout celles qui sont liées à un vice herpétique, forment la spécialisation de Weil- bach. Les médecins de cette station prétendent que cette eau peut guérir la phtisie pulmonaire à toutes ses périodes d'évolution. A notre avis, son efficacité est toute relative et doit être restreinte aux seuls catarrhes bronchiques des phtisiques, parvenus aux deuxième ou troisième degré de leur maladie, et possédant encore un tempérament sanguin avec tendance aux hémoptysies.

Les eaux de Weilbach donnent d'excellents résultats dans le traitement des autres maladies suivantes : dermatoses de forme humide et de date assez récente, états pathologiques liés au vice herpétique (affections gastriques et intestinales, etc.); catarrhes des organes urinaires (catarrhe de la vessie surtout) ; accidents de la pléthore abdominale ; intoxication métallique, soit mercurielle, soit saturnine. Leur action curative bien inférieure à celle des sources sulfureuses dans le rhumatisme chronique, est en quelque sorte nulle contre les manifestations de la diathèse scrofuleuse. Enfin, la médication de ce poste thermal est contre-indiquée dans les maladies organiques du cœur et des gros vaisseaux, de même que dans tous les états morbides accompagnés d'anémie (maladies chroniques, convalescences des maladies graves et longues, cachexies paludéennes, etc.).

La *durée de la cure* varie généralement de trente à quarante-cinq jours.

L'eau de Weilbach *s'exporte* sur une grande échelle.

WIESBADEN (Prusse).

De Paris à Wiesbaden (645 kilom.), par Chemin de fer de l'Est et chemins de fer allemands. 2 convois par jour. — Trajet par trains express en 15 heures; par trains omnibus en 21 h. 15 m. (1re cl., 81 fr 80; 2e cl., 53 fr. 05). Sleeping-Cars de la Compagnie des wagons-lits jusqu'à Francfort-sur-Mein.

Wiesbaden, grande et belle ville de 50,000 habitants environ, est l'ancienne capitale du duché de Nassau.

La **Saison thermale** dure toute l'année.

Historique, topographie et climatologie. — Par le nombre des étrangers qu'elle reçoit, Wiesbaden est la première ville d'Eaux de l'Europe centrale; 70,000 baigneurs et touristes viennent s'y installer aux diverses époques de l'année, mais surtout pendant les mois de la belle saison. Certes, une pareille propriété ne saurait reposer uniquement sur la mode ou sur une protection princière; mais, il faut l'avouer, elle n'est point justifiée par la grande variété ou la minéralisation exceptionnelle de ses nombreuses sources; c'est peut-être dans l'admirable situation de Wiesbaden et dans son climat privilégié qu'il faut chercher le secret de l'incomparable fortune de l'ancienne capitale des ducs de Nassau, comme station thermale.

Sise à 107 mètres au-dessus du niveau de la mer, la ville est bâtie au pied du Taunus dans une magnifique plaine protégée contre les vents froids par une ceinture de petites montagnes boisées qui ferment l'horizon par un véritable rideau de verdure. Cette large et fertile vallée, où de ravissantes maisons de campagne sont éparpillées de tous côtés au milieu des cultures les plus variées, possède un climat d'une égale et grande douceur ; les brusques variations atmosphériques ne s'y observent que d'une façon toute exceptionnelle et la température moyenne de l'année est de 10 à 11 degrés centigrades; toutefois, les mois de juillet et d'août sont très chauds et ne devraient pas être choisis par les malades.

Établissements thermaux. — Il n'existe pas d'Etablissement thermal à proprement parler à Wiesbaden; aujourd'hui comme par le passé, les appareils balnéothérapiques sont disséminés dans tous les hôtels de cette station et dans un certain nombre de maisons particulières; l'eau minérale arrive directement dans ces divers établissements par les conduits établis sur les sources elles-mêmes. Malgré tous les vices d'une pareille installation qui est loin de répondre aux exigences de la science moderne, plus de 1,000 baignoires se trouvent à la disposition des malades.

Promenades et excursions. — La ville de Wiesbaden, qui renferme avec le *palais du Duc* aujourd'hui *Palais-Royal* plusieurs monuments remarquables, possède tous les genres de distraction destinés à rendre son séjour charmant pour les étrangers. En outre du *Kursaal* relié par une longue galerie ou *Trinkhalle* à la source principale de la boisson et renfermant des salles de bal et de concert, des restaurants, etc., il y existe un grand et beau parc, une promenade ou terrasse très fréquentée par les baigneurs, etc. Dans les environs de la ville, ses hôtes accidentels peuvent faire des excursions aussi agréables que variées; voici quelles sont les plus suivies : les deux *Geisberg* (jardin, café-restaurant) d'où l'on jouit d'une vue très étendue; la colline *Neroberg*, couronnée par des ruines romaines qui seraient celles d'un château de Néron, suivant la tradition locale; le *couvent de la Carenthal* et la *Faisanderie;* le *château de la Platte*, rendez-vous de chasse construit en 1814 par le duc Guillaume, etc.

Les Eaux. — Les eaux *chlorurées sodiques* de Wiesbaden, qui étaient connues et utilisées par les Romains, sont fournies par *vingt-trois* sources; toutes ces fontaines, dont une seule est *froide*, proviennent sans aucun doute d'une même nappe d'eau, bien qu'elles émergent à des températures plus ou moins élevées, variant de $37°,5$ à $68°,75$ centigrades.

Trois sources principales servent pour l'usage interne. Elles se nomment : la *Kochbrunnen* ou source bouillante (temp. $60°,75$ C.); l'*Adlerbrunnen* ou source de l'Aigle (temp. $62°,5$ C.) et la *Schutzenhofbrunnen* ou source de Schutzenhof (temp. $50°$ C.). Toutes les autres fontaines chaudes, qui portent les noms des maisons balnéaires et des hôtels avec bains qu'elles alimentent, présentent la plus grande analogie sous le rapport de tous leurs caractères physiques et chimiques avec les sources de la boisson. L'exception n'existe pas pour la *Faulbrunnen* elle-même, dont les eaux froides sont utilisées comme eaux de table et d'agrément.

L'eau de toutes les sources thermales et chlorurées sodiques de Wiesbaden est limpide sous un petit volume; prise en masse, son aspect est trouble et de couleur jaunâtre; au contact de l'air, elle se couvre d'une pellicule irisée et abandonne dans les réservoirs et même dans les baignoires un dépôt ocreux et brunâtre qui tache le linge. D'une odeur qui rappelle celle de la chaux qui s'éteint, son goût salé se rapproche de la

saveur d'un bouillon léger; son poids spécifique varie de
1,0052 à 1,00065 et sa réaction est alcaline.

D'après l'analyse de Frésénius (1849), la source *Bouillante*
qui est la plus fréquentée par les malades, possède la composition élémentaire suivante :

Eau = 1.000 grammes.

	gr.
Chlorure de sodium	6.83565
— de potassium	0.14580
— de silicium	0.14580
— d'ammonium	0.01812
— de calcium	0.47099
— de magnésium	0.20391
Bromure de magnésium	0.00351
Iodure de magnésium	traces
Sulfate de chaux	0.09022
Acide silicique	0.05992
Carbonate de chaux	0.41804
— de magnésie	0.01039
— de baryte	traces
— de strontium	
— de fer	0.00565
— de cuivre	traces
— de manganèse	0.00089
Phosphate de chaux	0.00039
Arséniate de chaux	0.00015
Silicate d'alumine	0.00051
Bicarbonate non déterminé	0.19169
Substances organiques	traces
	8.45435

	c.c.
Gaz acide carbonique libre	200
— supposé libre	322
Gaz azoté	003
	525

Mode d'administration. — Employées en boisson,
en bains et douches d'eau, en bains et douches de vapeur,
en fomentations et en bains renforcés par le dépôt ocreux
des sources, les eaux de Wiesbaden sont le plus ordinairement administrées concurremment à l'intérieur et à l'extérieur.

L'eau de la Kochbrunnen dont le pavillon est envahi tous
les jours par la foule des buveurs, se prend le matin à jeun
ou deux heures avant le repas du soir, à la dose de un à six
verres au plus. Les bains dont la durée varie d'un quart
d'heure à une heure selon les maladies, se prennent dans le
cours de la matinée.

Emploi thérapeutique. — D'une façon générale les eaux de Wiesbaden sont toniques et reconstituantes; ces propriétés résultent de leur constitution chlorurée sodique et ferrugineuse. Prises à l'intérieur, elles sont ordinairement laxatives et deviennent purgatives à haute dose (un ou deux litres); en même temps que ces effets se produisent sur l'intestin, elles excitent toutes les autres sécrétions de l'organisme et plus particulièrement la sécrétion des urines qui se chargent d'une plus grande quantité de chlorure sodique. Par leur action congestive sur les vaisseaux hémorroïdaux et sur les organes du bassin, elles rappellent le flux hémorroïdal et régularisent, en le facilitant, l'écoulement menstruel. Les bains qui jouent le premier rôle dans la médication de ce poste thermal, agissent d'une façon énergique sur la peau où elle détermine, par la suractivité de la circulation cutanée, de la rougeur et parfois même une éruption érythémateuse. L'usage combiné des traitements interne et externe provoque assez souvent les phénomènes de la *poussée* qu'il faut combattre par la suspension de la cure hydrominérale.

Par leur haute température et par leur action énergique s'exerçant tout à la fois sur le tube digestif, sur les reins et sur la peau, ces eaux trouvent leurs applications spéciales dans le rhumatisme chronique sous toutes ses formes et dans toutes ses manifestations. Elles sont également très employées dans la goutte, et leur notoriété provient même en grande partie des vertus spécifiques qu'elles posséderaient contre cette cruelle maladie. Malgré les prétentions des médecins allemands, Wiesbaden n'a pas plus que les autres stations thermales l'heureux privilège, dit Rotureau, d'agir sur la goutte confirmée ni sur son développement. En effet, ces eaux ne rendent en réalité des services par leur action résolutive que dans les accidents de la goutte chronique et atonique des seuls sujets lymphatiques ou débilités. D'une efficacité plus certaine et moins contestable contre les manifestations du lymphatisme exagéré et de la diathèse scrofuleuse, elles donnent encore d'excellents résultats dans le traitement des affections de la peau, des troubles de l'appareil digestif, (dyspepsie, gastralgie, entéralgie) et de ses organes annexes (sécrétions biliaires ou pancréatiques anormales); des hypertrophies simples du foie et enfin de la cachexie paludéenne avec engorgements hépato-spléniques. Ces eaux dont l'usage est indiqué pour régulariser ou rétablir les flux hémorroïdaux et menstruels, seraient encore employées avec succès en raison de leurs propriétés diurétiques pour provoquer la dissolution et l'expulsion des graviers dans la gravelle urique.

Les maladies organiques du cœur et des gros vaisseaux et la phtisie tuberculeuse sont des contre-indications formelles des eaux de Wiesbaden, qui ne conviennent pas davantage aux pléthoriques ainsi qu'aux apoplectiques.

La *durée de la cure* est de vingt à vingt-cinq jours.

L'eau des sources de Wiesbaden ne *s'exporte* pas.

WILDBAD (Wurtemberg).

De Paris à Wildbad (655 kilom.). Chemin de fer de l'Est et chemins de fer allemands. — Trajet par Strasbourg, Carlsruhe et Pforsheim. — Trains express en 16 heures, (1ʳᵉ cl., 68 fr. 50 et 4 mk. 35 pf.; 2ᵉ cl. 48 fr. 03 et 2 mk. 90 pf.) — Service de la Compagnie internationale des wagons-lits.

Wildbad est une petite ville (3,200 hab.) du district de Neuenbourg, située en pleine forêt Noire, à 439 mètres au-dessus du niveau de la mer.

La **Saison thermale** commence le 15 juin et finit le 1ᵉʳ septembre.

Historique.— Wildbad et Caanstad sont les deux premières villes d'Eaux du royaume de Wurtemberg; sans insister sur les origines assez obscures de Wildbad, mentionnée pour la première fois dans l'histoire en 1367, nous dirons que cette petite ville doit toute sa prospérité à ses sources minérales dont la découverte et l'exploitation ne remontent qu'au xvi° siècle. De nos jours, Wildbad est visitée pendant la saison des eaux par 7,000 baigneurs environ ; cette grande clientèle pourrait faire croire que cette station est, comme beaucoup d'autres postes thermaux, un séjour de vacances et de divertissements de tous genres. Il n'en est rien, car cette ville d'Eaux wurtembergeoise ne reçoit, comme notre Bourbon-l'Archambault, que des baigneurs venant demander au traitement hydrominéral la guérison ou l'amélioration de leurs maladies.

Topographie, climatologie. — La petite ville de Wildbad est située dans l'intérieur de la forêt Noire, au fond d'une étroite vallée de 50 à 60 mètres au plus de largeur. Ce vallon court du sud au nord, entre de hautes chaînes de montagnes parallèles et couvertes de forêts d'arbres verts ; il est arrosé par la rivière torrentueuse de Lenz, qui traverse la ville en la partageant en deux parties à peu près égales. Toutes les maisons de Wildbad se trouvent ainsi groupées sur les bords de la petite rivière.

Le climat de cette région est variable et assez dur ; les matinées et les soirées sont très fraîches et très humides en raison de l'évaporation des eaux du torrent et de la proximité de la forêt. Il est vrai que celle-ci, par les émanations balsamiques de ses sapins, entretient la pureté et la salubrité de l'atmosphère ; néanmoins, les malades doivent avoir soin de revêtir des vêtements de laine épais et chauds, le matin et le soir.

Etablissements thermaux. — Wildbad possède plusieurs Établissements thermaux : l'*Établissement des Bains*, qui appartient à l'État, est un bel édifice bâti en grès rouge dans le style byzantin ; il renferme 43 cabinets de bains, 7 vastes piscines à eau courante et de nombreux vestiaires. Le *Nouvel Établissement* contient 12 grandes salles de bains. Le troisième Établissement, connu sous le nom d'*Hôpital des bourgeois*, compte quatre piscines dont deux pour chaque sexe.

Les Eaux. — De nombreuses sources *hypothermales* et *faiblement minéralisées* émergent sur le territoire de Wildbad ; ces fontaines, d'une constitution à peu près identique,

sourdent du terrain granitique et proviennent très vraisemblablement de la même nappe souterraine. Leur température
native varie de 32°,5 à 39°,35 C. ; leur eau, claire, transparente et limpide, ne possède ni odeur ni saveur.

La *Source de la Boisson* ou *Trinkquelle* (analyse de Fehling) et l'eau des *Sources des Bains* (Liebig), renferment les
éléments constitutifs suivants :

Eau = 1.000 grammes.

	S. de la Boisson.	S. des Bains.
	gr.	gr.
Carbonate de chaux	0.09614	0.0340
— de potasse	»	»
— de soude	0.10908	0.0540
— de magnésie	0.01011	0.0070
— de fer	0.00037	0.0020
— de manganèse	»	0.0020
Sulfate de potasse	0.01414	0.0020
— de soude	0.08802	0.0400
Chlorure de sodium	0.22543	0.1820
— de potassium	»	»
Phosphate d'alumine	0.00035	»
— de chaux	»	»
Silice	»	0.0690
Acide silicique	0.06252	»
	0.60616	0.3610
	c.c.	c.c.
Gaz acide carbonique	70.1	»

Mode d'administration. — Les eaux de Wildbad
s'emploient *intus* et *extra*, mais c'est la balnéothérapie qui
forme la base de la médication de ce poste thermal. A l'intérieur, l'eau est administrée à la dose de quatre à six verres,
ingérés à jeun dans le cours de la matinée. Les bains de
piscine, plus suivis que les bains de baignoire, se prennent
en commun à la température native de l'eau minérale; les
sources émergent directement dans les piscines au fond garni
d'un sable fin d'où s'échappent incessamment des millions
de petites bulles gazeuses qui viennent s'attacher sur toutes
les parties du corps des baigneurs. Ces bains procurent un
état de bien-être voluptueux sur lequel certains auteurs

ont insisté d'une façon trop spéciale ; ils exercent, à vrai dire, une influence notable sur le système nerveux et possèdent, par cela même, une activité thérapeutique incontestable.

Emploi thérapeutique. — L'eau *indifférente* ou *indéterminée* de Wildbad est légèrement diurétique et sédative du système nerveux ; à part ces propriétés, elle ne possède aucune action physiologique sur l'organisme sain. Faut-il faire reposer sur ces effets de sédation, les vertus thérapeutiques de cette eau ? La question reste à résoudre et quelle qu'ignorée que soit la cause de ces propriétés curatives, celles-ci ne sont pas moins incontestables et précieuses dans certaines maladies, surtout dans les névroses en général et dans les paralysies. La médication de Wildbad donne les meilleurs résultats dans les névralgies essentielles *sine materia*, souvent si rebelles à tous les moyens de traitement ; elle est également employée avec succès contre toutes les affections où l'innervation est troublée et accuse, dit Rotureau, tantôt un excès, tantôt une perversion, tantôt une suspension complète de la sensibilité, comme dans la chlorose, dans l'hystérie, dans l'hypocondrie et dans certaines dyspepsies où la sensibilité générale quelquefois, et plus habituellement la sensibilité locale, sont perverties ou entièrement suspendues. Cette eau se trouve encore indiquée dans les paralysies plus ou moins généralisées dépendant d'une cause autre qu'un ramollissement des centres nerveux (paralysies des membres inférieurs, résultant de la formation progressive d'exsudats comprimant la moelle épinière ou ses enveloppes, paralysies suite d'accidents divers, etc.). Elle peut être employée, mais avec une certaine réserve, dans le traitement des anciennes hémiplégies consécutives aux congestions ou hémorragies cérébrales.

Les eaux de Wildbad possèdent encore dans leurs appropriations thérapeutiques : les rhumatismes chroniques, superficiels ou profonds, musculaires ou articulaires ; la goutte à son début ; certaines atrophies musculaires et les raideurs articulaires de causes diverses; les lésions consécutives aux fractures, luxations et blessures par armes à feu, etc. Moins active que d'autres eaux minérales pour combattre les manifestations multiples de la diathèse scrofuleuse, les maladies de la peau et les affections des muqueuses en général, l'eau de Wildbad aurait une influence favorable sur les maladies des organes uropoïétiques. Elle est contre-indiquée dans la phtisie pulmonaire à toutes ses périodes d'évolution.

La *durée de la cure hydrominérale* de Wildbad où les malades peuvent faire des *cures de petit-lait*, est de vingt-cinq à trente jours.

VILLES D'EAUX

DE

L'ANGLETERRE

EAUX MINÉRALES DE L'ANGLETERRE

BATH

De Paris à Bath, 254 kilomètres et 106 3/4 ; par le Chemin de fer du
Nord jusqu'à Boulogne et par le bateau à vapeur jusqu'à Folkestone.
Trajet par trains express en 11 h. 33 m. et trains omnibus. De
Londres, ligne du Great-Western jusqu'à Bath (1re cl., 67 fr. 20 ;
2e cl., 48 fr. 25.)

Bath est une grande et belle ville du Somersetshire, de près
de 60,000 habitants. — Elle est bâtie sur les deux rives de l'Avon,
célèbre par lo souvenir Shakespeare.

La **Saison thermale** est ouverte toute l'année, mais principalement pendant l'été et l'automne.

Topographie et climatologie. — Située à 10 mètres seulement au-dessus du niveau de la mer et protégée des vents froids
du Nord et de l'Est par des collines dont les versants sont couverts de maisons qui descendent jusqu'aux rives de l'Avon, Bath
est une ville admirablement bâtie ; ses rues spacieuses et ses
squares verdoyants sont bordés de maisons pour la plupart construites en marbre et, dans tous les cas, remarquables par leur
caractère architectural.

Le climat de Bath est très doux relativement au climat général
de l'Angleterre. — La température moyenne est de 4°,6 C. pendant l'hiver, de 7 degrés centigrades au printemps, de 18°,2 C.
en été et de 6,8 C. en automne. Des pluies assez fréquentes la
rendent parfois un peu humide.

Historique. — Les sources de Bath étaient connues et appré-
ciées des Romains, qui élevèrent dans leur voisinage une cité

importante désignée sous le double nom d'*Aquæ Calidæ* et d'*Aquæ Solis*. Les Saxons, après la conquête de l'Angleterre, continuèrent à fréquenter les bains de Bath qu'ils appelèrent *Akemancester* ou « ville des malades ». Le nom actuel de cette antique et célèbre station indique, par sa signification même, que Bath a traversé les siècles sans rien perdre de sa renommée et de sa prospérité.

Etablissements thermaux. — Bath possède quatre grands Etablissements thermaux dont le plus important compte parmi les Bains les plus beaux de l'Europe : Les *News Royal Baths*, dont l'édification remonte à une dizaine d'années, ne laissent rien à désirer sous le rapport du confort, du luxe et de la multiplicité des moyens balnéothérapiques. Les trois autres Etablissements dont l'installation répond d'ailleurs à toutes les exigences de leur clientèle, se nomment : *King's and Queen's Baths* (Bains du Roi et de la Reine); *Royal Baths* (Bains royaux) et *Cross Bath* ou Bain de la Croix, dont les prix sont très peu élevés.

En outre de ces établissements thermaux qui appartiennent à la municipalité, il existe à Bath un *Hopital thermal* de 150 lits, pour les malades indigents.

« L'Europe tout entière, dit Rotureau, n'offre rien de plus propre, de plus confortable, de plus intelligemment installé que ce nosocome... Les cabines avec leurs baignoires isolées, les piscines de famille, les salles de douches de l'hôpital thermal de Bath peuvent être enviées par la plupart des établissements d'eaux minérales où se rendent les malades appartenant au meilleur monde. »

Promenades et excursions. — La ville de Bath est d'un séjour agréable et peu coûteux pour les baigneurs, grâce à l'abondance de ses ressources de toute nature et à la grande variété de ses distractions de tout genre. Ses squares et son beau parc, ses institutions scientifiques, ses cercles et son excellent théâtre, ses monuments anciens et modernes, ses imposantes ruines romaines, entre autres les restes des Thermes, suffisent pour faire négliger par les étrangers les excursions aux environs. Cependant, ceux-ci sont charmants et abondent en souvenirs historiques que rappellent la *tour de Beckford*, le *château de Sham*, l'antique manoir de *Badminston*, etc., etc.

Les Eaux. — Quatre sources *thermales* et *sulfatées calciques* jaillissent dans la ville de Bath et suffisent par leur puissant débit à l'alimentation de ces établissements balnéaires. Elles se nomment : *King's Spring* ou source du Roi (Temp. 46· C.); *Hot Spring* ou source Chaude (Temp. 46°,5 C.); *Cross Spring* ou source de la Croix (Temp. 45°,5 C.) et *Spring Kinsgton* ou source de Kingston (Temp. 40°,8 C.), qui fournit à elle seule 8,776 hectolitres d'eau par vingt-quatre heures.

Ces fontaines émergent des terrains d'alluvion recouvrant le lias ; elles possèdent, à quelques différences près, les mêmes caractères physiques et chimiques. Leur eau chaude, qui est claire, transparente et limpide, se trouble au contact prolongé de l'air et laisse déposer sur la paroi des verres un précipité de couleur jaunâtre ou brunâtre, suivant les sources. Inodore et d'une saveur atramentaire plus ou moins accusée, elle est traversée par de fines bulles gazeuses et se recouvre dans les piscines de conferves de couleur verte qui jaunissent en vieillissant. La Kingston Spring se distingue des trois autres sources en ce qu'elle ne contient aucune bulle de gaz et n'incruste ni les canaux d'écoulement ni les verres.

D'après l'analyse de Merck et Galloway (1848), la King's Spring renferme les principes élémentaires suivants :

Eau = 1,000 grammes.

		gr.
Sulfate de chaux		1.1625
.. de potasse		0.0662
- de soude		0.2244
Carbonate de chaux		0.1230
. de magnésie		0.0047
. d'oxyde de fer		0.0152
Chlorure de sodium		0.1802
— de magnésium		0.2081
Acide silicique		0.5125
Lithine		Quant. indét.
		2.0597

	cc.
Gaz acide carbonique libre (*Mackay-Heriot*)	95.84

Mode d'administration. — L'eau des diverses sources de Bath s'emploie à l'intérieur et en bains de baignoire et de piscine, en douches générales et locales et en bains de vapeur. En boisson, elle se prend le matin à jeun et le soir avant le dîner, à la dose d'un à quatre verres, ingérés à un quart d'heure d'intervalle. Le traitement externe constitue la base de la médication de ce poste thermal ; il n'offre rien de particulier, sinon que la température des bains, à moins d'indications toutes spéciales, n'est jamais supérieure à 32 degrés centigrades.

Emploi thérapeutique. — Constipantes à faible dose, et laxatives à dose élevée, les eaux de Bath en boisson relèvent l'appétit, facilitent la digestion, activent la circulation en augmentant la fréquence du pouls et la chaleur de la peau en même temps qu'elles exercent un effet marqué sur la sécrétion des reins. L'action physiologique des bains, dont l'administration doit toujours être surveillée, se traduit par le relèvement des forces générales ; les muscles acquièrent une élasticité et une vigueur inaccoutumées et les baigneurs se livrent plus volontiers aux exercices du corps.

Les troubles de l'appareil digestif (dyspepsies de l'estomac et de l'intestin), les accidents de la chloro-anémie et la cachexie goutteuse sont les principales indications des eaux de Bath en boisson. La médication externe s'adresse tout spécialement au rhumatisme sous toutes ses formes et aux affections sèches et humides de la peau. La combinaison des traitements externe et interne donne les meilleurs résultats dans le traitement soit des paralysies, soit d'origine rhumatismale, soit provenant d'empoisonnement métallique par le plomb, le mercure et l'arsenic ; des tumeurs blanches et des coxalgies à leur début, et enfin dans les contractures des membres et tous les désordres consécutifs aux grands traumatismes ou à des fractures, luxations et entorses.

Les eaux de Bath sont contre-indiquées dans les maladies organiques du cœur, de même que chez les pléthoriques et chez toutes les personnes prédisposées aux congestions des poumons et des centres nerveux.

La *durée de la cure* est de vingt-cinq à trente jours.

Les eaux des sources de Bath ne *s'exportent* pas.

BUXTON

De Paris à Buxton (254 kilom. et 288 milles), par chemin de fer du Nord. Trajet par Boulogne, Folkestone et Londres en 8 h. 1/2 (1re cl., 67 fr. 20 ; 2e cl., 48 fr. 25). De Londres à Buxton par Derby (chemin de fer de Minland), trajet en 5 heures (1re cl., 21 sh. 7 p.). Sleeping-Cars de la Compagnie des wagons-lits (*vià* Paris-Boulogne).

Buxton est une petite ville (3,720 hab.) du Derbyshire, située dans la partie montagneuse du comté, près de la source du Wye, affluent droit du Derwent.

La Saison thermale commence le 1er mai et finit le 30 octobre.

Topographie et climatologie. — Buxton est une des principales stations thermales de l'Angleterre dont le sol, d'une richesse minière incomparable, est si pauvre en sources minérales. Sise à 333 mètres au-dessus du niveau de la mer, cette petite ville est bâtie sur le versant occidental d'une colline et sur les bords de la rivière de Wye, dans une étroite vallée ouverte aux vents du Nord et de l'Est. Cette région est aussi fertile qu'agréable, malheureusement son climat est très pluvieux et très froid ; la température moyenne des mois de la saison thermale ne dépasse pas 14° C.

Établissement thermal. — Buxton possède plusieurs Établissements, entre autres les *Bains Sainte-Anne* et le *Hoth Bath* qui renferment des buvettes, des cabinets de bain et de grandes piscines pour l'un et l'autre sexe. Le *Crescent,* bâti par le duc de Devonshire, est situé en dehors du village ; cet établissement, plus particulièrement fréquenté par les étrangers, est un édifice dont la partie centrale renferme les salles de bal, de concert, de conversation, etc. ; les divisions de bains communiquent avec une galerie à colonnes qui sert de promenade pendant les jours de mauvais temps.

Promenades et excursions. — Après la visite de Old Hall, édifice bâti sous Elisabeth et où l'on montre les appartements occupés jadis par Marie Stuart, les hôtes accidentels de Buxton peuvent faire dans les environs de nombreuses promenades intéressantes. Nous citerons entre autres excursions : *Poole's Hoole*, vaste caverne remplie de stalactites ; *Diamond Hill*, colline couronnée par une tour ; *Chee Tor*, masse imposante de calcaire, de 100 mètres de hauteur ; *Chatsworth*, résidence du duc de Devonshire ; *Matlode*, village d'eaux dans le Derbyshire ; *Haddon Hall*, ancienne résidence de Vernon ; *Monsal Hall*, etc.

Les Eaux. — Buxton possède trois sources *hypothermales, ferrugineuses faibles, azotées fortes et carboniques moyennes* (Rotureau). La *source magnésienne* (temp., 17° C), la *source ferrugineuse* (temp., 15°,7 C.), et la *source des Bains de Sainte-Anne* (temp., 27°,4 C), jaillissent par de nombreuses fissures d'une roche calcaire.

Les eaux de ces fontaines sont claires, limpides et inodores ; elles ne diffèrent entre elles que sous le rapport de leur saveur qui est plus ou moins sensiblement amère et styptique. Elles ont été analysées en 1854 par Lyon-Plaifair's, qui a trouvé par 1,000 grammes les principes élémentaires suivants :

	gr.
Carbonate de chaux	0.1108
— de magnésie	0.0047
Sulfate de chaux	0.6831
Chlorure de sodium	0.3045
— de potassium	0.0356
— de magnésium	0.0159
Silice	0.0137
Oxyde de fer et d'alumine	0.0034
Fluorure de chaux	traces
Phosphate de chaux	traces
	0.3217

	cc.
Gaz acide carbonique libre	53
— azote	721
	774

Mode d'administration. — L'eau des sources magnésienne et ferrugineuse est employée à l'intérieur; elle se prend généralement à jeun, mais assez fréquemment encore dans tout le cours de la journée; le nombre des verres, ingérés à vingt minutes d'intervalle, varie suivant le caprice des malades qui « ont l'habitude, en Angleterre, dit Rotureau, de suivre plutôt leur inspiration que les conseils d'un médecin ». La durée des bains, administrés à la température de la source *Sainte-Anne*, ne dépasse jamais dix minutes; celle des bains chauds est au plus de quinze à vingt minutes.

Emploi thérapeutique. — Les eaux de Buxton, diurétiques et légèrement laxatives à haute dose, relèvent et augmentent l'appétit, facilitent et accélèrent la digestion.

L'eau de la source magnésienne est employée pour combattre les manifestations de la diathèse urique; elle est prescrite à l'intérieur aux goutteux, graveleux, rhumatisants, hémorroïdaires, etc., qui, suivant les indications, sont en même temps soumis à la cure externe de la source Sainte-Anne.

La source ferrugineuse trouve sa spécialisation dans la chlorose, l'anémie et leurs accidents consécutifs.

La durée de la cure est de trente jours.

L'eau de Buxton *s'exporte;* mais cette exportation est insignifiante.

CHELTENHAM

De Paris à Cheltenham (234 kilom. et 231 mil.), par Chemin de fer du Nord. Trajet par Boulogne et Folkestone en 13 h. 10 m. ou 21 h. 9 m. (1re cl., 67 fr. 20 et 14 sh. 4 p.; 2e, 48 fr. 25 et 11 sh. Par Calais et Douvres en 14 h. 44.

Cheltenham (comté de Glocester) est la plus riche des stations thermales de la Grande-Bretagne par le nombre et la variété de ses sources minérales.

Ces sources *froides* se divisent en *chlorurées et sulfatées sodiques*, en *sulfatées magnésiennes* et en *chlorurées et carbonatées mixtes* (ferrugineuses). Leur température oscille entre 7 et 19° C.

La **Saison thermale** commence le 1er mai et finit le 1er octobre.

Historique, topographie et climatologie.— La grande et belle ville de Cheltenham (45,000 habitants) est située à cent mètres au-dessus du niveau de la mer, au milieu d'une contrée admirable sous la verte et ravissante parure de ses magnifiques herbages. La beauté des environs, un climat très agréable pendant l'été et une atmosphère peu agitée par les vents ont fait de cette cité dont les rues propres et larges sont de véritables promenades plantées d'arbres, la résidence de la fashion anglaise. Chaque année, pendant l'automne et l'hiver, une société d'élite afflue à Cheltenham où l'on ne vit plus que dans le bruit des fêtes, des bals et des plaisirs de toute sorte.

Les Eaux.— Les sources de Cheltenham se divisent en quatre groupes principaux : 1° le *groupe de Montpellier* ; 2° le *groupe Royal-Old-Wells* (vieux puits royaux) ; 3° le *groupe de Cambray* ; 4° le *groupe de Pittwille*.

A. Le groupe de Montpellier ou puits Thompson (Thompson-Well ou Montpellier-Spa), qui a été découvert en 1806, comprend sept sources dont quatre sont surtout utilisées. Les eaux de ces sources arrivent dans une buvette renfermée dans une belle rotonde à coupole où elles sont versées par sept robinets correspondant à chacune des fontaines. Les buveurs ont ainsi à leur disposition des eaux soit sodiques, soit magnésiennes, soit ferrugineuses ou bien salines. Ces diverses eaux, qui possèdent à peu de chose près les mêmes caractères physiques et chimiques, sont limpides, claires et transparentes ; inodores et d'une saveur plus ou moins salée, elles ne sont ni amères, ni ferrugineuses, ni sulfureuses, et leur réaction est franchement alcaline.

B. Trois sources forment le groupe de Royal-Old-Wells qu'on désigne encore sous le nom d'Eau Originelle (Original Spa) : la *Source saline*, la *Source sulfureuse* et la *Source ferrugineuse*. Chacune de ces fontaines a son griffon dans un puits particulier, et les eaux sont amenées à la buvette de Royal-Old-Wells par des tuyaux aboutissant à cinq robinets munis de corps de pompe.

Ces sources sont les plus anciennes de Cheltenham ; cepen·
dant leur découverte, qui est due au hasard, ne remonte
guère à plus d'un siècle. Le nom de Royal-Old-Wells leur
a été donné pour perpétuer le souvenir du séjour et de la
guérison du roi George III ; cette cure royale mit en très
grande vogue les Puits-Royaux, mais la station n'en retira
qu'une prospérité passagère.

C. Les *trois* sources du groupe de Cambray, réunies dans
une buvette décorée dans le style moyen âge, fournissent
leurs eaux par trois robinets, correspondant le premier à la
Source salée, le second à la Source ferrugineuse, le troisième
à la Source magnésienne qui est utilisée comme eau ordinaire.

D. Les trois sources *chlorurée, sulfureuse* et d'*eau ordinaire*
composant le groupe des Pittwille-Springs, se trouvent situées
à un kilomètre nord de Cheltenham. Elles émergent dans un
grand et magnifique jardin au milieu duquel s'élève une sorte
d'établissement dont le vaste rez-de-chaussée sert à la fois
de buvette et de salle de concert.

Les eaux sont versées aux buveurs par huit robinets de
cristal installés au fond de la pièce.

Les sources *Montpellier* n° 4 et du groupe de Pittwille renferment par 1,000 grammes d'eau les principes élémentaires
suivants :

	Montpellier n° 4.	Pittwille.
Chlorure de sodium	5.80	6.860
Sulfate de soude	1.96	1.600
— de potasse	»	0.040
— de magnésie	1.62	»
— de chaux	0.30	»
Bicarbonate de soude	»	»
Carbonate terreux	0.12	»
— de soude	»	0.300
— de chaux	»	0.100
— de magnésie	»	0.150
Bromure de sodium	»	0.158
Acide silicique	»	0.040
Acide crénique	»	0.005
Matière extractive	»	0 050
	9.91	9.205
	cc.	cc.
Gaz acide carbonique libre	318	318

Mode d'administration. — Les sources de Cheltenham, malgré leur patronage royal, n'ont jamais joui que d'une vogue éphémère ; bien qu'elles offrent par leur grande variété un vaste champ d'application, elles ne sont employées qu'à l'intérieur.

De l'aveu du docteur Cook, les médecins de Cheltenham eux-mêmes n'en conseillent pas l'usage aux habitants ; s'ils ne doutent pas de la vertu thérapeutique de ces eaux, ils semblent du moins redouter leur action puissante, car ils ne les prescrivent qu'avec une certaine appréhension. L'estomac, il est vrai, ne peut supporter à dose quelque peu élevée cette eau minérale qui est lourde et indigeste. Les eaux chlorurées surtout ne doivent être bues que par très petites quantités, à la dose de deux à trois verres au plus le matin à jeun. Mais disons pour plus d'exactitude qu'à Cheltenham, comme dans toutes les autres stations de l'Angleterre, il n'existe aucune règle hydrothérapique basée sur l'emploi raisonné des eaux minérales.

Emploi thérapeutique. — L'eau des sources chlorurées, d'une assimilation difficile, a une action diurétique et légèrement laxative. Deux ou trois verres suffisent pour provoquer une ou deux selles sans coliques.

Quant aux eaux ferrugineuses magnésiennes, leurs effets physiologiques ne diffèrent en rien des eaux des sources de la même catégorie ; elles ont sur toutes les préparations martiales le grand avantage de ne point causer de constipation et donnent de bons résultats dans tous les états morbides dérivant de l'anémie et de la chlorose.

Les engorgements non inflammatoires du foie, les obstructions intestinales, les dyspepsies et les gastro-entéralgies sont particulièrement justiciables des eaux chlorurées.

Cette station est principalement fréquentée par des Anglais qui reviennent des colonies intertropicales ; ces malades dont la santé générale est ébranlée, se trouvent très bien de la cure de Cheltenham.

La *durée de la cure* est de quarante-cinq jours.

Enfin si ces eaux minérales n'ont qu'une exportation insignifiante, on débite dans toutes les pharmacies de l'Angleterre des paquets de *sel purgatif de Cheltenham*. Ce sel de Cheltenham est extrait des eaux des sources.

CLIFTON

De Paris à Clifton (254 kilom. et 189 milles), par Boulogne, Folkestone et Londres; trajet par Boulogne et Folkestone en 11 h. 30 m. ou 20 h. (1re cl., 67 fr. 20 20 sh. 10 p.; 2e cl., 48 fr. 25 et 15 sh. 8 p.). Par Calais et Douvres en 12 h. 10 m. Sleeping-Cars de la Compagnie des wagons-lits (*via* Paris-Calais). De Bristol à Clifton, route de voitures. Service d'omnibus.

Clifton (comté de Glocester) est une ville de 26,000 habitants, située à 2 kil. N.-O. de Bristol, dans un site fort pittoresque.

La **Saison thermale** dure toute l'année.

Topographie et climatologie. — La ville de Clifton est bâtie sur le versant d'une colline escarpée qui domine la rive droite de l'Avon. Tout aux alentours, la campagne couverte de bois et de pâturages, présente une végétation luxuriante et l'atmosphère de cette région est pure et vivifiante.

Le climat de Clifton, dont le séjour est recommandé aux personnes délicates, est doux et salubre, bien qu'il soit humide. La température moyenne des mois de la belle saison est de 16°,8 C.

Etablissement thermal. — Situé non loin des bords de l'Avon et au pied de la colline sur laquelle s'étagent les maisons de la ville, l'Etablissement thermal ou *Hooswell House* renferme une très belle piscine et une pump-room (galerie couverte) dans laquelle se trouve installée la buvette. Dans cette salle, à côté du robinet qui verse l'eau minérale ou *Spa Water* à raison de

10 centimes le verre, on remarque un débit de vins, de liqueurs, de pâtisserie et voire même de mercerie. En notant cette excentricité toute anglaise, nous ajouterons que l'organisation de cette station thermale est des plus incomplètes.

Promenades et excursions. — Les environs de Clifton qui renferment quelques beaux monuments, sont délicieux et parcourus par tous les baigneurs étrangers. Du sommet de *Brandon Hill*, comme se nomme la colline qui domine la ville, on jouit d'une vue magnifique sur Bristol, Clifton et toute la région. Il y a un *Jardin zoologique* à une demi-heure de distance.

Les Eaux. — Une seule source émerge à Clifton : le Hotwell (*puits chaud*) jaillit sur la rive droite de la rivière et donne une eau *hypothermale, carbonatée calcique* et *carbonique faible*.

Cette eau claire, limpide et transparente dont la température est de 23° C., n'a ni odeur ni saveur ; elle est très peu gazeuse et possède une réaction alcaline. A la suite du fameux tremblement de terre de Lisbonne, la source de Clifton devint si trouble et si rougeâtre qu'elle ne fut plus potable : ce curieux phénomène, d'une durée passagère, donna lieu dans la contrée à des frayeurs superstitieuses.

D'après l'analyse de William Herapath, le puits Hotwell renferme les principes suivants :

Eau = 1.000 grammes.

	gr.
Carbonate de chaux	0.2524
— de magnésie	0.0005
— de fer	0.0015
Sulfate de chaux	0.1408
— de soude	0.0430
— de magnésie	0.0480
Chlorure de sodium	0.0840
— de magnésium	0.0311
Azotate de magnésie	0.0415
Silice	0.0030
Bitume	0.0025
	0.6980

Mode d'administration. Les eaux de Clifton sont principalement employées à l'intérieur ; elles se prennent à la dose de trois à huit verres, le matin à jeun et à vingt minutes d'intervalle. Quant à leur usage externe, il consiste en bains de piscine, et ceux-ci ne sont même pas considérés comme des agents doués de quelque activité thérapeutique. Ces bains d'agrément doivent être d'assez courte durée (un quart d'heure ou vingt minutes au plus), en raison de la température assez basse (21° C.) du bassin.

Emploi thérapeutique. — L'eau de Clifton, prise en boisson, possède comme action physiologique sensible la propriété d'être diurétique chez les personnes non habituées à son usage.

Cette vertu justifie son emploi dans certaines affections des voies urinaires telles que les catarrhes de la vessie, les néphrites chroniques, la gravelle et les coliques néphrétiques. Elle donne également des résultats satisfaisants dans les maladies des voies aériennes chroniques et même subaiguës. Mais, si cette eau minérale guérit les laryngites, les trachéites ou bien encore les bronchites chroniques simples, faut-il lui reconnaître avec les praticiens anglais la vertu de remédier aux accidents d'origine tuberculeuse et d'enrayer la phtisie pulmonaire à toutes ses périodes de développement ? Sans rejeter d'une manière absolue ces prétentions thérapeutiques de l'eau de Clifton, il est du moins sage de faire à ce sujet des réserves expresses.

La *durée de la cure* de Clifton, dont l'eau ne s'exporte que dans les régions circonvoisines, est généralement de vingt à vingt-cinq jours.

EPSOM

Epsom (comté de Surrey), qui est située à 22 kilomètres S.-S.-O. de Londres, doit sa première célébrité à ses eaux minérales ; la renommée des sels extraits de la source d'Epsom était européenne, lorsque le comte Derby, par l'institution des courses de chevaux (1750), a fait de cette ville le rendez-vous de la nation anglaise aux jours des fêtes hippiques.

La source minérale a été découverte en 1618 ; dès le siècle suivant, le sel d'Epsom provenant des eaux jouissait d'une telle vogue que son nom est resté au sulfate magnésien qui en est le principe dominant.

Il ne faudrait pas en induire pourtant que ces eaux minérales renferment une très forte proportion de sulfate de magnésie ; d'après Sunders, une demi-pinte (263 grammes) d'eau contiendrait au plus deux scrupules ($2^{gr},599$) de sulfate de magnésie. Comme on le voit, ces eaux, dont la minéralisation se trouve complétée par des chlorures de calcium et de magnésium et de sulfate de chaux, ne peuvent produire d'effets purgatifs qu'à la condition d'être bues en asséz grande quantité dans un temps relativement très court.

On ne saurait considérer Epsom comme une station hydro-minérale ; toutes les tentatives d'exploitation faites à diverses époques ont échoué les unes après les autres. De nos jours, ces eaux *sulfatées magnésiennes* ne sont qu'exceptionnellement employées sur les lieux ; elle sont exportées, ainsi que les sels extraits de la source, dans toutes les parties de la Grande-Bretagne.

HARROGATE

De Paris à Harrogate (254 kilom. et 309,5 mil.), par Chemin de fer du Nord, bateaux à vapeur et chemins de fer anglais. — Trajet par Boulogne et Folkestone en 15 h. ou 23 h. 16 m. (1re cl., 67 fr. 20 et 29 sh. 9 p. ; 2e cl., 48 fr. 25) et 18 sh., par Calais et Douvres en 16 h. ou 17 h.. — Service de la Compagnie internationale des wagons-lits.

Harrogate (comté d'York), petite ville (5,000 habitants) formée par la réunion de deux bourgades : *High* et *Low Harrogate*

(Haut et Bas Harrogate) est une des premières, sinon la première ville d'Eaux de la Grande-Bretagne. Cette station où les étrangers sont assurés de trouver dans deux magnifiques Etablissements thermaux un confort luxueux et toutes les ressources hydro-balnéothérapiques, est visitée chaque année par plus de douze mille baigneurs et touristes.

La **saison thermale** commence le 15 avril pour se prolonger jusqu'à la fin de septembre.

Etablissements thermaux. — L'Etablissement le plus important de Harrogate, désigné sous le nom de *New Victoria Baths* est un des plus beaux Thermes de l'Angleterre ; il renferme plusieurs buvettes; trente cabinets de bains précédés de vestiaires ; des salles de douches de tous genres, variées de forme et de pression, etc.

Moins vaste et moins luxueux que les New Victoria Baths, l'*Etablissement de Montpellier* ne laisse également rien à désirer au point de vue de son installation balnéothérapique.

En outre, ce poste thermal possède un hôpital de quatre-vingts lits pour les indigents, et, dans la vallée voisine de *Harlow-Carr* jaillissent plusieurs sources de composition à peu près identique à celles de Harrogate, qui alimentent un autre Etablissement ne laissant également rien à désirer sous le rapport des divers modes d'application du traitement hydro-balnéothérapique.

Les Eaux. — Les sources d'Harrogate, connues et utilisées depuis plus de deux cents ans, émergent au nombre de *quatorze* dans le voisinage immédiat d'un vaste marais formé de débris de matières végétales dont l'épaisse couche repose sur un lit de grès et de sable.

Ces fontaines *athermales* (temp. de 12° à 15° centigrades) sont de minéralisation différente : huit appartiennent à la classe des *chlorurées sodiques sulfureuses* ; les six autres sont *ferrugineuses*. Elles ont été analysées par divers chimistes ; Hoffmann assigne à la source sulfureuse la plus importante (*Old sulphur well, source du Vieux puits de soufre*), et à la source ferrugineuse, dite *Montpellier-Saline-Chalybeate*, la composition suivante :

Eau — 1.000 grammes.

	S. sulfureuse.	S. ferrugineuse.
	gr.	gr.
Sulfate de chaux	0.0013	»
Carbonate de chaux	0.1360	»
— de magnésie	»	0.4597
— de manganèse	»	traces
— de fer	»	0.0308
Chlorure de calcium	0.8987	1.7520
— de magnesium	0.6125	0.3919
— de potassium	0.7117	0.1252
— de sodium	9.5279	»
Fluorure de calcium	traces	traces
Bromure de sodium	traces	traces
Iodure de sodium	traces	traces
Sulfure de sodium	0.1702	»
Ammoniaque	traces	traces
Silice	0.0027	0.0104
Matière organique	»	traces
	12.0610	0.00000

	c.c.	c.c.
Acide carbonique	128.8	97.5
Hydrogène carboné	2.0	27.0
Oxygène	2.5	»
Azote	32.0	5.0
	167.3	127.5

Emploi thérapeutique. — Les eaux d'Harrogate sont utilisées *intus* et *extra* (boisson, bains, douches, etc). Grâce à la variété de minéralisation des sources, la médication hydro-minérale de ce poste thermal est soit altérante et résolutive, soit tonique et reconstituante. Il en résulte que les appropriations thérapeutiques d'Harrogate peuvent être aussi nombreuses que variées ; néanmoins, ce sont les sources sulfureuses qui ont fondé et continuent la réputation de cette station.

Les maladies de la peau, d'origine herpétique ou scrofuleuse constituent la spécialisation d'Harrogate; ces eaux sont également employées avec avantage contre les manifestations multiples du lymphatisme et de la scrofule, les états chloro-anémiques, certaines affections de l'appareil digestif et de ses organes annexes, etc. — *La durée de la cure* est de vingt-cinq à trente jours.

Les eaux d'Harrogate *s'exportent*.

LEAMINGTON

De Paris à Leamington (254 kilom. et 214 mil.), par Boulogne, Folkestone et Londres (chemin de fer Great Western). Trajet en 12 h. 14 m. et 20 h. 10 m. (1re cl., 67 fr. 20 et 15 sh. 3 d.; 2e cl., 48 fr. 25 et 11 sh. 8 d.). Sleping-Cars de la Compagnie des wagons-lits (vià Paris-Boulogne).

Leamington (Warwicshire) est une belle ville de 20,000 habitants, située à 2 milles environ de Warwick.

La Saison thermale dure toute l'année.

Historique, topographie et climatologie. — Leamington est la ville d'Eaux de l'aristocratie et de la gentry du Royaume-Uni; cette belle et opulente cité, aux rues larges, bien alignées et ombragées par des arbres superbes, n'était encore qu'une méchante bourgade de 500 habitants à peine dans les premières années de ce siècle (1811). Doit-on attribuer son développement et sa richesse à la variété de ses ressources hydro-minérales, à sa charmante situation sur les deux rives de la Leam et aux agréments de son doux climat ? Ces diverses causes ont certainement contribué à la grande prospérité de cette station; néanmoins celle-ci doit beaucoup à sa municipalité qui, non contente de veiller avec un soin jaloux à l'entretien et aux embellissements de la ville, subventionne largement les casinos et les théâtres pour offrir aux baigneurs des distractions et des fêtes de tous genres.

Le climat de Leamington, dont l'altitude est de 65 mètres au-dessus du niveau de la mer, est doux, mais malheureusement très humide.

Si la saison thermale dure toute l'année, néanmoins c'est pendant l'époque de la chasse au renard (du mois de novembre au mois d'avril), que ce poste thermal reçoit le plus grand nombre de baigneurs.

Etablissements thermaux. — Leamington possède plusieurs Etablissements thermaux dont les principaux sont : — le *Royal Pump Room* et le *Victoria Pump Room*, qui renferment des buvettes, des cabinets de bains, des piscines, des salles de douches et de vapeur et des bains turcs. L'installation des salles de bains ne laisse rien à désirer sous le rapport du confort et de la distribution de l'eau minérale chaude ou froide aux baignoires.

Promenades et excursions. — Le *Ranelagh* et les *Priory Gardens* (Jardins du Prieuré) de Leamington sont les promenades favorites des baigneurs, qui, en dehors de la ville, trouvent à faire des excursions aussi agréables qu'intéressantes. Entre autres : la ville de *Warwick* et *Warwick Castle*, qui est l'un des plus beaux châteaux gothiques de toute l'Angleterre; les ruines du château de *Kenilworth* décrit par Walter Scott dans un de ses plus beaux romans; *Strafford*, où l'on montre avec orgueil aux étrangers la maison dans laquelle est né Shakespeare, etc.

Les Eaux. — Il existe à Leamington cinq sources principales qui sont *froides* ou *tièdes* et *chlorurées sulfatées* ou *chlorurées sulfurées*.

Ces fontaines, connues et fréquentées depuis la fin du xviii° siècle, se nomment : *Old Well* ou *Lord Aylesford's spring* (Vieille-Source ou source de lord Aylesford); *Pump Room* (chambre de la Pompe); *Wood's spring* (source de Wood); *Hudson's springs* (sources d'Hudson); *Alexandra springs* (source Alexandra).

L'eau de ces diverses sources dont la température d'émergence varie de 10° C. à 21° C., est claire, transparente et limpide ; elle n'a pas d'odeur et possède un goût salin et amer plus ou moins accusé et désagréable. L'une des deux sources d'Hudson se distingue de toutes les autres fontaines par son odeur et sa saveur manifestement hépatiques qui lui ont valu le nom de source sulfureuse.

Le Dr Patrick Brown, qui a fait en 1862 l'analyse des eaux de Leamington, assigne à l'*Old Well* et à la *source sulfureuse* d'Hudson la composition élémentaire suivante :

	Old Weld.	Source sulfureuse.
	gr.	gr.
Chlorure de sodium	3.4143	2.8525
— de calcium	5.8398	1.7142
— de magnésium	1.2555	1.0245
Sulfate de soude	3.8929	3.1967
Silice		
Peroxyde de fer	traces.	traces.
odure et bromure de sodium		
	11.5125	8.7817

	c.c.	c.c.
Gaz acide carbonique...................	86.561	1.82
— azote.............................⎫	traces	0.80
— oxygène..........................⎬		
— hydrogène sulfuré................⎭	»	37.40
	86.561	40.02

Mode d'administration.—Les eaux de Leaming-
ton sont administrées *intus* et *extra*. En boisson, la dose des
diverses sources est de un à deux verres de 200 grammes
chacun, que les malades doivent ingérer le matin à jeun et à
vingt ou trente minutes d'intervalle. Quant au traitement
externe, il n'a rien de particulier, sinon que les bains de
piscine à eau courante (temp., 21° C.) ne doivent jamais se
prolonger au delà du moment de l'apparition des premiers
frissons.

Emploi thérapeutique. — Les eaux chlorurées
sulfatées et sulfureuses de Leamington ont des effets physiologiques se traduisant par des phénomènes si complexes
qu'ils en rendent l'application fort délicate. Dès le début de
la cure, elles occasionnent des coliques, des épreintes, du té-
nesme accompagné d'une ou plusieurs selles diarrhéiques ;
ces accidents se produisent successsivement et en général
une heure après l'ingestion du dernier verre. Ces eaux dé-
bilitent l'organisme au point de nécessiter la suspension du
traitement dès la fin de la première ou de la seconde semaine ;
elles déterminent en outre, malgré leur action purgative,
une surexcitation de la circulation générale et du système
nerveux qui exige une surveillance continuelle et atten-
tive.

Leur usage externe en bains et en douches tièdes ou
chaudes n'offre aucun phénomène particulier : les bains de
piscine ont un effet tonique et reconstituant à la condition
que l'immersion ne soit pas trop prolongée.

Les sources chlorurées employées *intus* et *extra* (boisson,
bains et douches) donnent d'excellents résultats dans le lym-

phatisme exagéré et dans toutes les manifestations de la scrofule. Administrées en boisson, elles sont très utiles dansle traitement des dyspepsies et des gastralgies des sujets lymphatiques ou débilités ; elles rendent également de grands services dans les dyspepsies stomacales et intestinales et les engorgements viscéraux dus à l'impaludisme et à un long séjour dans les pays chauds.

Les affections de la peau à forme humide relèvent spécialement des eaux sulfureuses de Leamington, qui sont encore employées avec succès pour combattre les empoisonnements mercuriels et saturnins, de même que pour rappeler à la peau les manifestation de la syphilis.

Les prédispositions à la congestion cérébrale et à l'éréthisme nerveux sont des *contre-indications* formelles de toutes les eaux des sources polymétallites de Leamington.

La *durée de la cure* est de quinze jours en général.

Les eaux de Leamington ne sont *pas exportées*.

MALVERN

De Paris à Malvern (254 kilom. et 112 mill.) par Chemin de fer du Nord et bateaux-express jusqu'à Londres, par Boulogne et Folkestone (1re cl., 67 fr. 20 ; 2e cl., 48 fr. 25.) De Londres à Malvern par Worcester.

Malvern se compose de deux villages situés à 4 kilomètres l'un de l'autre, dans les comtés de Worcester et d'Hereford.

La Saison thermale commence le 1er mai et finit le 30 octobre.

Topographie et climatologie. — Malvern dont les eaux *athermales* et *bicarbonatées ferrugineuses faibles* jouissent d'une antique renommée parmi les populations des campagnes voisines, doit sa grande prospérité à sa situation topographique et à son climat privilégié plutôt qu'à ses deux sources minérales. Rien n'est plus riant et plus pittoresque que l'aspect des deux villages thermaux de Great Malvern (Grand-Malvern) et de Little Malvern (Petit-Malvern) bâtis sur le sommet de hautes collines qui dominent de belles et riches plaines arrosées par la Savern.

De ces villages, sis à 400 mètres au-dessus du niveau de la mer, on découvre un panorama magnifique, car la vue s'étend sur le Worcestershire, le Glocestershire et le pays de Galles. Le climat qui règne dans cette région, toute couverte de maisons de plaisance, est tempéré et des plus agréables ; l'air de l'atmosphère est d'une pureté et d'une transparence remarquables, pendant la belle saison ; toutefois, les matinées et les soirées sont généralement très fraîches et assez humides pour exiger certaines précautions de la part des malades. Ceux-ci, pendant leur séjour à Malvern, peuvent visiter dans les environs les belles vallées de *Monmouth*, de *Radnor* et de *Brecknockshire*, les villes de *Warwick*, de *Glocester* et d'*Oxford*, la vieille *abbaye du Mont-Plaisant*, etc.

Sources. — Les deux sources de Malvern qui jaillissent l'une dans le grand village et l'autre à *Little Malvern*, se nomment : *Saint Ann's Well* (puits Sainte-Anne) et *Holywel Water* (puits de l'Eau Sainte). Ces fontaines sont identiques sous le rapport de tous leurs caractères physiques et chimiques ; elles émergent à la température de 11°,3 C., et leur eau claire, limpide, transparente et d'une très grande fraîcheur ne possède ni odeur ni saveur ; elle est traversée par de rares bulles gazeuses d'acide carbonique.

D'après l'analyse de Scumadore (1819), la source de *Great Malvern* renferme les principes constitutifs suivants :

Eau = 1.000 grammes.

	gr.
Carbonate de fer	0.023
— de magnésie	traces
Sulfate de soude	0.026
Chlorure de calcium	0.026
	0.076

Emploi thérapeutique. — Les eaux de Malvern sont administrées en boisson, en bains généraux et en lotions. A l'intérieur et à la dose de un à plusieurs verres que l'on prend le matin à jeun et à un quart d'heure d'intervalle, elles excitent la circulation générale au point de déterminer assez souvent un état congestif qui exige la surveillance du médecin.

Très indigestes pour certains estomacs, il est des buveurs qui à la suite de leur ingestion éprouvent des nausées et même des effets purgatifs. Le traitement externe n'a aucune action physiologique particulière; cependant, les bains et les lotions sont d'un emploi avantageux, à titre de médication adjuvante de la cure interne, dans les accidents scrofuleux superficiels et même profonds; suivant une vieille tradition enracinée par des succès empiriques, les gens du pays emploient ces eaux en lotions pour traiter les ophtalmies, qui guérissent d'autant mieux que les sujets sont strumeux ou lymphatiques.

Les eaux de **Malvern**, d'après le Dr Johnston, auraient des vertus curatives incontestables dans les catarrhes de la vessie, dans les gravelles urique et phosphatique, dans les névroses et les névralgies, et voire même dans la phtisie pulmonaire. Il est inutile de réfuter ces dernières prétentions.

La *durée de la cure* varie de trente à quarante jours.

Les eaux de **Malvern** ne sont pas exportées.

SCARBOROUGH

De Paris à Scarborough (254 kilom. et 342 mil.) par chemin de fer du Nord, bateaux à vapeur et chemins de fer anglais. — Trajet par Boulogne et Folkestone en 13 h. 40 m. ou 22 h. 29 m. (1re cl., 67 fr. 20 et 43 sh. 2 p.; 2e cl., 48 fr. 25 et 32 sh. 2 p.) Par Calais et Douvres en 14 h. 30 m. ou 17 h. 20 m. — Service de la Compagnie internationale des wagons-lits.

Scarborough (comté du Yorskshire) ville de 19,000 habitants et port de la mer du Nord, est en même temps une station marine et un poste hydrominéral. La ville, bâtie au fond d'une délicieuse baie très bien abritée, s'élève en amphithéâtre des bords du rivage au sommet d'un rocher couronné par un vieux château fort.

Les Eaux. — Scarborough possède deux sources renfermées dans un vaste et beau parc où se trouvent réunis pour les buveurs tous les genres de distractions. Ces fontaines *froides, sulfatées magnésiennes et calciques, ferrugineuses,* se nomment : — *North Well* (S. du Nord) et *South Well* (S. du Sud) ou bien encore *Source ferrugineuse* et *Source du sud.* Leur débit n'est pas abondant; leur eau d'une température native de 12°,2 C. est claire, limpide, inodore et d'une saveur atramentaire et salée tout à la fois. Le débit de ces sources connues et utilisées depuis la fin du XVIII° siècle, aurait été beaucoup plus considérable; il est devenu insuffisant pour l'alimentation d'une maison de bains.

D'après une analyse de Phillips, qui demanderait à être vérifiée en raison de son ancienneté, les fontaines de Scarborough possèdent la constitution chimique suivante :

Eau = 100 grammes.

	North-Well.	South-Well.
	gr.	gr.
Sulfate de magnésie	19.7312	23.881
— de chaux	11.8705	11.713
Bicarbonate de chaux	5.5175	5.066
— de fer	0.2102	0.192
Chlorure de sodium	2.0150	3.140
	40.1544	43.942
	c.c.	c.c.
Gaz azote	340	455

Emploi thérapeutique. — Les eaux de Scarborough sont exclusivement utilisées en boisson; elles se prennent soit pures et à la dose de trois à six verres le matin à jeun, soit coupées de bière ou de vin dans le cours des repas.

Ces eaux ferrugineuses toniques et reconstituantes, possèdent, grâce à leur notable quantité de sulfate magnésien, une action dérivative des plus précieuses. Elles ont dans leurs indications thérapeutiques la chloro-anémie dans toutes ses manifestations ainsi que les états pathologiques liés à quelques troubles de l'hématose.

La *cure hydrominérale* se trouve généralement associée à l'usage des bains de mer chauds ou frais ; sa durée est de trente jours en général.

TUNBRIDGE-WELLS

De Paris à Tunbridge-Wells (254 kilom. et 71 mil.), par Chemin de fer du Nord, bateaux à vapeur et chemins de fer anglais. — Trajet par Boulogne et Folkestone en 9 h. 25 m. ou 16 heures (1re cl., 67 fr. 20 et 11 sh.; 2e cl., 48 fr. 25 et 8 sh. 4 p.) Par Calais et Douvres en 11 h. 48 m. ou 12 h. 8 m. — Service de la Compagnie internationale des wagons-lits.

Tunbridge-Wells (comté de Kent), est une grande ville (20,000 habit.) située sur la limite des comtés de Kent et de Sussex.

La **saison thermale** commence le 1er juin et finit avec le mois de septembre.

Topographie et climatologie. — La populeuse et belle cité de Tunbridge compte parmi les stations les plus fréquentées de l'Angleterre. Sise à 133 mètres au-dessus du niveau de la mer, la ville, avec ses maisons coquettes et entourées de jardins s'étageant sur des collines, offre un aspect riant et des plus pittoresques ; comme complément des avantages de cette situation topographique, Tunbridge-Wells possède un climat en quelque sorte privilégié, en raison de sa salubrité, de son atmosphère pure et vivifiante et de l'absence des brouillards. La température des mois de la saison thermale est de 14 degrés centigrades en juin, de 15°,1 centigrades en juillet ; de 15 degrés centigrades en août, et de 12°,5 centigrades en septembre.

Les Eaux. — L'unique source de Tunbridge, située à l'extrémité d'une longue allée plantée de beaux arbres, alimente deux buvettes, dont l'une est réservée aux pauvres.

Cette fontaine *athermale* et *ferrugineuse bicarbonatée*, jaillit à la température de 12 degrés centigrades par une fente de rocher, d'un sable siliceux contenant du fer en assez grande quantité. D'un débit peu abondant (100 hectol. par jour) et variable suivant les temps de sécheresse ou de pluie, elle fournit une eau claire, limpide, peu gazeuse et d'une saveur styptique; par son exposition à l'air, cette eau se recouvre d'une pellicule irisée et laisse déposer dans son bassin une notable quantité de rouille. Sa pesanteur spécifique est de 1,007.

La source de Tunbridge possède, d'après l'analyse du docteur Powel (1856), la composition élémentaire suivante :

Eau = 1.000 grammes.

	gr.
Protoxyde de fer	0.0353
Chlorure de calcium	0.0263
— de magnésium	0.0050
— de sodium	0.0214
Sulfate de soude	0.0252
Carbonate de fer	0.0048
Alumine	0.0075
Pertes	0.0022
	0.1275

	c.c.
Gaz acide carbonique	35.554
— — oxygène	2.207
— — azote	20.973
	58.734

Emploi thérapeutique. — L'eau de Tunbridge-Wells est exclusivement employée en boisson, le faible débit de la source ne pouvant alimenter une maison de bains ; elle se prend le matin et le soir à jeun, ou bien mélangée au vin. Son action physiologique et ses vertus curatives sont les mêmes que celles de ses congénères ; c'est ainsi que cette eau, agréable au goût et d'une digestion facile, est analeptique et reconstituante ; elle prédispose à la constipation, voire même aux congestions vers le cerveau par son usage immodéré ou prolongé.

L'anémie et la chlorose avec leur grand cortège d'accidents, les dypepsies atoniques, les états de faiblesse ou de débilité consécutifs aux maladies graves ou aux hémorragies, et en général tous les états pathologiques dépendant d'une altération qualitative ou quantitative du sang sont justiciables de l'eau martiale du Tunbridge.

La *durée de la cure* est de quarante-cinq jours en général.

L'eau de la source de Tunbridge-Wells *s'exporte*.

VILLES D'EAUX

DE

L'AUTRICHE

EAUX MINÉRALES DE L'AUTRICHE

BADEN

De Paris à Baden (1,409 kilom.), par Chemin de fer de l'Est et chemins
de fer allemands; train posto du soir en 34 h. 30 m. (1re cl.,
168 fr. 30; 2e cl., 122 fr. 30). (Sleeping-Cars de la Compagnie des
wagons-lits (*via* Paris-Vienne).

Baden ou **Baden-Bei-Wien**, ville de 10,430 habitants,
et chef-lieu de district du cercle d'Underwienerwald, est située
à 27 kilomètres de Vienne sur la Schwacht, affluent sud du Danube.

La **Saison thermale** commence le 15 mai et finit le 15 octobre.

Historique, topographie, climatologie. — Cette jolie
ville d'Eaux des environs de Vienne doit son origine et son développement à ses sources minérales, qui ne sont autres que les
Aquæ Cetiæ ou *Aquæ Pannonicæ* des Romains. Baden est la
station préférée des Viennois, qui s'y rendent en grand nombre
pendant la saison d'été.

Sise à 224 mètres au-dessus du niveau de la mer, la ville est
construite sur le versant oriental de la montagne de Wiener-
wald; ses belles maisons, bâties avec beaucoup d'élégance archi-
tecturale, sont toutes groupées autour des magnifiques palais im-
périaux que renferme cette cité.

Le climat est doux, mais sujet à de brusques et fréquentes
variations atmosphériques; pendant les mois de la saison thermale, la température moyenne est de 18 degrés centigrades.

Établissements thermaux. — Il existe à Baden plusieurs
Bains qui appartiennent, les uns à la ville, les autres à des par-

ticuliers. Chacun de ces Etablissements dont le plus beau est celui du *Sauerhof,* renferme des cabinets de bain et de douches ainsi que des salles pour bains de vapeur, etc. Malgré leur installation confortable plus ou moins luxueuse, ces maisons de bains se trouvent délaissées pour les piscines, qui constituent le mode balnéaire par excellence de cette station. Généralement construites sur la source même, elles sont assez vastes pour contenir vingt ou trente personnes en moyenne; les piscines alimentées par les fontaines Herzogsquelle et Carolineusquelle, ont des dimensions beaucoup plus considérables encore ; et la Schwimmanstalt (école de natation) dont la création remonte à l'année 1848, peut contenir 150 baigneurs qui peuvent y nager sans aucune gène. Les hommes et les femmes, revêtues d'un costume particulier, se baignent en société dans toutes ces piscines.

Promenades et excursions. — Les hôtes de cette station peuvent occuper leurs loisirs à visiter les monuments de **Baden** et de la capitale de l'empire austro-hongrois, ou bien à faire des promenades dans les environs. Nous citerons, parmi les excursions les plus charmantes : — le *Parc* ou *Theresiengarten,* le *Calvarienberg,* le *Temple d'Esculape,* le *Kiosque* et *l'Aréna* (théâtre de jour), les ruines du château de *Burgeneck,* la montagne *Eiserne-Thor* (Porte de fer), etc., etc.

Les Eaux. — Baden-bei-Wien possède treize sources thermo-minérales qui émergent d'un terrain calcaire dont les couches stratifiées sont séparées par des gypses, des schistes, des pyrites et de la houille. Ces fontaines dont la température native varie de 28 à 36°,5 C., sont *sulfatées calciques et sulfureuses faibles;* d'un débit total de 7,600 hectolitres d'eau par 24 heures, elles présentent entre elles la plus grande analogie sous le rapport des caractères physiques et de leur constitution chimique.

Les sources de Baden portent les noms suivants : *Ursprung* ou *Romersquelle,* source d'origine ou des Romains (temp., 34° C.); *Theresienquelle,* source de Thérèse (temp. 33° C.); *Antonsquelle,* source d'Antonin (temp., 33°); *Herzogsquelle,* source du Duc (temp., 34° C.); *Peregrinisquelle,* source de l'Étranger (temp., 28° C.); *Leopoldsquelle,* source de Léopold (temp., 29° C.); *Franzensquelle,* source de François (temp.,

34°,2 C); *Johannesquelle*, source de Jean (temp., 32°,8 C.); *Engelsquelle*, source de l'Ange (temp., 32°,5 C.); *Josephsquelle*, source de Joseph (temp., 36°,5 C.): *Carolinenquelle*, source de Caroline (temp., 36° C.); *Frauenquelle*, source des Dames (temp., 36°,2 C.) et *Militairquelle*, source des Militaires.

Claire, transparente et limpide au griffon, l'eau de toutes ces sources se trouble légèrement au contact de l'air; d'une saveur et d'une odeur sensiblement hépatiques, elle dépose sur les parois des bassins de captage une cristallisation jaune qu'on a coutume de désigner sous le nom de sel de Baden.

La source principale de Baden ou *Romersquelle*, qui jaillit dans la Trinkhall construite au milieu d'un magnifique parc, renferme, d'après l'analyse de Keller (1848), les principes élémentaires suivants :

Eau = 1.000 grammes.

	gr.
Chlorure de sodium	0.25517
— de magnésium	0.23089
Sulfate de chaux	0.73493
— de potasse	0.07290
— de soude	0.30129
Carbonate de chaux	0.20538
— de soude	0.09367
— de magnésie	0.11297
Sulfure de magnésium	0.04603
Silice	0.03522
Matière organique et perte	0.04974
	2.16868

	c.c.
Gaz acide carbonique	44.73
— sulfhydrique	2.56
Azote	14.53
Oxygène	1.62
	63.49

Mode d'administration. — A part l'Ursprung dout l'eau est exclusivement réservée à la boisson, toutes les autres sources servent aux usages extérieurs (bains et douches d'eau et de vapeur, etc.). Le traitement de Baden étant mixte, la boisson et les inhalations se trouvent toujours associées aux divers modes balnéothérapiques. L'eau est prise à la dose de un à quatre verres par jour, que l'on ingère le matin à jeun et à un quart d'heure d'intervalle. Les bains de piscine durent généralement 35 à 40 minutes au plus; ils doivent être interrompus tous les quatre ou cinq jours, de façon à retarder ou à éviter autant que possible la *poussée*.

Emploi thérapeutique. — Administrée à l'intérieur, l'eau de la Römersquelle agit sur les sécrétions et les excrétions; elle facilite l'expectoration, augmente la sécrétion intestinale et la quantité d'urine, qui est plus chargée d'acide urique; en même temps, elle détermine une transpiration profuse chez certaines personnes. Elle est donc expectorante, laxative, diurétique et diaphorétique. L'ingestion seule peut suffire à produire les différents accidents de la poussée; mais celle-ci survient le plus souvent lorsque l'on combine les deux traitements externe et interne. Les eaux de Baden, employées à l'extérieur, se font remarquer par leurs propriétés excitantes des systèmes nerveux et sanguin. Dès les premiers bains, on observe une augmentation de la tension vasculaire; puis surviennent de la céphalalgie, des tintements d'oreille, de l'insomnie, de l'embarras gastrique, et enfin des éruptions rubéoliques indiquant l'établissement de la poussée. Ces symptômes, suivant les individus, apparaissent plus ou moins rapidement et avec plus ou moins d'intensité; dans tous les cas, ils doivent être surveillés avec grand soin, car, si le traitement n'est pas modifié, ils peuvent s'accentuer rapidement et amener des congestions cérébrales et même des hémorragies mortelles.

Les indications thérapeutiques des eaux de Baden découlent des effets physiologiques que nous venons d'exposer.

Leur action sur les muqueuses des voies aériennes les a fait conseiller dans les inflammations chroniques à forme catarrhale, surtout celles du larynx, des bronches, etc., que ces affections coexistent ou non avec l'emphysème.

Sous l'influence du traitement interne (boisson ou inhalations), la respiration se fait plus facile, la toux disparaît, les crachats, moins nombreux d'abord, deviennent filants, décolorés, et finissent par disparaître. L'action laxative et diurétique de ces eaux est mise heureusement à profit pour combattre les affections des voies digestives (dyspepsies stomacale et intestinale chroniques) et les catarrhes des organes uropoïétiques, plus particulièrement ceux de la vessie.

La goutte est soignée souvent avec succès à Baden, mais les malades adressés à cette station doivent être choisis avec la plus grande circonspection. En effet, si ces eaux sont diaphorétiques, diurétiques et augmentent l'excrétion de l'acide urique, d'autre part elles sont très excitantes; elles ne peuvent donc être utiles que dans les cas de goutte récente et deviennent même nuisibles, lorsque les accidents sont confirmés. Ces eaux donnent encore de bons résultats dans les affections de la peau à forme chronique et torpide (eczéma chronique, pityriasis, psoriasis, lichen, acné, lupus), qui sont souvent améliorées et même complètement guéries à Baden; il en est de même pour les manifestations de la scrofule et du rhumatisme chronique, dans les paralysies par intoxication métallique ou autres, dans les raideurs articulaires et les atrophies musculaires, dans les suites de fracture et enfin dans certaines maladies des femmes (catarrhes chroniques du vagin et de l'utérus).

L'affection des voies respiratoires où la présence du tubercule dans les poumons se trouve établie ou même soupçonnée, les maladies organiques du cœur et des gros vaisseaux, les maladies pyrétiques ou autres dont l'état aigu est encore récent, les hydropisies en général, l'état de grossesse, les névralgies et les névroses, la pléthore sanguine et la prédisposition aux congestions, sont des contradictions formelles des eaux excitantes de Baden.

La *durée de la cure* est en général de vingt-cinq à trente jours.

BALATON-FURED (Hongrie).

De Paris à Balaton-Fured (1,774 kilom.), par Chemin de fer de l'Est
et chemins de fer allemands. — Trajet par trains rapides en
45 h. 15 m. Trains ordinaires en 47 h. 15 m. (1re cl., 167 fr. 75 et
21 fl. 39 kr.; 2e cl., 119 fr. 13 et 16 fl. 46 kr.). — Service de la
Compagnie des wagons-lits.

Fured ou Balaton-Fured doit la grande vogue dort
elle jouit dans toute la Hongrie à ses divers modes de thérapeutique hydrominérale : ceux-ci lui sont fournis par ses sources
minérales, par les eaux de son lac, par ses boues renommées et
enfin par ses cures accessoires de petit-lait et de raisin.

La **Saison thermale** commence le 15 juin et se termine à
la mi-septembre.

Topographie et climatologie. — Fured (1,700 hab.)
est situé dans le canton de Zala, à 35 kilomètres de Tapoleze;
bâti sur la rive nord-ouest du lac de Balaton, l'un des plus grands
et des plus beaux du monde, ce village se trouve au centre d'une
région aussi pittoresque que remarquable par la douceur et la
constance de son climat. Sur tous les bords du lac où l'on peut
faire de charmantes promenades en barque ou en bateau à vapeur,
ce sont de frais et riants paysages; dans une presqu'ile formée
par cette immense nappe d'eau, d'une superficie de 26 kilomètres
carrés, s'élève le magnifique couvent des bénédictins de Tihany
à qui appartiennent les Etablissements de bains de Fured.

Établissements balnéaires. — Ces Etablissements sont
installés : 1° pour les bains chauds et les douches d'eau minérale,
d'eau de lac et de vapeur; 2° pour les bains froids dans le lac,
dans les salles de bains ou dans les bassins de natation; 3° pour
des bains froids d'eau minérale dans une piscine alimentée par de
l'eau courante, venant de la source François-Joseph. Aux salles
de bains correspondent des boudoirs confortables, spacieux et
bien meublés.

Les Eaux. — La station de Fured comprend dans ses
ressources médicales les eaux de ses fontaines minérales et
celles du lac Balaton.

Sources. — Trois sources jaillissent dans le village; connues et utilisées par les habitants du pays depuis le xvii° siècle, elles ont commencé à être fréquentées par les malades étrangers vers la fin du siècle dernier. Ces fontaines dont la composition est sensiblement la même, émergent d'un terrain caractérisé, suivant Beudant, par du calcaire jurassique avec filons de silice, du grès et du basalte. Les eaux du Fured sont *froides, bicarbonatées calciques, ferrugineuses* et *carboniques fortes.* Limpides, claires et transparentes, elles ont une odeur piquante et une saveur fraîche, acidule et chalybée tout à la fois ; traversées sans cesse par de nombreuses et grosses bulles de gaz qui viennent s'épanouir à la surface, elles abandonnent un dépôt ocreux sur les parois intérieures des bassins de captage. Nous rapportons ici l'analyse de la source de la Buvette ou de François-Joseph dont la température est de 12°,5 C., la densité de 1,0013, et le débit en 24 heures de 1,200 hectolitres.

Eau = 1,000 grammes.

	gr.
Sulfate de soude	0.7546
Carbonate de chaux	0.7998
— de soude	0.1037
— de magnésie	0.0105
— d'oxyde de fer et de manganèse	0.3705
Chlorure de sodium	0 0874
Silice	0.0134
Alumine	0.0029
Matières organiques azotées	0.3705
	2.1504

	c.c.
Gaz acide carbonique libre	1283.3

(Heller, 1851.)

Eaux du lac. — Les eaux du lac de Balaton (*Plattensee*) sis à 180 mètres au-dessus du niveau de la mer, ont une saveur astringente et ressemblent plus à de l'eau minérale qu'à de l'eau douce.

Boues. — Les boues de Fured, dont l'action révulsive est des plus énergiques, sont recueillies dans le lac ; ces dépôts

des eaux du lac ont été analysés par Heller (1854) qui a trouvé
dans 1,000 grammes :

```
Sulfate de chaux.............................    80.000
   —    de soude.............................     2.500
Carbonate de chaux..........................   180.000
   —    de fer...............................    40.220
Bitumes et substances organiques.............   120.000
                                               _________
                                                522.730
```

Mode d'administration. — Les eaux des sources
sont employées en boisson, en bains chauds et froids, en
douches froides, chaudes et de vapeur de toute forme et de
tout calibre ; les eaux du lac de Balaton sont utilisées en bains
simples ou de pleine eau et en douches ; quant aux boues,
elles servent à des bains entiers et plus souvent en applications topiques. Enfin la cure par le petit-lait de brebis se
pratique concurremment avec le traitement hydrominéral.

Emploi thérapeutique. — L'eau athermale et
bicarbonatée calcique ferrugineuse des sources de Fured a une
action stimulante, tonique et reconstituante. L'anémie et la
chlorose avec tout le grand cortège de leurs manifestations
morbides sont justiciables de ces eaux minérales ; les qualités
notamment ferrugineuses et le goût frais et piquant de l'eau
de la Franzensquelle sont pour Rotureau autant de conditions
qui en recommandent l'emploi dans les cas de gastralgie et
de chloro-anémie.

L'eau du lac de Balaton exerce sur la peau une action particulière : elle la rend sèche et dure ; dans tous les cas, les
bains simples ou de pleine eau du lac avec l'exercice de la
natation rentrent dans les données de l'hydrothérapie et sont
associés à titre d'adjuvants à la médication hydrominérale.

L'emploi des boues de Fured est un moyen de révulsion
énergique qui doit être par cela même appliqué avec prudence ; les frictions avec les limons du lac déterminent rapidement une vive et douloureuse irritation de la peau. Cet effet
serait le résultat d'une action toute mécanique due à l'abon-

dance des cristaux microscopiques de silicate de chaux qui existent dans ces dépôts.

En résumé, les divers modes thérapeutiques de cette station ne prêtent à aucune considération spéciale ; ils possèdent toutes les attributions des médications toniques et reconstituantes. Les bains froids du lac de Balaton et les cures de petit-lait de brebis et de raisin attirent, tout autant que les sources minérales, un grand nombre d'étrangers à Fured pendant la saison thermale.

BILIN (Bohême).

De Paris à Bilin (1,312 kilom.) par Chemin de fer du Nord et chemins de fer allemands. Trains express en 32 h. 33 m. (1re cl., 106 fr. 05 et 5 mk. 2 fl. 61 kr.).

Bilin (régence d'Eger), ville située à 21 kilomètres de Lestmeritz et à 8 kilomètres seulement de Toeplitz, possède sur son territoire *quatre sources carbonatées sodiques*. Leur température, du moins celle des sources *Saint-Joseph* et *Caroline*, est de 15 degrés centigrades.

On appelle souvent Bilin le *Vichy* froid ; en effet, par leur composition, les eaux minérales de Bilin se rapprochent assez des eaux de Vichy. Leur saveur piquante, leur grande limpidité et leur mélange facile avec le vin en ont fait une eau de table qui se consomme aujourd'hui dans toutes les parties de l'Allemagne ; elles sont transportées dans des cruchons où elles se conservent longtemps.

On utilise presque exclusivement l'eau de la Josephsquelle pour cette exportation qui est considérable ; les eaux des autres sources, grâce à leur abondance, servent à la fabrication des sels de soude et de magnésie, dits *sels polychristes de Bilin*.

Redtensbacher, en 1845, a analysé avec grand soin l'eau de la Josephsquelle ; voici, d'après cette analyse, la composition de cette source :

```
                                                      gr.
Sulfate de potasse...............................   0.1283
   —     de soude...............................   0.8269
Chlorure de sodium...............................   0.3823
Carbonate de soude ..  ..........................   3.0085
    —      de lithium...........................   0.0188
    —      de chaux.............................   0.4024
    —      de magnésie..........................   0.1431
    —      de fer...............................   0.0094
Phosphates basiques et alumines . ...............   0.0084
Silice...........................................   0.0317
                                                   ________
        Total....................................   4.9498

                                             c.c.
Gaz acide carbonique des bicarbonates...   15.092
Acide carbonique libre ..................   17.237
```

Emploi thérapeutique. — Par suite de la transportation de ses eaux, Bilin n'est fréquenté que par un très petit nombre de malades. Les eaux minérales de Bilin sont prescrites et employées dans toutes les affections dont la série « ne diffère pas de la spécialisation reconnue aux eaux bicarbonatées sodiques ».

BUDA-PESTH (Hongrie).

De Paris à Buda-Pesth (1,660 kilom.), Chemin de fer de l'Est et chemins de fer allemands par Strasbourg, Munich, Vienne et Presbourg. Trajet par train express en 30 h. 30 m.; 2 convois par jour. (1re cl., 121 fr. 30 et 14 fl. 31 kr.; Sleeping-Cars de la Compagnie des wagons-lits (*via* Paris-Buda-Pesth).

Buda ou **Ofen** est une ville de 65,000 habitants, bâtie sur la rive droite du Danube, en face de la capitale de la Hongrie; elle est reliée à Pesth dont elle forme, à vrai dire, la partie occidentale, par deux magnifiques ponts dont l'un est un des plus solides ponts suspendus qui existent.

La **Saison thermale** s'ouvre le 15 mai et finit avec le mois de septembre.

Topographie, climatologie. — La ville de Buda n'est située qu'à 145 mètres au-dessus du niveau de la mer; tandis que la ville de Pesth se trouve garantie des vents froids et des transitions brusques de température par la chaîne du Josephsberg. Ofen, comme les Allemands appellent cette cité hongroise, se trouve à découvert et exposée par suite à de fréquentes variations de température, suivant la direction des vents. Aussi, le climat de cette ville d'Eaux, où les matinées sont généralement froides et humides, est assez rude et inconstant; il présente parfois de tels contrastes avec celui de Pesth qu'on se croirait, en passant de l'une à l'autre ville, transporté brusquement sous une autre latitude; alors qu'à Pesth la chaleur du milieu de la journée est insupportable, de l'autre côté du pont, il règne un froid vif et pénétrant. En raison de ces conditions climatériques toutes particulières, les baigneurs ne doivent jamais négliger d'emporter avec eux des vêtements de laine épais et chauds.

Établissements thermaux. — Buda possède *huit* Établissements de bains, dont deux sont situés en dehors de la ville.

1° Le *Kaiserbade*, qui appartient aux frères de la Miséricorde, se trouve à l'extrémité nord de la ville; il comprend deux édifices complètement distincts, dont le plus ancien date du temps de la conquête musulmane. Ce bain, très fréquenté par les Turcs pendant toute la période de leur occupation, a conservé son cachet architectural tout particulier; il renferme une grande piscine de pierre pour 40 personnes et cinq petites piscines qui ne sont plus fréquentées aujourd'hui que par les gens de la classe pauvre. Le Bain Nouveau, construit en l'année 1846, reçoit la clientèle riche, qui y trouve une installation balnéothérapique répondant à ses habitudes de confort: cet établissement contient 25 cabinets de bain précédés d'un vestiaire, et les baignoires creusées dans le sol sont remarquables par leurs grandes dimensions. Le *Kaiserbad* ou bain de l'Empereur est alimenté par onze sources, dont la plupart déversent leurs eaux dans un immense réservoir situé dans la grande cour de l'Établissement.

2° Le *Lukasbad*, dont la création remonte à l'époque romaine, se trouve dans le voisinage du Kaiserbad. Sa grande piscine, où 70 personnes peuvent se baigner à l'aise, et ses cabinets de bain sont alimentés par onze sources qui versent leurs eaux dans une sorte de citerne couverte.

3° Le *Bruckbad*, ou bain du Pont, bel édifice à colonnes, renferme une piscine commune pour 25 à 30 personnes; 41 cabinets avec baignoires de pierre ou de bois et une buvette située dans la cour de l'établissement. Ce Bain appartient à la ville d'Ofen.

4°, 5° et 6°. Le *Königsbad*, le *Raitzenbad* et le *Blocksbad* sont des maisons de bains particulières qui contiennent des grandes piscines à eau courante et de nombreux cabinets de bain. Par le luxe de son aménagement intérieur et par la variété de ses ressources hydrobalnéothérapiques, le Raitzenbad, qui a été construit en 1860 dans la partie sud de la ville et au pied du Blocksberg, mérite d'être rangé parmi les établissements thermaux les mieux installés de l'Europe.

7° et 8°. L'*Elizabeth Salzbad* et le *Margarethenbad* sont les deux bains situés en dehors de la ville; le premier est à deux kilomètres de Buda et le second se trouve dans l'île de Sainte-Marguerite, en amont de Buda-Pesth.

Le Margarethenbad dont la création remonte à une dizaine d'années, est un très bel édifice construit dans le style de la Renaissance et remarquable par la décoration luxueuse de son intérieur. Ces Thermes qui renferment de nombreux cabinets, des piscines grandes et petites, des buvettes, des salles de douches et de vapeur, etc., sont une des curiosités des environs de Buda-Pesth.

Promenades et excursions. — Avec leurs monuments anciens et modernes, leurs promenades, leurs théâtres et leurs fêtes publiques, les villes de Pesth et d'Ofen offrent aux étrangers des distractions et des plaisirs de tous genres; en outre les baigneurs peuvent faire des excursions charmantes sur les rives du Danube et dans les montagnes environnantes.

Les Eaux. — Les sources de Buda sont aussi nombreuses que variées sous le rapport de la température et de la minéralisation; ces fontaines qui émergent pour la plupart de la chaîne du Josephsberg et du Blocksberg, essentiellement formée par des rochers dolomitiques, sont les unes *thermales* et *bicarbonatées calciques*, les autres *froides* et *sulfatées ferrugineuses* ou *sulfatées sodiques* et *magnésiennes*. Parmi ces dernières, nous ne citerons que les principales, savoir : l'*Hildegardequelle* (source d'Hildegarde); l'*Elisabethquelle* (source d'Élisabeth); la *Bocksbiterquelle* (source amère du Bouc) et la S. *Huniadi-Janos*, etc. Quant aux sources *ferrugineuses froides*, il nous suffira de mentionner simplement leur exis-

tence, car leur usage est sinon nul, du moins des plus res-
treints. Les fontaines hyperthermales et bicarbonatées calciques, au contraire, alimentent les établissements balnéaires
et les buvettes ; leur nombre s'élève à quarante-huit, mais
comme elles mélangent leurs eaux, elles ne constituent en
réalité que dix puissantes sources dont les sept principales
portent les noms suivants :

1° *Kaiserbadquelle*, source du bain de l'Empereur (Temp.
61°,C., débit de 16,700 hectol.) ;

2° *Lukasbadquelle*, source du bain de Luc (Temp., 56° C.);

3° *Königsbadquelle*, source du bain du Roi (Temp. 50° C.);

4° *Raitzenbadquelle*, source du bain de Retz (Temp. 42°
C., débit, 167,000 hectol.) ;

5° *Bruckbadquelle*, source du bain du Pont (Temp. 42° C.,
débit de 720,000 à 1,200,000 hectol.);

6° *Blocksbadquelle*, source du bain du Bloc, débit de
25,000 à 45.000 hectol., suivant la hauteur des eaux du
Danube ;

7° *Margarethenbadquelle*, source du bain de Sainte-Marguerite (Temp. 43°,75 C., débit 145 hectol.).

Malgré la différence de leur température, ces fontaines minérales dont la constitution chimique accuse l'étroite parenté, proviennent très vraisemblablement de la même nappe
souterraine. Traversées par un assez grand nombre de bulles
gazeuses, leurs eaux, plus ou moins claires et limpides suivant les sources, présentent également quelques différences
sous le rapport de l'odeur et du goût. Ainsi, les sources Kaiserbadquelle, Lukasbadquelle et Königsbadquelle ont une
odeur et une saveur légèrement sulfureuses, tandis que le
goût de la Raitzenbadquelle est salé, celui de la Bruckbadquelle insipide et la saveur de la Bloksbadquelle saline et
hépatique tout à la fois.

Les sources sulfatées sodiques et magnésiennes que l'on
doit ranger dans l'intéressante classe des *Eaux amères* de la
Bohême, débitent une eau claire, transparente et inodore,
dont la saveur est en même temps amère et salée.

D'après les analyses de Molnar (1849) et de Wagner (1857), les eaux bicarbonatées calciques chaudes et sulfatées sodiques magnésiennes froides de Buda renferment les principes élémentaires suivants :

Eau = 1,000 grammes.

	Kaiserbah.	Bock's Bitterquelle.
	gr.	gr.
Sulfate de potasse	0.143927	0.1815
— de soude	0.044093	14.0423
— de magnésie	»	9.1800
— de chaux	0.073788	0.9173
Crénate de soude	0.011810	»
Chlorure de sodium	0.083012	1.2480
— de magnésium	0.139673	»
Phosphate de soude	0.005005	»
— de chaux	0.004024	»
— d'alumine	0.005642	»
Carbonate de fer	0.002791	0.0060
— de lithine	0.033945	»
— de chaux	0.388361	0.0505
— de magnésie	»	0.0180
Silice	0.001736	0.0040
Substances bitumineuses et barégine	0.053818	»
	0.976275	25.6868
	c.c.	c.c.
Gaz acide carbonique libre	305	4.41
— — sulfurique	traces	»
— azote	traces	»
	305	4.41

Mode d'administration. — Les eaux de Buda s'emploient *intus* et *extra*; si les sources sulfatées pures et les fontaines sulfatées ferrugineuses sont exclusivement utilisées en boisson, par contre les eaux hyperthermales et faiblement minéralisées ne sont en quelque sorte administrées qu'à l'extérieur, en bains de piscine et de baignoire. Les bains de piscine sont d'une durée de plusieurs heures; ils se prolongent quelquefois durant une grande partie de la journée. A l'intérieur, l'eau minérale des sources chaudes ou froides se prend à la dose d'un à plusieurs verres, le matin à jeun, et avec un intervalle d'une demi-heure entre chaque verre.

Emploi thérapeutique. — Les eaux hyperthermales d'Ofen, qui se boivent sans dégoût et se digèrent facilement, ne déterminent chez les buveurs que des phénomènes physiologiques peu marqués ; ceux-ci se traduisent par une augmentation de la sueur et des urines et chez certains ma· lades par une action laxative. Leur usage externe sous forme de bains de piscine ou de baignoire a pour effet d'exciter les fonctions de l'enveloppe cutanée. Les eaux sulfatées pures de Buda ont des propriétés purgatives, tandis que les sources sulfatées ferrugineuses sont à la fois purgatives, toniques et reconstituantes.

Au premier rang des maladies qui forment la spécialisation des eaux hyperthermales d'Ofen, se trouvent le rhumatisme sous toutes ses formes. Les rhumatismes chroniques superficiels ou profonds, qu'ils soient généralisés ou localisés ; les paralysies, les contractures et les névralgies d'origine rhumatismale, etc., sont rapidement guéris ou très améliorés par la médication externe de Buda, qui donne encore d'excellents résultats dans les accidents consécutifs des grands traumatismes, dans les suites de fractures et de luxations de même que dans les contractures essentielles. Les manifestations de la scrofule et du lymphatisme, la chlorose et l'anémie, les intoxications métalliques, les hémorroïdes, la gravelle et certaines affections de l'utérus avec granulations du col relèvent encore de ce poste thermal ; tous ces états pathologiques sont avantageusement combattus par l'association des traitements externe et interne.

Ces eaux hyperthermales jouissent d'une antique et légitime renommée contre les maladies de la peau, surtout celles d'origine scrofuleuse, comme le lupus et l'éléphantiasis.

Les sources sulfatées de Buda sont indiquées dans le traitement des maladies chroniques des voies digestives avec pléthore abdominale ; mais c'est aux eaux sulfatées ferrugineuses qu'on doit recourir lorsque les malades sont affaiblis par la maladie et par l'altération des fonctions de nutrition.

La *durée de la cure* est de vingt à trente jours.

Les eaux des sources sulfatées sodiques et magnésiennes de Buda s'exportent sur une très grande échelle.

CARLSBAD (Bohème).

De Paris à Carlsbad (1,270 kilom.), par Chemin de fer do l'Est et chemins de fer allemands. Trajet par train direct en 30 h. 31 m. 1re cl. 137 fr. 50; 2e cl. 96 francs. Sleeping-Cars do la Compagnie des wagons-lits (*vià* Paris-Stuttgard).

Carlsbad ou **Karlsbad** est une ville de 11,000 habitants, située dans le nord-est de la Bohême, sur les rives de la Tepl.

La **Saison thermale** commence le 1er mai et finit le 30 septembre.

Historique. — Carlsbad est la plus célèbre ville d'Eaux de l'Europe centrale ; alors que nos grandes stations étaient encore au berceau ou bien en voie de transformation pour prendre, comme Vichy, un merveilleux essor, Carlsbad possédait déjà une réputation européenne et pour mieux dire universelle. Sa prospérité date du xive siècle ; elle eut pour point de départ une heureuse cure de l'empereur Charles IV, et depuis elle n'a jamais cessé de croître ; de nos jours, ce poste thermal reçoit plus de 15,000 malades pendant la saison des eaux.

En vérité, la renommée de Carlsbad est des mieux acquises : elle repose sur l'abondance, le nombre et la riche minéralisation des sources, sur la graduation de leur température et sur leurs incontestables propriétés thérapeutiques.

Topographie et climat. — Cette ville dont le nom « Carlsbad » (*Bain de Charles*) consacre le souvenir du séjour de l'empereur Charles, fait partie du cercle d'Eger et se trouve à 112 kilomètres ouest-nord-ouest de Prague. Elle est bâtie à 386 mètres au-dessus du niveau de la mer, au fond de l'étroite vallée de la Topel ou Tepl, près du confluent de cette petite rivière torrentueuse avec l'Eger (bassin de l'Elbe). Les mille et quelques maisons dont se compose la célèbre ville d'Eaux s'élèvent au milieu des bois et d'énormes rochers de granit, sur les deux rives de la Tepl. De hautes montagnes protègent cette pittoresque vallée contre les vents de l'est et du sud, mais elle est entièrement ouverte du côté du nord et de l'ouest ; il en résulte que son climat est troublé par des variations de température qui sont fréquentes et même très brusques. La température moyenne de l'année est de + 6° centigrades.

Établissements thermaux.— L'antique réputation de cette station laisse naturellement supposer qu'elle possède de magnifiques Etablissements thermaux répondant, par leur riche aménagement et par la multiplicité de leurs ressources balnéo-thérapiques, aux habitudes de luxe et de confort de la clientèle aristocratique et mondaine ainsi qu'aux besoins balnéaires de la foule des baigneurs. Le moyen d'admettre que le « *roi des eaux minérales* », comme les Allemands appellent Carlsbad, ne possède même pas une installation digne de rivaliser avec nos stations de second rang? A la vérité, toute l'organisation balnéothérapique de la célèbre ville d'Eaux se résume dans deux Etablissements thermaux des plus modestes et d'une insuffisance notoire :

1° L'*Etablissement du Sprudel* renferme vingt cabinets de bains, une salle de douches variées de forme et de calibre (douches en pluie, en cercle, ascendantes, verticales, etc.) et six caisses destinées aux bains de vapeur minérale ;

2° Le deuxième Etablissement ou *Bain de Muhlbad* possède également vingt cabinets de bains et des appareils pour les douches d'eau minérale.

On trouve, en outre, des baignoires dans beaucoup de maisons particulières jouissant du privilège de recevoir, comme le Sprudelbad et le Muhlbad, l'eau des diverses sources de Carlsbad qui alimentent également les *Bains de l'Hospice civil* et de l'*Hôpital militaire.*

Certes, l'insuffisance de ces ressources témoigne en faveur de l'efficacité des eaux de Carlsbad qui continue à recevoir, comme par le passé, les grands personnages de tous les pays du monde; mais on ne saurait trop blâmer, dans l'intérêt de tous les malades qui viennent demander à ces eaux la guérison de leurs affections, l'incurie ou l'impuissance de l'administration municipale dont relèvent les sources et les établissements de bains.

Promenades et excursions. — Il est facile de faire aux environs de la ville de charmantes promenades, et les hôtes de cette station auxquels les soins de leur cure laissent des loisirs, peuvent les employer à des promenades salutaires. Des bois ombreux et frais, traversés en tous sens par des allées commodes, recouvrent les collines qui entourent la ville ; et du sommet de ces montagnes, on découvre de ravissantes perspectives.

Les Eaux. — Carlsbad est bâtie, de même que la vieille ville de Vichy, sur les énormes dépôts formés par ses nombreuses sources *thermales* et *bicarbonatées, chlorurées sulfatées*. Sous cette épaisse voûte calcaire désignée sous le nom de *pierre* ou *croûte du Sprudel*, existent de vastes cavités remplies d'eau thermale et dont le fond n'a pu être atteint. Toutes les sources viennent vraisemblablement d'une seule et même nappe d'eau ; d'une constitution chimique presque identique, elles ne diffèrent que par leur thermalité, et leur nombre peut être multiplié à volonté. Il suffit de percer les couches superficielles du sol pour trouver de l'eau minérale, et le forage dans certains endroits de la croûte calcaire (épaisseur de 1 mètre à 1^m,50) qui recouvre l'immense bassin souterrain, fait jaillir une nouvelle source. A certaines époques, il s'est produit dans cette croûte des ruptures qui ont livré passage à des fontaines jaillissantes ; celles-ci, après des disparitions et des réapparitions successives, ont fini par ne plus revenir.

On ne compte pas moins de *seize* sources dans la vallée de Carlsbad, où se rencontrent des granits, des basaltes, des calcaires, des grès et du terrain houiller.

De toutes ces fontaines, il n'en est que deux (la *Dorotheensauerling* et l'*Eisenquelle*) qui soient *athermales* et *bicarbonatées salines ;* toutes les autres sont chaudes et *bicarbonatées sulfatées chlorurées*. Malgré leur communauté d'origine probable, elles n'ont pas précisément les mêmes propriétés physiques et chimiques ; ces différences très accusées, voire même sous le rapport de la température, indiquent que par leur trajet et par leur mélange dans les couches intérieures du sol, les eaux provenant de la nappe commune sont modifiées dans leur qualité. C'est ainsi que la température des sources varie suivant une véritable échelle de graduation, de 10 à 72 degrés centigrades.

Voici d'ailleurs les noms des sources avec leurs températures respectives :

1° *der Sprudel* (sprudeln, jaillir), dont la température est de 73°,5 C; — 2° *der Markbrunnen* (source du Marché), Temp., 44° C. ; — 3° *der Muhlbrunnen* (source du Moulin), Temp., 51°C; — 4° *der Neuebrunnen* (source Nouvelle), Temp., 60°,2 C. ; — 5° *der Bernhardsbrunnen* (source de Bernard), Temp., 65°,2 C. ; — 6° *der Theresienbrunnen* (source de Thérèse), Temp., 59°,8 C. ; — 7° *der Parkquelle* (source du Parc), Temp., 43°,6 C. ; — 8° *der Schlossbrunnen* (source du Château). Temp., 52°,4 C.; — 9° *der Kaiserbrunnen* (source de l'Empereur), Temp., 48°,8 C. ; — 10° *der Felsenquelle* (source du Rocher), Temp. 58°,4 C. ; — 11° *die Elisabethquelle* (source d'Élisabeth), Temp., 43° C. ; 12° *die Russiche Krone* (couronne de Russie), Temp., 21°,9 C. ; — 13° *der Kurhausquelle*, Temp., 65° C. ; — 14° *Kaiser-Karlquelle* (source de l'Empereur Charles), Temp., 45°,2 C.

Le débit général de tout ce groupe de sources s'élève à 35,112 hectolitres par vingt-quatre heures.

Les deux sources athermales dont l'une, l'*Eisenquelle*, est ferrugineuse, se trouvent aux environs de la ville.

Sprudel. — Le Sprudel, qui a fait la fortune et la célébrité de Carlsbad, est une des plus belles sources minérales du monde entier; ses eaux jaillissantes retombent au milieu d'un nuage de vapeur en une abondante cascade; le bouillonnement de la fontaine, dont le jet s'élève par intermittence de 66 centimètres à 2 mètres de hauteur, s'entend à plus de 50 mètres de distance. Le Sprudel, renfermé sous un pavillon en bois auquel fait suite la *Trinkhall*, est la seule source située sur la rive droite et non loin des bords de la Tepl, où se voit une masse pierreuse, jaunâtre et toute boursouflée, qui lance par trois ouvertures des jets d'eau claire, limpide et d'une température assez élevée pour couvrir d'une épaisse vapeur le lit tout entier de la rivière. C'est par ces ouvertures, qui sont les *trous de précaution* du Sprudel, que s'écoule le trop-plein du bassin inférieur de la source. Chacune des fissures de cette énorme pétrification ou de ce rocher brûlant du lit de la Tepl est tapissée par des conferves d'une belle couleur verdâtre, d'un aspect luisant, douces et comme savonneuses au toucher.

L'eau du Sprudel, toute blanche d'écume dans son bassin, est claire et limpide bien qu'elle ait la propriété de recouvrir les objets d'une incrustation qui les pétrifie complètement. Les autres fontaines de Carlsbad possèdent d'ailleurs cette même vertu ; elles sont très incrustantes, et il suffit de huit jours pour obtenir des pétrifications. Sans odeur et d'un goût tout à la fois lixiviel et salé, l'eau du Sprudel dont le poids spécifique est de 1,0053, n'a aucune action sur la teinture de tournesol. En raison de sa température élevée (73° C.), on ne peut la boire qu'après un refroidissement de dix à quinze minutes dans les verres.

Le Sprudel d'un débit de 411 litres par minute, renferme, d'après le professeur Ernest Ludwig (de Vienne), qui a refait en 1879 les analyses de la plupart des sources de Carlsbad, les principes élémentaires suivants :

Eau = 1.000 grammes.

Carbonate d'oxyde de fer	0.0030
— de manganèse	0.0002
— de magnésie	0.1665
— de chaux	0.3215
— de strontiane	0.0001
— de lithium	0.0123
— de soude	1.2980
Sulfate de potasse	0·1852
— de soude	2.4053
Chlorure de sodium	1.0418
Fluorure de sodium	0.0051
Borate de soude	0.0040
Phosphate de chaux	0.0007
Alumine	0.0004
Acide silicique	0.0715
Cæsium, rubidium, brome, iode, arsenic, antimoine, zinc, thalium, acide formique	traces.
	5.5168 lit.
Gaz acide carbonique libre	0.096

Cette source, dont le bassin a ses parois couvertes d'une couche de conferves de couleur verdâtre, en tout semblables à celles du rocher de la Tepl, alimente l'Etablissement de bains du Sprudel.

Toutes les autres sources de Carlsbad se rapprochent plus ou moins par leur minéralisation de la fontaine Sprudel.

Mode d'administration. — L'eau des diverses sources de Carlsbad s'emploie *intus* et *extra*, mais le traitement interne forme en réalité la base de la médication hydro-thermo-minérale ; c'était tout le contraire qui existait autrefois à cette station où l'on n'administrait que des bains. L'eau en boisson se prend à la dose de un quart de verre à cinq ou six verres le matin à jeun ; le traitement externe consiste en bains généraux et locaux d'eau minérale pure ou mélangée de boues, en bains de vapeur des sources, en douches générales et locales, variées de forme et de pression, et en applications topiques de limon minéral. La durée des bains qui est en général d'une demi-heure, varie comme celle des autres applications externes avec l'idiosyncrasie des malades. C'est ainsi que certains baigneurs ne ressentent aucune fatigue après un bain d'une demi-heure, tandis que d'autres ne supportent qu'avec difficulté un bain de dix minutes seulement. Les sources les plus fréquentées de cette station sont le *Sprudel*, le *Marktbrunnem* et le *Muhlbrunnem*.

Emploi thérapeutique. — Bien que les sources de Carlsbad soient presque identiques sous le rapport de leur constitution chimique, elles présentent néanmoins entre elles des différences à certains égards dans leurs effets physiologiques ; si ces diverses nuances d'action peuvent s'expliquer par leur température plus ou moins élevée, il faut aussi tout particulièrement tenir compte, comme le fait judicieusement remarquer Rotureau, du tempérament des buveurs. D'une façon générale, les eaux de Carlsbad sont fort actives ; elles possèdent des actions altérantes et perturbatrices d'une haute portée et exercent une influence marquée sur l'assimilation.

Prise en boisson, même à très faible dose, l'eau du Sprudel

occasionne au creux épigastrique une sensation de chaleur agréable qui s'accompagne d'un sentiment de bien-être avec moiteur générale. Cependant l'ingestion de cette eau est lourde et mal supportée par un certain nombre d'estomacs.

Suivant qu'elle est prise à petite dose ou à dose élevée (de trois à six verres), l'eau du Sprudel a sur le tube intestinal une action diamétralement opposée : dans le premier cas, elle produit de la constipation; dans le second, elle est purgative. D'une action presque nulle sur les organes uropoiétiques sains, le Sprudel agit énergiquement sur ces mêmes organes lorsqu'ils sont malades. Chez beaucoup de personnes, qui supportent parfaitement au début l'usage interne ou externe de l'eau de Sprudel, on observe dans la suite des accidents congestifs vers le centre encéphalo-rachidien ; ces phénomènes congestifs surviennent progressivement et s'expriment par une sorte d'ivresse, par un trouble de la mémoire, par des éblouissements ou des vertiges; il faut alors interrompre la cure pour la reprendre avec prudence après la disparition de ces symptômes de congestion.

Quant à l'action physiologique de toutes les autres sources de Carlsbad, elle se résume dans celle de la Schlossbrunnen, dont elles sont à la rigueur les analogues.

C'est ainsi que les effets de la Schlossbrunnen sur l'homme sain et sur l'homme malade se retrouvent plus ou moins complètement dans la Marktbrunnen, la Muhlbrunnen, la Kaiserbrunnen, la Neuebrunnen, la Thresienbrunnen, etc. Leurs eaux sont purgatives, et elles ne prédisposent point en général aux congestions du centre encéphalo-rachidien, comme l'eau de Sprudel; mais la différence caractéristique de ces sources avec le Sprudel, qui n'a pas d'effet diurétique sur l'homme sain, réside dans leur action physiologique prononcée sur les membranes muqueuses, et tout spécialement sur celles des voies digestives et urinaires. De là viennent les indications thérapeutiques différentes qui existent entre le Sprudel et toutes les fontaines de la rive droite de la Tepl.

Les eaux de Carlsbad, qui agissent d'une façon générale

sur l'organisme en activant la circulation périphérique et en excitant toutes les sécrétions, déterminent vers la troisième semaine un état de saturation ou de fièvre thermale dont le médecin doit éviter avec soin le développement.

Ces troubles sont le témoignage d'une action perturbatrice qui n'est pas toujours exempte de dangers et laisse parfois une longue empreinte. Quoi qu'il en soit, il faut reconnaître que ces troubles, comme le dit Durand Fardel, recouvrent des actions altérantes très puissantes.

La thérapeutique hydro-thermo-minérale de Carlsbad embrasse un vaste champ pathologique dans lequel les *maladies par ralentissement de la nutrition* occupent une très large place. Sous ce rapport, les attributions cliniques des eaux de Carlsbad sont les mêmes que celles des sources de Vichy; et cependant ces deux stations constituent deux médications différentes.

Au premier rang des maladies qui forment la spécialisation de Carlsbad se trouvent les affections de l'appareil digestif et de ses annexes. Dans les troubles de l'estomac caractérisés par des accidents dyspeptiques, les eaux du Sprudel (dyspepsie acide et ancienne) et du Schlossbrunnen (dyspepsie provenant de l'augmentation des liquides gastriques) donnent les meilleurs résultats ; de même, les dilatations de l'estomac consécutives à une alimentation vicieuse, non azotée et débilitante, telle que celle des pauvres misérables et des gens les plus riches, se nourrissant les uns presque exclusivement de végétaux et les autres de crudités acides, de pâtisseries, etc., sont guéries par l'eau de Sprudel, qui doit se boire en très petite quantité au début du traitement. C'est encore de cette source que sont justiciables les gastralgies, même celles qui ont résisté à l'action du bismuth, des narcotiques, etc.

Entre autres maladies de l'intestin relevant de ces thermes, nous devons citer certaines diarrhées rebelles et la constipation à l'état chronique. C'est la Schlossbrunnen qui est indiquée dans les diarrhées scrofuleuses des jeunes sujets, résultant d'un engorgement des ganglions du mésentère. A la dose purgative de trois ou quatre verres d'eau (*Sprudel, Muhlbrunnen, Schlossbrunnen* ou *Ferenquelle*) par jour, les constipations habituelles et opiniâtres s'améliorent d'abord pour céder complètement quelques semaines après la cure. Les constipations avec engorgement stercoral considérable, comme il en existe chez les hypocondriaques, réclament l'emploi simultané du traitement interne (Sprudel) et externe (bains généraux et cataplasmes de boues sur le ventre). Enfin, les pneumatoses intestinales de même que les constrictions non organiques de l'œsophage et du rectum, sont heureusement modifiées par l'usage des sources de ce poste thermal.

Dans le traitement des engorgements du foie, quelle que soit leur nature, Vichy et Carlsbad sont les deux stations thermales qui représentent avec le plus de notoriété la valeur de la médication hydro-minérale. Les eaux de Carlsbad sont donc spéciales dans la généralité des maladies de l'appareil hépatique. Les hépatites chroniques, les engorgements du foie reconnaissant pour cause soit quelque trouble profond et graduel de la circulation du système porte abdominal (pléthore abdominale des Allemands), soit la fièvre intermittente ou l'empoisonnement paludéen, soit encore l'état cachectique déterminé par le séjour des pays chauds, sont très améliorés, sinon guéris par l'usage *intus* et *extra* des eaux de la Muhlbrunnen ou de la Ferenquelle d'abord et du Sprudel à la fin de la cure. Ces sources jouissent de la même efficacité dans le foie gras, produit par l'alcoolisme chronique ou bien par certaines maladies aiguës (fièvre typhoïde, typhus, scarlatine, etc.), dans la jaunisse dépendant du catarrhe des voies biliaires, et nous ajouterons en faisant certaines réserves, dans les altérations cirrhotiques à leur début. Si les malades qui portent une atrophie du foie peuvent vainement demander à Carlsbad une modification même légère de la gravité de leur état, il est loin d'en être ainsi pour les individus affectés de calculs biliaires contre lesquels les eaux de la célèbre station ont une réputation consacrée par plusieurs siècles de succès. A la vérité, le traitement radical de la maladie calculeuse appartient tout aussi bien à Carlsbad qu'à Vichy et à Vals. Les eaux de Carlsbad n'agissent point sur les calculs en les dissolvant ou en les désagrégeant; elles provoquent leur expulsion et leur arrivée dans le duodénum en augmentant la sécrétion de la bile.

Les eaux de Carlsbad dont l'action favorable sur les maladies du foie est incontestable, agissent également de la façon la plus heureuse sur les affections de la rate, à la condition toutefois que ces deux organes annexes de l'appareil digestif soient conjointement affectés. Une remarque bien digne d'être faite, dit Rotureau, c'est que si le retentissement pathologique existe vers la rate seulement, les eaux de Carlsbad perdent presque toute leur efficacité.

Dans le traitement des *grosses rates*, consécutives aux fièvres intermittentes ou à la cachexie paludéenne, le traitement externe doit être employé avec de grandes précautions, sous peine de provoquer le retour des malaises et même des accès de fièvre guéris depuis longtemps.

De même que les bicarbonatées sodiques franches, les sources hyperthermales bicarbonatées sulfatées et chlorurées sodiques possèdent dans leurs attributions les affections chroniques des voies urinaires (pyélite et cystite chroniques coliques néphrétiques, cystalgies).

Aux graveleux présentant des symptômes dysuriques, on administre l'eau de la Schlossbrunnen à la dose de huit verres par jour, puis celle de la Muhlbrunnen ou du Sprudel; en même temps ces malades doivent ingérer en très grande quantité les eaux gazeuses acidules de Dorothée. Lorsqu'il y a des accès de coliques néphrétiques, il convient de débuter par l'eau du Sprudel, à dose réfractée (Rotureau).

Comme les eaux altérantes de Carlsbad constituent une médication spéciale de la diathèse urique, la goutte, qui possède à côté de son génie propre la même pathogénie que la gravelle, relève également de la spécialisation de ces thermes. D'ailleurs, *Vichy* en France, *Wiesbaden* en Nassau et *Carlsbad* en Bohême, telles sont les trois seules stations thermales de l'Europe qui soient réputées pour le traitement de la goutte.

Les eaux de Carlsbad étaient jadis considérées comme spécifiques dans le diabète sucré; cette appropriation tend à se restreindre de plus en plus de nos jours, et les diabétiques obèses seuls retirent de bons résultats de l'association de la cure interne (Schlossbrunnem et Sprudel à faible dose) avec les bains généraux et thermo-minéraux. Mais ce poste thermal n'a rien perdu de sa vieille réputation dans le traitement du rhumatisme. Les manifestations diverses de cette diathèse et surtout les rhumatismes musculaires chroniques sont guéris à Carlsbad par la médication externe, c'est-à-dire par les bains d'eau minérale, les bains de vapeur et les bains de boue. Faut-il parler des vertus qu'on prête à ces eaux dans l'amaurose et la surdité? les améliorations et les guérisons de ces affections s'expliquent, si on rapporte ces états pathologiques soit au rhumatisme, soit à la scrofule.

Les engorgements du col et du corps de l'utérus, l'hypertrophie et les corps fibreux de cet organe; les désordres des règles résultant de ces derniers états, et d'après Kotureau les kystes de l'ovaire, uniques ou multiloculaires, sont combattus avec efficacité par le traitement externe et interne de Carlsbad, dont l'eau de la Schlossbrunnen (à l'intérieur seulement) donne encore d'excellents résultats dans les maladies des organes de la respiration (pleurésies chroniques avec épanchement ayant résisté à l'application des révulsifs énergiques et multipliés, catarrhes bronchiques des emphysémateux et des asthmatiques, etc.)

Ces eaux actives sont contre-indiquées dans les maladies organiques du cœur et des gros vaisseaux, chez les tuberculeux et les hémiplégiques, dans les affections du système nerveux et enfin chez tous les sujets prédisposés aux congestions et aux hémorragies du poumon et du cerveau.

La *durée de la cure* de Carlsbad varie de trois à six semaines.

Les eaux et les sels de Carlsbad *s'exportent* dans toute l'Allemagne.

FRANZENSBAD (Bohême).

De Paris à Franzensbach (1,224 kilom.), par Chemin de fer de l'Est
et allemands. Trains express en 30 h. 35 m., y compris 2 h. 50 m.
d'arrêt à Egen. Trains omnibus en 56 heures (1re cl., 118 fr. 75;
2e cl., 82 fr. 35).

Franzensbad est un petit village de la Bohême (station de
chemin de fer) situé entre les chaînes du Bœhmerwald et du
Fichtergebirge. Ce village n'existe que depuis 1793.

La **Saison thermale** commence le 1er mai et finit le 30 septembre.

Topographie et climatologie. — Cette station thermale
dont les boues sont si célèbres dans toute l'Europe centrale, est
située sur le territoire de la ville d'*Eger* ou d'*Egra*. Cette particularité est cause que beaucoup de personnes sans en excepter les
médecins eux-mêmes confondent Franzensbad avec Egra, qui
en est à quatre kilomètres.

Franzensbad, qu'on désigne encore sous le nom de *Franzens-
brunnen*, est un beau village aux rues larges, bien percées et
bordées de grands arbres ; toutes les maisons, bâties sur un
même plan et blanchies à la chaux, présentent dans leur ensemble un aspect des plus riants. Ce village, qui a élevé une statue à son fondateur, n'a encore qu'une population de 800 habitants ; mais il s'embellit tous les jours, grâce à la vogue de plus
en plus grande de ses eaux *froides, sulfatées sodiques moyennes,
bicarbonatées et crénatées ferrugineuses faibles, carboniques
fortes* (Rotureau).

Franzensbad est sis à 613 mètres au-dessus du niveau de la
mer, sur un plateau marécageux que dominent les chaînes du
Bœhmerwald et du Fichtergebirge ; si son climat est très doux,
son atmosphère très pure, ses environs n'offrent qu'une nature
des plus tristes et des plus désolées ; il est vrai qu'au delà de
cette plaine stérile, nue et encadrée de hautes montagnes, les
malades peuvent faire dans les bois des excursions charmantes.

Une promenade d'un genre unique mérite une mention spéciale ; on a ouvert sur les flancs du *Kammerbull* une galerie en
spirale destinée à montrer de quelle manière l'ascension de la
lave se fait dans l'intérieur de la terre (A. Joanne et Lepileur).

Etablissements thermaux. — Il existe peu de stations
qui réunissent à un pareil degré toutes les ressources du traitement hydrominéral, associées à tout ce qui peut concourir à assu-

rer le bien-être des malades. Franzensbad possède trois Établissements thermaux dont l'installation ne laisse rien à désirer.

1° L'*Etablissement du Dr Lorman*, le plus ancien et le plus grand des trois, contient 180 cabinets de bains.

2° L'*Etablissement d'Eger* ou *d'Egra*, qui appartient à la municipalité de cette ville, renferme 73 cabinets de bains.

3° L'*Etablissement Cartellieri* possède 78 cabinets de bains.

Les baigneurs trouvent dans chacun de ces établissements des appareils perfectionnés de douches de toute forme et de tout calibre ; ils peuvent y prendre des bains de boue et des bains de gaz acide carbonique ; ces derniers sont généralement administrés dans des salles communes où le gaz pur arrive par des tuyaux du *Gasbad*, situé dans le voisinage. A ce *Gazbad*, se recueille sous une cloche de cuivre l'acide carbonique qui se dégage du sol.

Les Eaux. — Les eaux minérales froides de Franzensbad sont connues depuis le xvie siècle ; exploitées pour l'exportation à partir de l'année 1661, elles n'ont commencé à être utilisées sur place que vers la fin du siècle dernier ; elles émergent d'un terrain où l'on trouve, à côté de nombreuses traces d'anciens volcans, des bancs de tourbe reposant sur du sable.

Les sources, à part plusieurs fontaines disséminées dans le parc, jaillissent toutes dans l'intérieur du village ; il en existe *neuf* dont voici les noms : *die Franzensquelle* ou la source de François ; *die Luisenquelle* ou la source de Louise ; *die Kaltersprudel* ou le Sprudel froid ; *die Salzquelle* ou la source de sel ; *die Wiesenquelle* ou la source des prés ; *die Neuequelle* ou la source nouvelle ; *die Lormansequelle* ou la source de Lorman qui dessert l'Etablissement de ce nom ; *die Stahlquelle* ou la source ferrugineuse ; *die Mineralsäuerling* ou la source acidule et *die Gasquelle*. Cette dernière fontaine ne donne plus aujourd'hui que du gaz acide carbonique dont elle débiterait 182 mètres cubes par vingt-quatre heures, suivant Trommsdorf.

L'eau de toutes ces sources, d'une température presque égale (de 10°,7 à 12°,2 C.), est claire, transparente et limpide ; elle pétille en perdant son acide carbonique ; d'une odeur piquante, sa saveur agréable est plus ou moins piquante, saline, amère et styptique suivant les sources.

Voici la composition de la source Franzensquelle qui jaillit au milieu de la principale rue du village, sous un élégant pavillon entouré d'un jardin anglais.

Eau = 1.000 grammes.

	gr.
Sulfate de soude	2.850
Chlorure de sodium	0.930
Carbonate de chaux	0.805
— de soude	0.165
— de magnésie	0.075
— de lithine	0.030
— de strontiane	0.015
— d'oxyde de fer	0.070
— de manganèse	0.010
— d'alumine	»
Phosphate de chaux	0.025
— de magnésie	0.010
Silice	0.010
	5.020

	c.c.
Gaz acide carbonique libre	1102.62

Boue. — La *boue minérale* de Franzensbad se recueille dans une vaste prairie située en face de la maison de bains du Dr Lorman ; elle se trouve presque à fleur de terre et forme une couche profonde d'une épaisseur de 4 à 5 mètres en moyenne. Cette boue célèbre renferme, pour 1,000 grammes (Cartellieri).

	gr.
Phosphate de fer	1.8453
Bisulfures	28.4523
Sulfure	3.5433
Soude	7.1348
Magnésie	1.5743
Alumine	2.8485
Chaux	1.2329
Strontiane	5.3955
Silice	2.3430
Acide humique	321.0572
Substances résineuses	23.4909
— inappréciées	70.7352
Reste	173.5462
	100.000

Mode d'administration. — Les eaux de Franzensbad sont employées à l'intérieur et à l'extérieur. Dans la cure interne, qui est le moyen thérapeutique de beaucoup le plus usité, la dose ordinaire est de deux à trois verres, le matin à jeun et de quart d'heure en quart d'heure ; depuis ces dernières années, ces eaux qui sont administrées soit pures soit coupées avec du petit-lait, se boivent également avant le dîner.

A l'extérieur, on emploie l'eau artificiellement chauffée de la *Franzensquelle*, de la *Luisenquelle* et de la *Neuequelle* en bains et en douches. Enfin, les bains et douches de gaz acide carbonique ainsi que les bains de boue complètent le traitement externe qui parfois constitue la médication principale et dans un grand nombre de cas se trouve associé comme adjuvant à la cure interne.

Les sources *Wiesenquelle*, *Salzquelle* et *Sprudel* fournissent les bains de gaz (*Gasbad*) dont la durée est de vingt minutes. Quant aux bains de boue de Franzensbad, regardés comme les plus importants de toute l'Allemagne, il en est administré plus de quatre mille tous les ans.

Emploi thérapeutique. — Les eaux de toutes les sources de Franzensbad sont laxatives, diurétiques, reconstituantes et légèrement excitantes ; mais, en outre de ces effets qu'elles possèdent en commun, la plupart des sources possèdent une action propre qui les différencie les unes des autres ; c'est ainsi que les eaux de la Franzensquelle agissent comme *ferrugineuses*, tandis que celles de la Salzquelle et de la Wiesenquelle agissent surtout comme *sulfatées sodiques*. Il faut le dire, les données chimiques ne peuvent rendre compte de ces différences d'action tant sur l'homme sain que sur l'homme malade. A l'extérieur, c'est-à-dire administrées soit en bains d'eau minérale, soit en bains de gaz carbonique ou en bains de boue, les sources de Franzensbad produisent une excitation générale et la rougeur de la peau.

La *Franzensquelle*, la *Salzquelle* et la *Wiesenquelle* sont les sources presque exclusivement employées en boisson ;

mais les indications thérapeutiques des deux dernières ne sont pas les mêmes que celles de la première.

L'eau de la Franzensquelle est spécialement indiquée dans tous les états pathologiques où l'anémie est le symptôme prédominant, quelle que soit d'ailleurs la cause originelle de cette altération humorale.

« Il est une application de la Franzensquelle, dit Rotureau, que les médecins de cette station ont souvent l'occasion de faire : nous voulons parler de l'emploi des eaux de cette fontaine dans certaines anémies consécutives à des pertes de sang considérables, provenant d'un flux cataménial trop abondant, chez les femmes qui sont arrivées à leur âge de retour, ou dans certaines faiblesses qui se sont montrées après des écoulements hémorroïdaires trop accentués. La Franzensquelle a la propriété de modérer et de régulariser les pertes de sang habituelles en donnant du ton et en faisant reprendre aux malades leurs forces quelquefois perdues depuis longtemps déjà. »

Les eaux de la Salzquelle et de la Wiesenquelle ingérées tantôt pures, tantôt coupées avec du petit-lait, ont dans leur spécialisation beaucoup d'affections de l'appareil digestif et de ses annexes; on obtient par leur usage interne d'excellents résultats toutes les fois qu'il convient de stimuler ou d'exciter l'activité du tube digestif ou des organes annexes (*foie, rate, pancréas*), de façon à provoquer des évacuations et à augmenter ou bien à modifier la sécrétion folliculaire et glandulaire, sans affaiblir le malade, qui se trouve au contraire tonifié la plupart du temps. Dans les catarrhes des voies respiratoires et urinaires, ces eaux produisent encore par leur action laxative, diurétique, tonique et altérante, des améliorations très rapides et durables. Enfin l'usage interne de la Salzquelle, de la Wiesenquelle et de la Neuequelle, devra aussi être prescrit aux hémorroïdaires et aux femmes gênées par des pertes utérines excessives, lorsqu'il est moins utile d'employer les ferrugineux que les laxatifs et les sulfureux légers (Rotureau).

Le traitement externe (bains d'eau, de boue et de gaz, douches) est employé dans tous les cas où il convient de produire une excitation de la peau. Sans plus insister sur l'action thérapeutique des bains d'eau et de gaz carbonique, nous rappellerons que les bains de boue sont regardés par plusieurs auteurs comme la médication principale de Franzensbad. Ils sont indiqués dans les rhumatismes pour déplacer les douleurs profondes, dans les paralysies consécutives aux affections rhumatismales pour ramener les mouvements abolis, enfin, dans certaines névralgies rebelles et d'autres états pathologiques, à titre de tonifiant.

La *durée de la cure* est d'un mois en général.

L'eau de Franzensbad (*sources de la Franzensquelle et de la Wiesenquelle*) s'exporte.

GASTEIN (Autriche).

De Paris à Gastein (1,197 kilom.), par Chemin de fer de l'Est et chemins de fer allemands jusqu'à Lend et route de poste. — Trajet par train express en 33 h. 37 m. et omnibus 43 h. 42 m. (1re cl., 106 fr. 60 et 12 mk. 25 pf. 6 fl.; 2e cl., 73 fr. 75 et 8 mk. 15 pf. 6 fl. 7 kr. — Service de diligences de Lend à Gastein.

Gastein est situé dans la province de Salzbourg, à 1,030 mètres au-dessus du niveau de la mer.

La Saison thermale commence le 15 mai et se prolonge jusqu'au 1er octobre.

Historique. —Cette station thermale de l'empire austro-hongrois est tout au moins aussi célèbre dans les annales de la diplomatie européenne que sa rivale de l'empire d'Allemagne, la ville d'Eaux d'Ems. Depuis les guerres qui dans la seconde moitié de notre siècle ont changé la géographie politique de l'Europe les souverains des trois plus grands États d'outre-Rhin se sont souvent rencontrés aux eaux de Gastein. C'est là que l'Autriche vaincue et démembrée, est venue mettre sa main suppliante dans la main hautaine de la Prusse victorieuse. Le séjour plusieurs fois répété de ces hôtes illustres à Gastein a porté la fortune de cette station à son apogée ; mais, si la célébrité de ces eaux ne date que de notre époque, elles ne sont pas moins connues depuis le vii° siècle, et les bains de Gastein étaient déjà réputés au xv° siècle.

Topographie et climatologie. — Le bourg de *Hof-Gastein* (735 habitants) et le village de *Wildbad-Gastein* (150 habitants), où se trouvent les Etablissements thermaux, sont situés à un kilomètre l'un de l'autre, dans une étroite vallée des Alpes tyroliennes que traverse le torrent de l'Ache. La *malle-poste* qui conduit de Salsbourg à Gastein (100 kilomètres) parcourt pendant douze heures une route des plus accidentées, profondément encaissée entre de hautes montagnes dont les flancs abrupts sont nus ou bien couverts de sombres forêts.

La vallée de Gastein s'ouvre dans celle de la Salzach, au sud de Salzbourg : son altitude est de 1,050 mètres au-dessus du niveau de la mer ; elle n'est abritée ni contre les vents du sud-est (siroco) ni contre les vents du nord-ouest (mistral) ; l'âpreté de son climat se fait surtout sentir pendant les matinées et les soirées, qui sont froides et humides ; ainsi la température moyenne des mois de la saison thermale est de 13 degrés centigrades pour le mois de juin ; de 13°,5 centigrades pour juillet ; de 15 degrés centigrades en août et de 11°,4 centigrades seulement dans le mois de septembre.

Etablissements thermaux. — Hof-Gastein, situé sur la rive droite de l'Ache, doit être considéré comme la succursale de Wildbad-Gastein ; ses bains sont alimentés par les eaux thermales qui arrivent par des tuyaux de 3 kilomètres de longueur des sources de Wilbad ; tandis que ce dernier village reçoit tous les ans plus de trois mille visiteurs, le bourg n'est guère fréquenté que par quatre ou cinq cents baigneurs.

Wildbad-Gastein est bâti au pied du Graukogel, sur les deux rives du torrent l'Ache dont les eaux se précipitent des hauteurs boisées dans le village lui-même, où elles forment une belle cascade. Ce hameau se compose de trente-cinq maisons ou hôtels dont la plupart possèdent des salles de bains et des chambres meublées pour les malades.

Promenades et excursions. — Les promenades que peuvent faire les malades dans cette haute vallée alpestre ne sont pas très variées ; il est vrai qu'on rencontre çà et là dans l'étroit cadre de ces montagnes d'un aspect sauvage, des champs cultivés et de vertes prairies qui reposent délicieusement la vue ; on peut visiter dans les environs le plateau de *Nassfeld*, le village de *Backstein*, où s'exploite le minerai d'or et d'argent recueilli dans les flancs du mont *Radhausberg*, ou bien encore faire l'ascension du *Gamskahrkogel*. Enfin les routes de Hof-Gastein et de Backstein, où se promènent ordinairement les malades qui ne peuvent faire de longues marches, sont garnies de bancs de distance en distance.

Sources. — Les sources *hyperthermales* et *sulfatées sodiques de Gastein* émergent du terrain primitif (granit, gneiss, calcaire et schistes) ; on en compte *dix-huit* dont voici les plus importantes :

La *Trinkquelle* (source de la buvette) ; la *Furstenquelle* (source du Prince) ; la *Doctorsquelle* (source du Docteur) ; le *Schropfbad* ou *Chirurgiequelle* (source du ventouseur ou du chirurgien) ; l'*Unsterle* ou *Hauptquelle* (source inférieure ou principale) ; la *Ferdinandsquelle* (source de Ferdinand) ; la *Wasserfallquelle* (source de la chute d'eau) et la *Grabenbeckerquelle* (source du fossé du boulanger).

Toutes ces fontaines ont les mêmes caractères et les mêmes propriétés physiques : elles ne diffèrent les unes des autres que par leur température et leur débit. D'après Pröll, elles débitent ensemble 4,400 mètres cubes d'eau en vingt-quatre heures.

Leurs eaux qui présentent en masse un reflet bleuâtre et que ne traverse aucune bulle de gaz, sont d'une limpidité et d'une transparence sans pareilles ; elles n'ont ni odeur ni saveur, et malgré leur haute thermalité, leur ingestion n'est pas désagréable. Certains auteurs prétendent que les fontaines de Gastein ont une légère odeur sulfureuse par les temps humides ; bien que ce fait n'ait pu être constaté ni par les médecins de Wildbad ni par Rotureau, si on laisse cependant séjourner plusieurs jours dans l'eau des sources une pièce d'argent ou de cuivre décapée, celle-ci se colore en brun comme au contact de l'acide sulfhydrique.

Les professeurs Baumgartner et Roller ont observé qu'elle exerçait sur l'aiguille aimantée, qui n'est nullement impressionnée par l'eau distillée ordinaire une certaine influence se traduisant par l'élévation de l'aiguille du multiplicateur électrique jusqu'à 23 degrés ; et cette action particulière s'affaiblissait à mesure que l'eau perdait de sa thermalité ; c'est ainsi que l'eau thermale descendue à 35 degrés centigrades ne ferait plus monter l'aiguille qu'à la onzième division.

Le poids spécifique de l'eau de Gastein refroidie serait, d'après le Dr Labat, de 1,0003, densité inférieure à celle de plusieurs eaux potables.

Cette eau minérale peut rester exposée à l'air pendant plusieurs jours sans éprouver aucune altération, seulement il s'y développe bientôt des conferves d'un vert très foncé qui deviennent même complètement noires en vieillissant. Ces conferves très onctueuses au toucher, luisantes et comme vernissées, ont une saveur amère, âcre et styptique. Elles forment des couches très épaisses dans les endroits où stagne l'eau des sources.

Voici, d'après l'analyse du professeur Redtenbacher (de Vienne), la composition élémentaire de l'eau de Gastein :

Eau = 1.000 grammes.

	gr.
Sulfate de soude	0.1957
— de potasse	0.0129
— de lithine	0.0034
Chlorure de sodium	0.0147
Carbonate de chaux	0.0187
— de magnésie	0.0015
— d'oxyde de fer	0.0001
Phosphate d'alumine	0.0006
Silice	0.0188
Gaz carbonique des carbonates	0.0064
	0.3334

Liebig a trouvé des traces d'iode dans les eaux de Gastein et l'analyse spectrale y a révélé la présence du rubidium et du cœsium.

Mode d'administration. — Les eaux des sources chaudes de Gastein dont la température varie de 71°,5 (Rotureau) à 31 degrés centigrades, sont employées *intus* et *extra*. Cependant l'usage externe (bains, douches de tout calibre et de toute forme, bains et douches de vapeur) l'emporte de beaucoup sur le traitement interne.

A l'intérieur, l'eau minérale est administrée à la dose de deux à six verres tous les matins. Les bains sont pris à une température un peu élevée, à 37 ou 38° centigrades (Granville); leur durée ordinaire est de 15 à 20 minutes.

Emploi thérapeutique. — L'eau de Wildbad-Gastein qui est *amétallite* pour Rotureau, possède, malgré sa minéralisation à peu près nulle en tant qu'eau minérale, une action très marquée sur l'économie. D'une digestion facile même à haute dose, elle ne charge pas l'estomac, augmente l'appétit, diminue la soif et cause un sentiment de bien-être général qui réagirait même sur le moral des buveurs. A l'extérieur, elle produit des picotements à la peau et une sensation de constriction et de chaleur qui ne semble pas en rapport avec la température du bain. Pendant les premiers jours de leur traitement, les malades prennent ces eaux soit en boisson soit en bains avec beaucoup de plaisir; mais cette impression agréable finit par disparaître pour faire place à des phénomènes d'excitation. Du vingtième au vingt-cinquième jour, on voit survenir la fièvre thermale ou tout au moins ses phénomènes précurseurs; si les poussées à la peau sont rares, les malades éprouvent par contre assez souvent des crises nerveuses hystériformes.

Ces phénomènes sont loin de se produire d'une façon aussi accusée chez tous les hôtes de Gastein; dans tous les cas, leur apparition indique la nécessité de mettre fin à la cure.

Que ces eaux thermales indifférentes doivent leur vertu thérapeutique soit à leur constitution atomique, soit à leur action sur l'aiguille aimantée, ou bien encore à leur thermalité et à l'altitude de la vallée de Gastein, il est incontestablement établi qu'elles possèdent des effets curatifs d'une puissante valeur. S'il est impossible jusqu'à ce jour d'expliquer leur *modus curandi*, elles ont une efficacité que les eaux minérales les mieux dotées en principes fixes et gazeux, dit Rotureau, pourraient leur envier.

Cette efficacité est des plus remarquables dans le rhumatisme en général et dans la paralysie consécutive aux hémorragies cérébrales.

Ainsi l'application externe des eaux de Gastein donne d'excellents résultats dans les troubles de la sensibilité et du mouvement résultant de la diathèse rhumatismale. Dans les paralysies de ce genre, on complète les bains et les douches de vapeur naturelle des sources par un massage du membre ou des parties malades dans le vaporium même. Toujours très actives dans les affections rhumatismales, ces eaux n'ont qu'une action insignifiante dans la goutte confirmée.

Quant aux paralysies hémiplégiques, elles ne doivent être traitées à cette station que lorsque l'hémorrhagie cérébrale remonte déjà à une ou plusieurs années ; elles sont également efficaces lorsque les accidents paralytiques, au lieu de provenir d'une hémorrhagie cérébrale, reconnaissent pour cause un grand traumatisme, un coup sur la tête, une chute grave, une blessure, etc. De même, les bains et les douches de Wildsbad améliorent ou guérissent les désordres de la sensibilité et du mouvement résultant d'une affection de la moelle épinière autre qu'un ramollissement ou une dégénérescence quelconque du rachis. Chez certains paraplégiques qui guérissent à Gastein, les contractions des fibres musculaires, au lieu de se rétablir lentement et progressivement sous l'influence des bains et des douches, se produisent au contraire d'une façon brusque et douloureuse, suivie bientôt après d'une complète interruption ; tous les auteurs ont signalé ces éclairs de contractilité rappelant l'effet produit par la noix vomique ou bien par une décharge électrique. Lorsque au contraire les paralytiques recouvrent quelque peu tous les jours leurs mouvements musculaires et leurs sensations tactiles, la peau des membres affectés où la circulation plus active ramène la vie et la force, devient de moins en moins froide ; puis le membre paralysé recouvre de la souplesse, devient de moins en moins lourd et sa maigreur diminue.

La médication externe de Gastein rend encore des services dans les atrophies musculaires localisées ; elle amende ou guérit presque toujours les contractures idiopathiques et réussit généralement à combattre les troubles du mouvement et de la sensibilité que présentent les hystériques et les hypochondriaques. Les bains et les douches d'eau minérale sont encore employés avec avantage dans l'atonie générale, par exemple chez les jeunes gens affaiblis par les excès vénériens ou épuisés par des pertes séminales involontaires : mais dans ces cas, si les eaux minérales redonnent du ton et de l'énergie, on ne saurait ne pas accorder une très large part d'action à l'air vivifiant des montagnes qui contribue certainement à la réparation de l'organisme. N'est-ce point également à l'influence bienfaisante du séjour dans cette haute vallée des Alpes plutôt qu'aux eaux elles-mêmes que doivent être rapportés les heureux effets de la cure de Gastein sur les convalescents, anémiés par des maladies aiguës prolongées ou bien par des pertes considérables de sang?

Ces conditions atmosphériques et hygiéniques ne seraient pas non plus étrangères, d'après certains auteurs, aux heureux effets produits par la médication balnéaire de ces Thermes dans certaines affections cutanées, telles que furoncles, ecthyma, eczéma, prurigo et herpès. D'après Durand-Fardel, chez les scrofuleux sujets à de fréquents retours ou à des exacerbations faciles d'affections eczémateuses ou pustuleuses, chez qui, sous les croûtes ou les squames, le derme demeure rouge, tendu, l'usage des eaux indéterminées comme celles de Gastein ne laisse courir aucun risque d'exaspération et peut encore exercer une action reconstituante.

Si le traitement par l'eau minérale en bains et par les douches de vapeur des sources constitue le principal mode thérapeutique de cette station, la médication interne comprend dans sa sphère d'activité certains catarrhes bronchiques essentiels ou liés à une cause anatomo-pathologique ; ainsi ces eaux hyperthermales tout en étant beaucoup moins actives que les eaux sulfurées et sulfureuses, donnent néanmoins — prises en boisson — de bons résultats dans le catarrhe chronique avec dilatation des grosses bronches, l'emphysème, etc. Les eaux de Gastein sont administrées à la fois en boisson et en bains dans les inflammations chroniques de la membrane muqueuse de l'appareil digestif; dans les embarras gastriques, les dyspepsies, les gastralgies et les entéralgies les plus douloureuses et les plus anciennes, ce mode de traitement ne laisse pas que de réussir, bien que ces eaux ne possèdent manifestement aucune influence physiologique soit sur l'estomac, soit sur l'intestin.

Enfin, on a obtenu par l'emploi de ces eaux des résultats inespérés dans le traitement des névralgies remontant à plusieurs années et contre lesquelles tous les moyens thérapeutiques avaient échoué. Mais, comme le dit Rotureau, un examen attentif des antécédents aurait fait découvrir une origine probablement rhumatismale à ces névralgies rebelles.

Nous ne parlerons pas ici de l'action tant vantée des eaux de Gastein en boisson et en bains contre l'impuissance. Cette vertu est bien à sa place dans les récits merveilleux qu'on a faits sur les résurrections opérées à ces Thermes.

Au premier rang des contre-indications de la cure de Gastein, il faut placer la phtisie ; les poitrinaires doivent éviter le séjour de cette humide et froide vallée alpestre, et d'un autre côté les eaux des sources ont une influence funeste sur la marche de leur maladie ; l'air et l'eau de Wildbad-Gastein favorisent, par leur action excitante, chez les phtisiques, un état inflammatoire qui fait promptement empirer leur état. Ces résultats déplorables ont été malheureusement constatés trop souvent par les médecins de ce poste thermal. L'âpre climat de ces régions et ces eaux actives sont également loin de convenir aux pléthoriques en général. Si la médication, soit externe, soit interne de Gastein n'est pas absolument *contre-indiquée*, ainsi qu'il en est pour beaucoup d'eaux thermo-minérales, dans les maladies organiques du cœur ou des gros vaisseaux, elle n'est du moins d'aucune efficacité. Enfin, la cure de Gastein a déterminé plusieurs fois des fausses couches; aussi ces accidents doivent faire absolument proscrire chez les femmes enceintes l'usage de ces eaux, qui, d'après Rotureau, semblent rendre trop active la circulation sanguine de l'organe gestateur ou de ses annexes.

La *durée moyenne de la cure* est de vingt et un jours.

Les eaux des sources de Wildbad-Gastein ne sont pas exportées.

GLEICHENBERG (Autriche).

De Paris à Gleichenberg (1,680 kilom.) — Chemins de fer de l'Est et chemins de fer allemands. — Trajet par train express en 42 h. 18 m. (1re cl. 167 fr. 75 et 13 fl. 51 kr.; 2e cl., 119 fr. 25 et 10 fl. 13 kr.).

Gleichenberg (prov. de Styrie, cercle de Gratz), se trouve à 210 mètres au-dessus du niveau de la mer dans le magnifique bassin de Klausnersthal. Le climat de cette région, d'une admirable beauté, est d'une douceur à peu près égale sans brusques variations de température.

Etablissement thermal. — Si les eaux de Gleichenberg sont connues depuis des siècles, leur exploitation régulière ne date que de notre époque; c'est en l'année 1834 que fut construit, sur l'emplacement des sources, un premier Etablissement thermal avec quatorze cabinets de bains. Aujourd'hui, la station possède un *nouvel* Etablissement dont l'installation des plus complètes répond aux données de la science moderne; il renferme trois buvettes, vingt-deux cabinets de bains, des salles de douches de toute forme et de tout calibre, etc.

L'Ancien et le Nouvel Etablissements sont également organisés pour la cure du petit-lait; les malades peuvent y suivre exclusivement la médication séro-lactée tout aussi bien que dans le Tyrol ou la Suisse.

Sans parler des promenades délicieuses qui entourent Gleichenberg, ses hôtes accidentels peuvent visiter entre autres monuments historiques, le *Château* bâti au sommet d'un rocher inaccessible de trois côtés et dominé lui-même par une haute montagne d'où l'on découvre un panorama superbe.

Sources. — Les sources froides ou tièdes de Gleichenberg qui émergent d'un terrain volcanique ancien sont *bicarbonatées* et *chlorurées sodiques moyennes ou ferrugineuses et carboniques fortes ;* elles sont au nombre de six, savoir : la *Constantinsquelle* (source de Constantin), la *Klausnersthalsquelle* (source ferrugineuse de l'Ermite), la *Johannisbrunnen* (source de Jean), la *Romerquelle* (source des Romains), la *Werlesquelle* (source de Werlé) et la *Karlsquelle* (source de Charles). Leur température varie de 11°,2 à 16°,2 C.

Les eaux des trois dernières sources servent à l'alimentation des bains et des douches, tandis que celles des trois premières sont exclusivement réservées à la boisson.

L'eau de toutes ces sources est claire, limpide et pétillante ; la source de Constantin a une saveur acidule et piquante avec arrière-goût salin ; les eaux de la Johannisquelle et de la Klausnersquelle ont au contraire un goût styptique et ferrugineux.

Nous rapporterons ici la composition des deux sources les plus minéralisées de cette station :

Eau = 1.000 grammes.

	S. Constantinsquelle.	S Remerquelle.
	gr.	gr.
Carbonate de soude............	2.414	7.903
— de potasse............	0.0588	»
— de lithine............	0.0017	»
— de baryte............	0.0001	»
— de chaux	0.5401	»
— de magnésie..........	0.4552	0.371
— d'oxyde de fer........	»	0.020
— de manganèse........	0.0006	»
Sulfate de potasse.............	»	»
— de soude............	0.0763	0.067
— de chaux.............	»	1.555
Chlorure de sodium............	1.7770	»
— de magnésium........	»	»
Phosphate de soude............	0·0016	0.1049
— d'alumine............	0.0007	»
Acide silicique................	0.0600	»
	3.1824	4.244
	c.c.	c.c.
Gaz acide carbonique...........	1,172	indéterminé.

Mode d'administration. — L'eau des sources de la buvette (*Constantinsquelle, Johannisquelle* et *Klausnersquelle*) se boit pure ou bien coupée de petit-lait; quelquefois on l'additionne d'une certaine quantité de sel de Karlsbad. La dose à l'intérieur est de quatre à six verres que l'on prend le matin à jeun et de quart d'heure en quart d'heure. Certains malades boivent à leurs repas l'eau de la source Jean ; mais c'est la source de l'Ermite qui est la plus suivie par les buveurs. Quant au mode d'application du traitement externe, il consiste en bains et en douches ; la durée des bains est en général de trois quarts d'heure à une heure ; celle des douches varie de quinze à vingt minutes.

Emploi thérapeutique. — Les eaux de Gleichenberg, du moins celles de la source de Constantin, se rapprochent par leur composition chimique des célèbres eaux d'Ems, dont elles sont loin d'avoir la renommée et les indications thérapeutiques. En effet, si l'on compare les analyses de la Constantinsquelle et de la principale source d'Ems, on constate que celle-ci tient en dissolution 1^{gr}.95 de bicarbonate de soude et 0^{gr},95 de chlorure de sodium, et la première 2 grammes de bicarbonate sodique et 1^{gr},777 de chlorure de sodium. Il est vrai que l'eau de Constantin possède une température beaucoup plus basse et deux fois plus d'acide carbonique que l'eau d'Ems.

Malgré cette grande analogie dans les principes constitutifs, les eaux de Gleichenberg ont une sphère d'activité beaucoup plus restreinte que celle de la station allemande (voy. Ems). Agissant à la fois comme bicarbonatées et comme chlorurées sodiques, elles sont fondantes en même temps que toniques et reconstituantes. Ainsi l'eau franchement alcaline et non ferrugineuse de la Constantinsquelle est employée à l'intérieur avec succès chez tous les scrofuleux, lymphatiques ou anémiques, dont elle active la circulation et les fonctions de l'appareil digestif tout en tonifiant et en réconfortant l'organisme général ; dans ces cas, l'effet tonique et reconstituant du chlorure de sodium tempère l'action fluidifiante du bicarbonate de soude. Cette eau est principalement indiquée dans les dyspepsies acides, dans les maladies du foie avec troubles de la sécrétion glandulaire, dans les catarrhes chroniques des voies aériennes et uro-poétiques, dans la diathèse urique et enfin dans le diabète sucré.

Quant aux eaux ferrugineuses bicarbonatées et carboniques fortes de Gleichenberg (*Klausnersthalquelle, Johannisbrunnen et Romerquelle*), elles sont utilisées avec avantage *intus* et *extra* dans le traitement des différentes formes de la chlorose et de l'anémie ; l'eau de la Klausnersthalquelle, qui ne renferme pas de bicarbonate de soude et ne contient que très peu de sels alcalins, réussit surtout très bien contre ces états pathologiques.

La *durée de la cure* est de vingt à trente jours.

L'eau de la source Constantinsquelle qui, grâce à sa température native peu élevée, supporte beaucoup mieux le transport que les eaux d'Ems, *s'exporte* cependant sur une assez grande échelle ; elle se vend dans toutes les villes de l'Empire austro-hongrois.

HERCULESBAD ou MÉHADIA (Hongrie).

De Paris à Herculesbad (2,132 kilom.), par Chemin de fer de l'Est, chemins de fer allemands et autrichiens. — Trajet par Avricourt, Munich, Vienne et Temeswar. — Trains express en 41 heures. (1re cl., 167 fr. 75 et 30 fl. 10 kr.).
Service de la Compagnie internationale des wagons-lits.

Herculesbad ou les *Bains d'Hercule* se trouvent à 25 kilomètres d'Orsova, sur les limites de la Serbie et de la petite Valachie.

La Saison thermale commence le 1er mai et se termine le 15 septembre.

Historique, topographie et climatologie. — La station d'Herculesbad reçoit chaque année plus de deux mille baigneurs ; cette prospérité, si bien justifiée par la richesse de son territoire thermal ne remonte cependant qu'au siècle dernier. C'est en effet, vers le milieu du XVIIIe siècle que les nombreuses sources minéro-thermales du Banat recommencèrent à être fréquentées, après avoir été abandonnées et oubliées depuis les invasions barbares. Les Romains qui avaient apprécié les bienfaits de leur emploi dans le traitement des maladies, placèrent ces eaux sous l'invocation d'Hercule dont elles donnaient la puissance. Pour rappeler cette antique origine, les Bains de Méhadia ont reçu à notre époque le nom d'Herculesbad, et la statue du demi-dieu, patron des anciens Thermes romains, surmonte une fontaine monumentale, érigée sur la place du village.

Sis à 168 mètres environ au-dessus du niveau de la mer, le joli village de Méhadia (350 hab. pendant l'hiver), se compose de deux rangées de maisons qui bordent sa seule et unique rue ; il occupe une situation des plus pittoresques et des plus charmantes au milieu des grands bois dont sont recouverts tous les versants des Karpathes. Cette région où l'air de l'atmosphère est pur et tout imprégné de senteurs balsamiques, possède, comme le prouve la végétation luxuriante du sol, un climat chaud ; néanmoins les brises qui s'échangent entre les vallées et les montagnes donnent aux matinées et aux soirées des jours d'été une fraîcheur des plus agréables.

Établissements thermaux. — Cette ville d'Eaux des confins militaires de l'Autriche possède trois Établissements balnéaires qui portent le nom de leurs sources d'alimentation.

A. L'*Herculesbad* contient douze salles de bains renfermant chacune une baignoire et une piscine pour huit personnes.

B. Le *Ludwigsbad* se compose de vingt-huit cabinets de bains et de trois grandes piscines de dix personnes dont l'une est réservée aux militaires.

C. Le *Francisbad*, situé à 1 kilomètre du village, possède dix-huit cabinets de bains aux baignoires creusées dans le sol.

Promenades et excursions. — Méhadia est loin d'offrir aux baigneurs tous les genres de distraction et de plaisirs qu'on rencontre ordinairement dans les autres villes d'Eaux ; c'est un séjour calme et tranquille où les malades peuvent se soigner d'une façon sérieuse et régulière. En vérité, l'existence y serait d'une monotonie ennuyeuse, si toute cette admirable région, avec ses riches vallées et ses montagnes couvertes de forêts, n'offrait aux baigneurs des promenades et des excursions de tous genres. La population locale elle-même est des plus curieuses à étudier ; les costumes que l'on trouve à Orsova, ceux que l'on voit jusqu'à Méhadia, dit Rotureau, ne sont plus ceux de la Hongrie et les modes turques sont déjà exclusivement suivies dans cette contrée. Les monnaies dans les cheveux, les ceintures en effilé rouge, les pièces de couleur sur les hanches forment la parure des femmes. Les hommes, occupés pendant les chaleurs de l'été aux travaux agricoles, sont vêtus seulement d'une longue chemise et les enfants sont littéralement nus.

Les Eaux. — Les sources minéro-thermales qui jaillissent à Méhadia même et dans les environs du village sont au nombre de *vingt-deux*. Toutes ces fontaines appartiennent à l'État autrichien ; elles émergent d'un terrain où se rencontrent, avec les granits et les roches feldspathiques, des schistes calcaires et argileux, des marnes à pyrites, etc. Les unes sont *chlorurées sodiques moyennes ;* les autres *chlorurées sulfureuses.*

Les principales sources sont : *Herculsbrunnen* ou *source d'Hercule,* d'un débit si puissant qu'elle pourrait faire tourner un moulin (temp. 52° C.); *Karlsbrunnen,* ou source de Charles d'un débit de 174 hectolitres et d'une température de 37° C.; *Ludwigsbrunnen* ou source de Louis (débit 727 hect.; temp. 37° C.); *Carolinenbrunnen* ou source de Caroline (débit 874 hect.; temp. 45° C.); *Kaiserbrunnen* ou source de l'Empereur (débit 674 hectol.; temp. 51° C.); *Ferdinandsbrunnen* ou source de Ferdinand (débit 681 hectol.; temp. 53° C.); *Francisbrunnen* ou source de François (débit 727 hectol.; temp. 55° C.); et *Schwarzquelle* ou source Noire dont la température native est de 43° centigrades.

Les eaux de ces diverses fontaines se différencient par leurs caractères physiques. Ainsi l'eau de l'Herculsbrunnen est limpide, sans odeur, à saveur amère et salée; celle de la Carlsbrunnen est au contraire légèrement trouble avec des corpuscules floconneux en suspension, d'une odeur hépatique et d'une saveur tout à la fois salée et sulfureuse. L'eau des autres sources est plus ou moins limpide, d'un goût sulfureux et salé, d'une odeur nettement sulfureuse. La Francisbrunnen dépose, au contact de l'air atmosphérique, un sédiment blanchâtre.

La fontaine d'Hercule et la Francisbrunnen possèdent, d'après les recherches analytiques du professeur Ragsky (de Vienne) la constitution chimique suivante :

Eau = 1.000 grammes.

	Herculesbrunnen.	Francisbrunnen.
	gr.	gr.
Chlorure de sodium	1.0779	4.0085
— de calcium	0.7000	1.9285
Sulfate de chaux	0.0545	0.0745
Carbonate de chaux	0.0364	0.0250
Silice	0.0142	0.0200
Iodure de sodium ou de calcium ou de magnésium, bromure de calcium.	traces	»
	1.9730	6.0565
	c.c.	c.c.
Gaz acide carbonique libre	30.24	33.43
— azote	27 »	25.92
— hydrogène sulfuré	traces	48.60
— — carboné	»	30.24
	57.24	138.24

Mode d'administration. — Les sources de Méhadia sont employées *intus* et *extra*, c'est-à-dire en boisson, en bains de baignoire et de piscine; en bains locaux (pédiluves et maniluves); en douches générales ou locales, variées de forme et de pression; en applications topiques, etc. L'eau des sources réservées à la boisson se prend à la dose de un à quatre verres le matin à jeun et à des intervalles d'un quart d'heure. Dans les divers modes du traitement externe qui n'offre rien de particulier à signaler, l'eau minérale n'est employée qu'après avoir été ramenée à la température ordinaire des bains chauds ou tempérés.

Emploi thérapeutique. — Les sources de Méhadia qui renferment les mêmes éléments fixes en plus ou moins grande proportion, se différencient surtout par leurs principes gazeux. Chose remarquable, la fontaine la plus minéralisée (*Francisbrunnen*) est en même temps la plus riche en principes gazeux; la moins minéralisée (*Ludwigsbrunnen*) est d'autre part la plus pauvre en gaz. Quant aux sources d'*Hercule* et de *Charles*, si elles présentent des traces d'hydrogène sulfuré, elles ne contiennent pas d'hydrogène carboné. Cette différence singulière de constitution explique la difficulté d'assigner une place précise dans le cadre hydrologique aux eaux de cette station. Suivant Rotureau, les eaux d'Herculsbrunnen et de Karlsbrunnen possèdent une grande analogie avec celles de Wiesbaden un peu plus chaudes et un peu plus chlorurées, tandis que l'eau des autres fontaines se rapproche d'Aix-la-Chapelle et de Poretta. Dans tous les cas, il résulte de cette constitution chimique différente que les sources de Méhadia ne présentent point les mêmes propriétés physiologiques et thérapeutiques. Si elles possèdent les unes et les autres une action diaphorétique très marquée, les seules sources sulfureuses sont toniques et excitantes et les fontaines d'Hercule et de Charles n'agissent simplement que comme des eaux chlorurées sodiques moyennes.

Les *eaux sulfureuses fortes* de Méhadia (surtout la Francisbrunnen) ont une action curative des plus puissantes contre les maladies cutanées ulcéreuses ou tuberculeuses, de date récente ou ancienne. D'un emploi très avantageux, dans le traitement des affections chroniques simples de l'appareil respiratoire (laryngites et bronchites chroniques, pneumonies localisées et anciennes, etc.), ces eaux ne seraient pas sans efficacité, suivant les observations des médecins de ce poste thermal, dans le traitement de la phtisie pulmonaire au début;

dans les deux autres périodes de cette cruelle maladie, leur usage serait complétement inutile, sinon nuisible.

Les eaux *chlorurées hyperthermales* (Herculsbrunnen et Karlsbrunnen) ont dans leurs indications spéciales les manifestations multiples de la scrofule et du rhumatisme sous toutes ses formes; les troubles de l'appareil digestif (dyspepsies stomacales et intestinales) et de la pléthore abdominale; les engorgements du foie et de la rate; les affections hémorrhoïdaires, les catarrhes chroniques des organes urinaires, les cachexies paludéennes. Elles seraient encore employées avec avantage dans le traitement des névroses générales et localisées, des accidents consécutifs aux grands traumatismes (fractures, luxations, entorses) et des plaies par armes à feu. Enfin, ces eaux donneraient également de bons résultats dans certaines formes de la goutte et dans les paralysies consécutives aux hémorrhagies cérébrales de date ancienne.

La *durée de la cure* est en général de vingt à vingt-cinq jours.

Les eaux de Méhadia ne s'exportent pas.

HUNYADI-JANOS (Hongrie).

Les Eaux de Hunyadi-Janos qui contrebalancent aujourd'hui l'ancienne et grande vogue des autres eaux amères telles que *Pullna, Sedlitz, Birmenstorf*, etc., n'ont été introduites en médecine que depuis une vingtaine d'années. Découvertes en 1863 par un paysan, elles émergent dans une plaine des environs de Bude, du terrain trachytique; leur température native varie de 7 degrés centigrades en mars à 13 degrés centigrades en septembre. Claires, incolores et sans odeur carastéristique, elles possèdent une saveur lixivielle avec arrière-goût légèrement amer. D'après les recherches analytiques de Knapp et Liebig (1870), elles renferment les éléments constitutifs suivants:

Eau = 1.000 grammes.

	gr.
Sulfate de potasse...............................	0.849
— de soude................................	15 9148
— de magnésie............................	16.0158
Chlorure de sodium............................	1.3080
Carbonate de soude............................	0.7960
— de chaux............................	0.9330
Oxyde de fer et alumine........................	0.0042
Acide silicique.................................	0.0011
	35.0548

	gr.
Acide carbonique libre et demi-combiné (263cc,8)..	0.5226

Emploi thérapeutique. — L'eau *sulfatée sodique et magnésique* du Hunyadi-Janos possède les propriétés purgatives des autres eaux amères. A la dose de un à deux verres, elle agit sur l'intestin et détermine une ou plusieurs selles sans coliques.

HUNYADI-LAZLO (Hongrie).

La source d'Hunyadi-Lazlo est située dans les environs de Buda-Pesth, dont le territoire est si riche en fontaines *sulfatées magnésiennes* et *mixtes*. Elle renferme, d'après l'analyse qui en a été faite par les chimistes de notre Académie de médecine, les principes élémentaires suivants :

Eau = 1.000 grammes.

	gr.
Sulfate de magnésie	24.2005
— de soude...........................	22.7810
— de potasse.........................	0.1502
— de chaux...........................	1.6292
Bicarbonate de soude...........................	0.6740
Chlorure de magnésie...........................	1.5469
Argile..	0.0140
Bicarbonate d'oxyde de fer.....................	0.0028
Silice..	0.0584
	51.0715

L'eau d'Hunyadi-Lazlo, qui a été introduite ces années dernières dans le commerce, paraît, au point de vue de l'action laxative, l'eau la mieux constituée de tout le groupe des *eaux amères* de cette région.

ISCHL (Autriche).

De Paris à Ischl (1,678 kilom.), par Chemin de fer de l'Est et chemins de fer allemands. 2 convois par jour. Trajet par trains express en 43 h. 30 m. (1re cl., 167 fr. 75 et 18 fl. 96 kr.; 2e cl., 119 fr. 25 et 14 fl. 13 kr.). A partir de Vienne 9 fl. 48 kr. Sleeping-Cars de la Compagnie des wagons-lits.

Ischl ou **Ischel** est un bourg de la Haute-Autriche, du cercle du Hansruch, situé à 27 kilom. sud-ouest de Gmunden dans les Alpes du Salzkammergut.

La Saison thermale commence le 15 mai et finit le 15 septembre.

Topographie et climatologie. — Ischl est la ville d'Eaux de prédilection des souverains de l'empire austro-hongrois. Chaque année, l'empereur et les archiducs viennent s'installer à Ischl ; leur présence attire toute la haute aristocratie viennoise ainsi qu'un grand nombre de familles nobles de toutes les parties de l'Allemagne. Si cette station, fréquentée pendant la saison par une moyenne de 5,000 baigneurs, est le Bain à la mode de l'Autriche, sa grande vogue ne remonte qu'à l'année 1822, et repose plutôt sur la faveur des princes que sur la variété de ses ressources hydrominérales. Il est vrai que le climat vivifiant d'Ischl et son admirable situation au milieu de forêts de sapins et dans le voisinage de riches salines expliquent que son séjour soit recherché l'été par toute la haute société de Vienne.

La petite ville (4,000 habit.) est bâtie au confluent de l'Ischl et de la Straun, dans une charmante vallée située à 480 mètres au-dessus du niveau de la mer. Cette vallée alpestre est entourée de hautes montagnes couvertes de magnifiques forêts de sapins

qui l'abritent contre les vents froids soufflant de l'est et du nord.
La température moyenne de la journée, pendant la saison des
eaux, est de 13°,10 centigrades. L'atmosphère imprégnée de
vapeurs salines, comme celles des bords de la mer, présente un
certain degré d'humidité ; mais elle est souvent renouvelée par
les brises qui arrivent des montagnes voisines, toutes chargées
de senteurs balsamiques. C'est ainsi que le climat tempéré de
cette station possède une grande salubrité et des propriétés bienfaisantes.

Établissements thermaux. — Il existe à Ischl un grand
Établissement exclusivement consacré au traitement externe par
l'eau minérale ou ordinaire. Sur le portique grec de ce Badhaus
on lit cette inscription : *In sale et in sole omnia consistunt.*
Les bains de vapeur sont installés dans un autre édifice, situé
près de la saline. De même, les bains de petit-lait, dont on fait
un assez grand usage à cette station, se prennent dans un bâtiment spécial, la *Michenanstalt.*

Le bourg renferme de riches hôtels et de nombreux chalets
pour les baigneurs qui peuvent encore trouver à se loger dans
la plupart des maisons particulières.

Promenades et excursions. — En outre des fêtes du Casino et
des distractions théâtrales, Ischl offre à ses hôtes des promenades
charmantes. Ceux-ci peuvent visiter le *jardin* et le *parc* de la villa
impériale, le *jardin-parc* situé au bord de la Straun, dans lequel
se trouve le monument élevé au Dr Wier (de Rottenbach), l'*Es-
planade de la Sophie,* le point de vue de *Dœchstein,* etc. Aux
environs se trouve le Saltzberg (montagne de sel), qui est
exploité depuis 1562 et dont on illumine les salines une fois par
semaine pendant la saison thermale. Parmi les ascensions intéressantes, nous citerons celles du *Ziemitz* (montagne couverte de
chalets) et celle du *Katergeberg.*

Les Eaux. — Connues et exploitées industriellement depuis le XII° siècle, les eaux *froides* et *chlorurées sodiques*
d'Ischl ne sont d'un emploi médical que depuis l'année 1822.
Les sources, au nombre de cinq, sourdent à la température
de 10 degrés centigrades ; claires, limpides et transparentes,
leurs eaux sont incolores et possèdent une saveur lixivielle
très prononcée. De ces cinq fontaines, trois sont *chlorurées*

sodiques, et les deux autres sont dites : l'une *sulfurée*, et la seconde *bromurée sodique*.

La source de *Maria-Luisenquelle* (source Marie-Louise), qui sert à la boisson, et la source *Klebersberquelle* renferment, d'après l'analyse de Haner (1877), les principes suivants :

Eau = 1.000 grammes.

	Maria Luisenquelle.	Klebersberquelle.
	gr.	gr.
Chlorure de sodium	5.5899	5.3206
— de magnésium	0.0503	0.2212
Sulfate de potasse	»	0.0186
— de soude	»	»
— de magnésie	0.0751	0.2171
— de chaux	0.0602	0.2251
Bicarbonate de chaux	0.3017	0.0410
	6.0867	5.9736

En outre de ces sources, Ischl possède des boues *minérales et végétales* qui occupent une place importante dans la médication de ce poste thermal.

Enfin, l'*eau de lixiviation* (densité 1,200), dont on se sert à Ischl pour renforcer les bains et en applications topiques (compresses), renferme par 1,000 parties :

	gr.
Chlorure de sodium	235.90
— de magnésium	20 »
Bromure de magnésium	0.34
Sulfate de potasse	15.70
— de soude	4.20
— de chaux	2.20
	278.34

Mode d'administration. — Le traitement de ce poste thermal est le plus généralement externe ; toutefois, la médication interne, employée comme adjuvante, devient la principale dans un certain nombre d'affections. L'eau saline (source Maria-Luisenquelle) est administrée à la dose d'un verre à deux ou trois verres, le matin à jeun. Quant au traitement externe, il comprend les bains généraux ou partiels

d'eau saline simple ou renforcée, les bains sulfureux avec
ou sans mélange d'eau chlorurée sodique, les bains de vapeurs salines, les bains de boue minérale et végétale, de
pointes de pin et de petit-lait. Ces ressources balnéothérapiques sont complétées par des appareils d'hydrothérapie.

Emploi thérapeutique. — Les eaux chlorurées
sodiques d'Ischl sont excitantes; en même temps qu'elles
possèdent des propriétés laxatives et même purgatives, elles
exercent sur l'organisme une action tonique et résolutive.
Aussi conviennent-elles surtout dans les manifestations du
lymphatisme et dans les diverses formes de la scrofule. Les
obstructions intestinales, les engorgements non inflammatoires
du foie, la gastro-entéralgie, les engorgements de l'utérus
avec ou sans induration, sont également justiciables de ces
eaux, qui donnent encore de bons résultats dans le traitement
de certaines affections chroniques de la peau et chez les enfants
affaiblis par une croissance trop rapide, etc. Les bains d'eau
de la source sulfureuse (schwefelquelle), additionnés d'eaux
salines, sont employés avec avantage contre les affections
rhumatismales et arthritiques, les dermatoses; ces affections
sont encore traitées à Ischl par les bains de vapeurs salines,
qu'on utilise également contre les laryngites et les bronchites
chroniques non tuberculeuses.

Les inhalations salines sont contre-indiquées chez les malades irritables et nerveux, chez les individus pléthoriques
et prédisposés aux congestions, de même que dans les maladies organiques du cœur et des gros vaisseaux.

Nous n'avons rien à signaler ici sur la médication par les
boues et par les bains de pins.

Les bains de petit-lait (2 hectolitres de petit-lait pour un
grand bain), qui sont en usage dans cette station alpestre,
sont employés pour atténuer les effets irritants des eaux
chlorurées sodiques chez les personnes dont la peau est
délicate. Dans tous les cas, ces bains ont la propriété d'adou-

sur l'épiderme dont ils augmentent la souplesse et l'élasticité.

Enfin, les cures de petit-lait de vache, de brebis et de chèvre sont très suivies à cette station de la Haute-Autriche.

La *durée de la cure* d'Ischl est en général de vingt à vingt-cinq jours.

LIEBWERDA (Bohême).

De Paris à Liebwerda (1,346 kilom.), par Chemins de fer du Nord et chemins de fer allemands, par Saint-Quentin, Cologne, Leipsick et Dresde jusqu'à Raspenau. 3 convois par jour. Trajet par train express en 33 heures (1re cl., 131 fr. 70, 19 mk 50 pf et 1 fl. 46 kr.). Sleeping-Cars de la Compagnie des wagons-lits *(via* Paris-Cologne). De Kaspenau Liebwerad (4 kilom.), trajet par diligences en 30 minutes.

Liebwerda est située dans la jolie vallée de Risengebirge à la base du versant nord de la Tafeltiche.

La Saison thermale commence le 1er juin et se termine à la fin du mois de septembre.

Établissements thermaux et sources. — Les sources de Liebwerda, au nombre de quatre, sont *froides* et *bicarbonatées* ferrugineuses; elles allimentent deux petits Établissements thermaux renfermant des buvettes, des cabinets de bains et de douches et une installation pour le traitement hydrothérapique.

Connues depuis le commencement du xviie siècle, ces fontaines se nomment : la *Christiansquelle* ou *Trinquelle* (source de Christian ou de la buvette); la *Josephinenquelle* (source de Joséphine); la *Sthalbrunnen* (source ferrugineuse) et la *Wilhelmsbrunnen* (source de Guillaume). Elles émergent de terrains primitifs composés de quartz, de granit, de micaschiste, de gneiss, de schiste argileux et de calcaire primitif. Leur débit total est de 1,616,000 litres en vingt-quatre heures.

L'eau de ces sources qui présentent la plus grande analogie sous le rapport des cataractères physiques et chimiques, est claire et limpide, très pétillante, d'une saveur aigrelette fort agréable; elle dégage une grande quantité de gaz carbonique et rougit instantanément les préparations de tournesol.

La source de Christian ou de la Buvette, dont la température d'émergence est de 10° C., possède, d'après l'analyse de Redtenbacher (1815), la composition élémentaire suivante :

Eau = 1.000 grammes.

		gr.
Carbonate de soude		0.0289
— de magnésie		0.0885
— de chaux		0.0741
— d'oxyde de fer		traces
Chlorure de sodium		0.0034
Sulfate de potasse		0.0048
— de soude		0.0030
Silice		0.0251
Alumine		0.0041
		0.2278

Emploi thérapeutique. — Les eaux de Liebwerda sont légèrement excitantes, apéritives, toniques et reconstituantes ; elles s'emploient en boisson, en bains et en douches et possèdent dans leurs appropriations thérapeutiques (*Stahlquelle*) les affections ou les états pathologiques reconnaissant pour cause une altération de la richesse globulaire du sang (convalescents, chlorotiques, anémiques, etc.).

A vrai dire, la prospérité de cette station ne provient pas de ses sources faiblement minéralisées et très gazeuses, qui pourraient être rangées en quelque sorte parmi les eaux digestives ou de table : Liebwerda est surtout connue et fréquentée pour les cures de petit-lait.

La cure hydrominérale est d'une durée de vingt-cinq à trente jours en général.

L'eau de la Trinkquelle *s'exporte.*

MARIENBAD (Bohême).

De Paris à Marienbad (1,249 kilom.), par Chemins de l'Est et chemins de fer allemands. 3 convois par jour. Trajet par trains express du matin en 30 h. 12 m.; par express du soir (avec arrêt de nuit) en 41 h. 33 m. (1re cl. 118 fr. et 1 fl. 74 kr.). Sleeping-Cars de la Compagnie des wagons-lits.

Marienbad (Bohême), petite ville de 2,000 habitants, est située dans le cercle de Pilsen et à 31 kil. d'Eger. Les Bains se trouvent à 45 minutes de la station de chemin de fer de Marienbad.

La **Saison thermale** commence le 15 mai et se prolonge jusqu'au mois d'octobre.

Historique, topographie et climatologie. — Les eaux de Marienbad, renommées dans toute l'Europe et même au delà des mers pour leurs vertus curatives dans le traitement de l'obésité, n'étaient encore fréquentées, il y a une soixantaine d'années, que par les malades des localités voisines. Aujourd'hui, cette ville d'Eaux, l'une des plus élégantes et des plus fréquentées de la Bohême, reçoit pendant le cours de la belle saison une foule de baigneurs. Cette fortune aussi brillante que rapide est-elle justifiée par la grande variété et par la valeur des ressources hydro-minérales de Marienbad? Sans vouloir le contester, il nous semble difficile de ne pas attribuer à la situation topographique et au climat privilégié de cette région pittoresque une très large part dans le développement et la prospérité de ces bains. C'est au fond d'une délicieuse vallée enfermée dans un cercle de collines couvertes de sapins, qu'est bâtie dans un nid de verdure, à 640 mètres au-dessus du niveau de la mer, l'élégante petite ville de Marienbad. Abritée derrière ses montagnes contre les vents qui soufflent du Nord, de l'Est, et de l'Ouest, la vallée ouverte seulement au Midi, n'est point exposée aux brusques et fréquentes variations de température. Le climat qui y règne pendant la saison des eaux est d'une douceur égale et constante.

Etablissements thermaux. — Au nombre de trois, les Etablissements thermaux de Marienbad se nomment : l'*Altesbadhaus*, le *Neuesbadhaus* et le *Gasbad*.

A. Le premier de ces établissements, qui est adossé à la montagne et fait face à la ville, est parfaitement bien installé; le rez-de-chaussée de ce grand bâtiment rectangulaire renferme les moyens balnéothérapiques, et ses étages supérieurs sont distribués en chambres ou logement pour les malades.

B. Das Neuesbadhaus ou la maison du Vieux-Bain s'élève à côté du Kursaal et à l'extrémité d'un magnifique jardin anglais; moins important, mais plus luxueusement aménagé que l'Altes-badhaus, il ne possède que 22 cabinets de bains, dont plusieurs ont deux baignoires.

C. Le Gas Bad ou Bain de gaz est un pavillon renfermant quatre grandes baignoires dont le fond est constitué par le sol lui-même, qui laisse échapper par des fissures naturelles une grande quantité de gaz carbonique; c'est dans ces baignoires que se prennent les bains de gaz carbonique. Cette station possède, en outre de ses établissements thermaux, une fabrique de sels de Marienbad et une importante maison d'exportation des eaux minérales.

Promenades et excursions. — Les nombreux baigneurs, qui souvent trouvent difficilement à se loger dans la ville, occupent leurs loisirs à parcourir la vallée ou les belles forêts de sapins qui recouvrent les collines; ceux qui aiment les excursions lointaines vont visiter le château de *Kœnigsworth* qui renferme des curiosités de tous genres; le *couvent de Tepll*, résidence des moines Prémontrés qui sont les propriétaires de Marienbad; le *Podhorn*, d'où l'on découvre un panorama superbe, etc.

Les Eaux. — Les Établissements thermaux de Marienbad sont alimentés par *huit* sources *froides*, plus ou moins minéralisées et appartenant à la famille des *bicarbonatées sulfatées chlorurées*. Connues depuis le xiv⁰ siècle, ces fontaines qui émergent du terrain granitique, portent les noms suivants : *Carolinenbrunnen*, ou source de Caroline (temp. 8°,7 C.); *Ambrosinsbrunnen*, ou source d'Ambroise (temp. 9°,6 C.); *Kreuzbrunnen*, ou source de la Croix (temp. 11°,8 C.; débit, 26 hectol.); *Marienquelle*, ou source de Marie (temp., 11°,9 C.; débit, 1,636 hect.); *Waldquelle*, ou source du Bois (temp., 7°,5 C.); *Ferdinandsbrunnen*, ou source de Ferdinand (temp., 10°,3 C. débit 913 hectol.) *Rudolfsquelle*, ou source de Rodolphe (temp., 6° C.), et *Morlagerbrunnen*, ou source du Dépôt des Boues (temp. 9° C.)

A part l'eau de Marienquelle qui est assez trouble et recouverte d'une pellicule irisée, toutes les autres sources de **Ma**-rienbad débitent une eau claire, transparente et limpide que traversent des bulles du gaz plus ou moins nombreuses; d'une odeur nulle ou piquante suivant les fontaines, sa saveur est tout à la fois piquante, salée, amère et plus ou moins ferrugineuse; néanmoins, elle n'est pas désagréable à boire. La source de Ferdinand est la plus riche en fer, tandis que la source Marie est peu minéralisée, mais extraordinairement gazeuse; « son eau semble ne contenir comme élément étranger qu'une énorme quantité de gaz acide carbonique en solution. D'innombrables courants de gaz acide carbonique s'échappent par mille endroits, en haut, sur les côtés, sifflent, éclatent dans toutes les directions et donnent à la surface de ce large réservoir l'apparence d'une immense cuve en état de fermentation, dont le bruit s'entend à une distance considérable. »

Voici, d'après les analyses les plus récentes, la composition élémentaire des sources de la Croix et de Ferdinand :

Eau = 1.000 grammes.

	Kreuz-brunnen. gr.	Ferdinands-brunnen. gr.
Chlorure de sodium	1.6939	1.7708
— d'ammonium	»	0.0057
— de lithium	0.0053	0.0219
Sulfate de potasse	0.0522	0.0192
— de soude	4.9521	4.7308
— de fer	»	»
— de strontiane	0.010	»
— de magnésie	»	»
— de chaux	»	»
Bicarbonate de soude	1.6610	1.9549
— de lithine	0.0046	0.0094
— de chaux	0.7508	0.7074
— de strontiane	0.0007	0.0008
— de magnésie	0.6612	0.7036
— d'oxyde de fer	0.0484	0.0737
— de manganèse	0.0042	0.0184
Azotate de soude	»	0.0124
Phosphate de soude	0.0085	0.0084
— d'alumine	0.0049	0.0026
— de chaux	0.0018	0.0019
Acide silicique	0.0721	0.0776
Fluor et brome	traces	traces
Matières organiques	0.0079	1.0005
	10.0617	10.2316
	gr.	gr.
Gaz acide carbonique libre	1.9880	2.8338
	(Ravsky, 1854)	(Gintl, 1879)

Boues. — Les boues minérales de Marienbad extraites dans une prairie contiguë au pavillon de la Moorlager-brunnen, ne sont employées qu'une année après leur extrac-tion ; par suite de la transformation complète qu'elles subis-sent par leur exposition prolongée à l'air, elles contiennent une grande proportion de matières solubles. Suivant Lehman, un bain préparé avec cette terre oxydée renfermerait par mètre cube 1,308 grammes de sulfate de fer soluble et près de 90 grammes d'acide formique.

Mode d'administration. — Les eaux de Marien-bad sont surtout employées en boisson ; toutefois, le traite-ment externe consistant en bains d'eau minérale, de gaz et de boue, en douches d'eau et de vapeur minérale, se trouve souvent associé à la médication interne. Celle-ci se fait avec l'eau des sources de Kreuzbrunnen, d'Amboise, de Ferdinand ou de la Caroline, que les malades ingèrent à la dose d'un à six verres tous les matins à jeun ou bien encore pendant les repas. La pratique externe de Marienbad n'offre rien de particulier à signaler ; les bains généraux ou locaux de gaz acide carbonique sont administrés dans les mêmes condi-tions et pour les mêmes affections qu'à Nauheim (*Voyez* ce mot.)

Emploi thérapeutique. — D'une façon générale, les eaux froides de Marienbad sont tout à la fois laxatives, toniques et reconstituantes. Ces effets, si contradictoires qu'ils paraissent au premier abord, s'expliquent par la pré-sence du fer en notable proportion dans ces sources chloru-rées sulfatées. Leur usage interne réveille l'appétit dès les premiers jours, excite les fonctions de l'estomac et augmente les sécrétions de l'intestin, du foie, de la rate, du pancréas et des reins. Pendant tout le temps de la cure, les malades dont la transpiration devient des plus faciles, ont une légère diarrhée qui maintient la liberté du ventre. C'est sous l'influence de cette suractivité de tout l'organisme que les obèses dont les fonctions d'assimilation et de désassimilation se rétablissent, perdent leur surcharge graisseuse.

L'eau de la Kreuzbrunnen est plus active que celle des autres sources, et chez les sujets pléthoriques elle occasionne des accidents congestifs qui obligent quelquefois à interrompre sinon à suspendre la cure hydrominérale; cette eau augmente le flux menstruel et le flux hémorrhoïdaire.

L'eau de la source de la Croix exerce plus particulièrement son action sur les membranes muqueuses de l'appareil respiratoire, dont les sécrétions deviennent plus abondantes et plus faciles. Les médecins allemands lui reconnaissent, en outre, une action sédative sur le système nerveux.

Tels sont en résumé les divers effets physiologiques des eaux de Marienbad sur les seuls étrangers, car elles n'ont, en dépit de leur forte minéralisation, aucune action sur les habitants de la localité. Ceux-ci assaisonnent, dit Rotureau, leurs aliments avec de l'eau puisée aux fontaines minérales, et n'ont jamais eu d'autre boisson principale à leur repas, quoiqu'il existe des sources nombreuses et abondantes d'eau potable ordinaire.

Les applications thérapeutiques des eaux de Marienbad, en faisant la part de différence de température, s'exercent, dit Durand-Fardel, dans le même cercle que celles de Karslbad. Cette assimilation qui a été faite d'ailleurs par un assez grand nombre d'auteurs, ne peut être admise si l'on compare les effets physiologiques et thérapeutiques des eaux des deux sources principales de Karlsbad (*Sprudel*) et de Marienbad (*Kreuzbrunnen*). En résumé, les eaux chlorurées sulfatées froides de Marienbad donnent d'excellents résultats dans le traitement des maladies suivantes : catarrhes chroniques de l'appareil digestif, dyspepsies de toute nature, hémorrhoïdes, certaines affections du foie, engorgements hépatospléniques consécutifs à la cachexie paludéenne, certaines manifestations du lymphatisme, stase veineuse ou pléthore abdominal, obésité diathésique ou d'origine autre, accidents rhumatismaux et troubles de la motilité et de la sensibilité, névroses générales et notamment l'hystérie, chlorose et anémie, accidents de la ménopause, cachexies syphilitiques, catarrhes chroniques simples des voies aériennes, etc., etc. Nous mentionnerons pour mémoire qu'on prête encore à ces eaux dont la sphère d'activité est assez vaste, la vertu singulière de guérir les divers genres de folie.

La *durée de la cure* de Marienbad varie de quatre à six semaines.

L'eau de la *Kreuzbrunnen* et le *sel de Marienbad* s'exportent dans toute l'Europe centrale.

MONFALCONE (Autriche)

De Paris à Monfalcone par chemins de fer de Lyon, chemins de fer suisses et autrichiens.

Monfalcone, petite ville du cercle de Goritz (province d'Illyrie) qui a donné son nom à la station balnéaire située dans ses environs (2 kilom.) est bâtie sur l'emplacement d'anciens thermes romains, renommés à l'époque des Césars.

La Saison thermale commence le 15 mai et se termine à la fin de septembre.

Historique et Établissement thermal. — Les eaux *thermales* et *chlorurées sodiques sulfurées* de Monfalcone sont connues de temps immémorial ; mentionnées par Pline dans son *Histoire naturelle* (lit. II, chap. cIII), elles alimentaient des Thermes importants, sinon magnifiques. Au milieu des ruines de ces bains, on a découvert un tuyau de plomb, portant cette inscription : *Aquæ Dei et vitæ*. Détruits par les Barbares, les Thermes de Monfalcone furent réédifiés en 1432 par le podestat de Venise ; saccagés de nouveau par les Turcs et les Autrichiens qui se disputaient la possession de cette contrée des bords de l'Adriatique, ils ne devaient être restaurés que dans les premières années du xvii° siècle.

De nos jours, le modeste bain construit en 1620 se trouve remplacé par un vaste et bel Établissement dont l'aménagement intérieur et l'installation hydrominérale répondent aux exigences de sa nombreuse clientèle.

Les Eaux. — Monfalcone ne possède qu'une *seule* source *hyperthermale, chlorurée sodique et sulfureuse faible*, qui jaillit à 850 mètres du rivage de la mer, à la base du mont San-Antonio. Le débit très abondant de cette fontaine varie très sensiblement avec le flux et le reflux de la mer ; ce curieux phénomène, qui n'avait pas échappé à l'observation de Pline, prouve que la source se trouve en communication avec les eaux de la mer.

Claire, transparente et limpide, l'eau de la source de Monfalcone possède une odeur hépatique très légère et une saveur fortement salée ; son poids spécifique est de 1,003. Sa température s'élève pendant la marée haute à 39° centigrades.

Elle renferme d'après l'analyse de Vidali (1803), qui a été vérifiée en 1862 par Cenedelle, les éléments constitutifs suivants :

Eau = 1.000 grammes.

	gr.
Chlorure de sodium.	9.152
— de magnésium	1.337
Sulfate de magnésie	0.680
— de chaux	0.586
Carbonate de chaux	0.610
	12.205

Emploi thérapeutique. — Les eaux de Monfalcone sont exclusivement employées à l'extérieur et surtout en bains ; elles possèdent toutes les propriétés des chlorurées sodiques fortes, et leur spécialisation réside particulièrement dans le traitement des manifestations de la diathèse rhumatismale et des paralysies en général.

On fait également usage des boues et des conferves qu'on recueille dans les bassins et réservoirs de la source.

La *durée de la cure* est de vingt à vingt-cinq jours en général.

***

PULLNA (Bohême)

Pullna, misérable petit village de la Bohème situé dans le voisinage de Sedlitz et du Saidschutz, est connu tout au *moins* de nom dans les diverses régions du globe, grâce à ses eaux *purgatives* ou *amères*.

Les Eaux. — Les eaux de Pullna sont fournies par dix sources qui émergent dans des puits profonds creusés dans une plaine de formation tertiaire, environnée de montagnes volcaniques. L'eau de ces fontaines, dont la température est de 7 degrés centigrades, est identique sous le rapport de tous ses caractères physiques et chimiques; limpide et transparente malgré sa teinte jaune-verdâtre, elle est sans odeur et d'une saveur à la fois saline et amère, assez désagréable.

Cette eau *sulfatée sodique et magnésienne* renferme, d'après l'analyse de Struv, les éléments constitutifs suivants :

Eau = 1.000 grammes.

	gr.
Sulfate de soude	16.1197
— de potasse	0.6450
— de chaux	0.3381
— de magnésie	11.0003
Chlorure de magnésium	2.1700
Carbonate de magnésie	0.8341
Carbonate de chaux	0.1002
Phosphate borique de chaux	0.0003
Silice	0.0229
	31.2000

	c. c.
Gaz acide carbonique	69.30

Emploi thérapeutique. — L'eau de Pullna s'emploie exclusivement pour ses vertus purgatives; deux ou trois verres suffisent pour obtenir des effets évacuants.

***

PYSTJAN (Hongrie)

De Paris à Pystjan (1,462 kilom.), par chemin de fer de l'Est, par chemins de fer allemands et autrichiens. — Trajet par Avricourt, Strasbourg, Munich, Vienne et Tyrnau. — Trains express en 42 h. (1re cl., 167 fr. 75 et 7 fl. 40 kr.; 2e cl., 119 fr. 25 et 3 fl. 23 kr.). — Sleeping-Cars de la Compagnie internationale des wagons-lits.

Pystjan ou **Pœsteny** ou **Pœstyen** est situé dans le comitat de Neutra, à 1 kilomètre environ du bourg de Grosspystjan et à 80 kilomètres de Vienne.

La **Saison thermale** commence le 1er mai et finit le 30 septembre.

Historique, topographie et climatologie. — Pystjan est une des premières villes d'Eaux de la Hongrie ; et cependant, sa prospérité ne repose aucunement sur la grande variété de ses ressources hydrominérales ; elle est principalement due à l'affluence considérable de baigneurs (de 10 à 12,000) qui fréquentent chaque année ce poste thermal. La renommée de Pystjan est très ancienne, et durant le xvie siècle, sous la domination turque, « ses Bains jouissaient, dit Rotureau, de la plus grande réputation parmi tous ceux de la Hongrie ».

Comprise dans la partie supérieure du comitat de Neutra, Pystjan est la station hongroise située le plus au nord et par suite la plus rapprochée de la France. Sis à 140 mètres au-dessus du niveau de la mer, les Bains de Pystjan se trouvent dans la vallée de la Waag et sur la rive droite de cette rivière torrentueuse, à 15 mètres seulement du gros bourg de Grosspystjan (4,000 hab.), station du chemin de fer de Waagthal.

Il règne dans cette région, grâce au voisinage des Karpathes inférieures dont les vallées sont ravissantes, un climat de montagne très variable avec des changements de température assez brusques ; si les chaleurs sont fortes pendant le milieu de la journée, les matinées et les soirées sont très froides. Ces conditions climatériques imposent aux malades craignant plus particulièrement le froid et l'humidité, la nécessité de se munir de vêtements de laine.

Etablissements thermaux. — Le village thermal de Pystjan qui se compose de nombreux hôtels et d'une centaine de maisons confortablement meublées compte trois *Etablissements* de bains ; ces Etablissements contiennent des cabinets de bains avec baignoires, des piscines de grandeur variée, des piscines de bouc, des salles de douches chaudes ou froides, variées de forme et de pression, et enfin des chambres de repos et des vestiaires.

En outre, cette station possède un *Bain militaire* et un *hôpital civil* destiné aux ouvriers et indigents.

Les Eaux. — Les cinq sources de Pystjan dont le nombre pourrait être facilement augmenté sont *thermales* et *sulfurées-calciques ;* les deux principales se nomment : *Hauptquelle* ou *Alterbrunnen (Vieille-Source)* et *Neuerbrunnen* ou *Nouvelle-Source*, découverte en 1861.

Ces fontaines émergent à la température moyenne de 60°,4 C. (Ragsky) de terrains constitués par du spath calcaire sur lequel repose par endroits du schiste micacé ; elles présentent la plus grande similitude sous le rapport de tous leurs caractères physiques et chimiques. Leur eau, d'un poids spécifique de 1,0112, est claire et transparente aux griffons ; mais elle perd bientôt sa limpidité au contact de l'air et de la lumière : elle prend alors une couleur rappelant celle de l'eau de mer et dépose après s'être troublée un abondant précipité qui devient noir. D'une odeur très sulfureuse, surtout par les temps orageux, cette eau, d'une réaction absolument neutre, ne laisse dégager aucune bulle de gaz et possède une saveur âcre, hépatique et salée tout à la fois.

Voici, d'après l'analyse du professeur Frantz Ragsky (1846), la composition élémentaire de la *source Hauptquelle*.

Eau = 1.000 grammes.

	gr.
Sulfate de potasse	0.0280
— de soude	0.3485
— de chaux	0.5310
Chlorure de sodium	0.0710
— de magnésium	0.0055
Carbonate de magnésie	0.0590
— de chaux	0.2030
Silice	0.0520
Phosphate de chaux	} 0.0013
— d'oxyde de fer	
	1.3688

	c. c.
Gaz acide carbonique	244.61
— hydrogène sulfuré	80.91
	324.52

Boues. — Les boues minérales des sources, qui ont largement contribué à asseoir et à étendre la réputation de cette
ville d'Eaux, sont riches en fer ; celui-ci s'y trouve à l'état
d'oxyde et de sulfure. D'une température variant de 40 à 45
degrés centigrades, ces boues de couleur noirâtre prennent
une teinte plus claire sous l'influence d'une chaleur modérée ;
elles crépitent sur des charbons ardents tout en dégageant de
l'acide carbonique et de l'hydrogène sulfuré ; elles changent
de couleur et deviennent complètement rouges lorsqu'elles
sont portées à la température rouge. La chaux et le fer que
renferme ce limon minéral sont mis à nu par l'acide sulfu-
rique.

Voici d'ailleurs la constitution chimique des boues minérale de Pystjan, d'après les recherches analytiques faites en
1856 par le professeur Ragsky (de Vienne).

Eau 100 parties.

	gr.
Silice	64 40
Carbonate de chaux	12.82
Oxyde de fer	5.83
Magnésie	0 59
Alumine	14.50
Gypse	1.09
Acide phosphorique	0.37
Substances organiques	0.40
	100.000

Mode d'administration. — La médication de ce poste thermal est presque exclusivement externe ; cependant on prend quelquefois l'eau minérale en boisson.

Le traitement externe comprend les bains de baignoire et de piscine, les douches d'eau minérale chaude ou refroidie, les bains et les applications topiques de boue

Emploi thérapeutique. — Les eaux chaudes et sulfurées calciques de Pystjan ont des propriétés physiologiques dérivant et de leur caractéristique minérale et de leur haute thermalité ; elles agissent énergiquement sur l'organisme sain ou malade ; et l'on peut dire d'une façon générale qu'elles sont excitantes et résolutives.

Au premier rang des maladies constituant la spécialisation de cette ville d'Eaux, se trouve le rhumatisme avec tout son grand cortège de manifestations morbides. Sous l'influence des bains de baignoire ou de piscine, associés ou non, suivant les indications, aux autres modes du traitement externe, les rhumatismes chroniques guérissent ou s'amendent bientôt. Il en est de même des rhumatismes articulaires en dehors de la période aiguë. Le gonflement indolore, la déformation et les contractures rhumatismales ne sont pas une raison, dit Rotureau, pour que les malades ne puissent pas être guéris ; seulement, il faut alors employer l'eau et la boue de Pystjan en applications générales et topiques. Ce même traitement, qui donne encore les meilleurs résultats dans les paralysies et les névralgies d'origine rhumatismale, serait employé avec succès dans la goutte, lorsque cette affection n'est encore qu'à son début. Les paralysies consécutives à des fièvres graves et à l'intoxication métallique, les hémiplégies d'origine apoplectique déjà anciennes ainsi que les états cachectiques dus à l'empoisonnement tellurique surtout, retirent également de bons effets de cette médication balnéothérapique.

Les eaux de Pystjan possèdent une inconstestable efficacité contre les affections articulaires et les maladies des os, se rattachant à la diathèse scrofuleuse (gonflements articulaires, arthrites chroniques, caries et nécroses d'origine scrofuleuse). Leur emploi, en même temps qu'il amène une amélioration progressive de ces divers états pathologiques, dit Rotureau, améliore sensiblement l'état général et fait disparaître l'anémie profonde qui s'observe presque toujours alors. Les vertus curatives de ces eaux ne seraient pas moins manifestes dans les maladies de la peau en général, et surtout dans les affections cutanées qui s'accompagnent de démangeaison insupportable, de cuisson ou d'ulcères ; c'est ainsi que l'eczéma, l'acné, le porrigo, l'herpès et le lichen guérissent ou s'améliorent notablement, alors même que ces maladies sont encore à l'état aigu. Parmi les autres indications thérapeutiques de Pystjan, nous devons citer les catarrhes chroniques simples des voies aériennes, les accidents locaux (plaies, douleurs et raideurs) consécutifs aux fractures, aux luxations ou aux grands traumatismes.

Enfin, ces eaux partagent avec la plupart des eaux sulfureuses la propriété de ramener à la peau les manifestations de la syphilis larvée ; elles jouissent encore d'une grande renommée pour la cure des fistules à l'anus ; en faisant observer que cette dernière affection se rattache souvent à la diathèse scrofuleuse, il est facile de s'expliquer les guérisons de trajets fistuleux que l'on obtient à cette station à l'aide de bains généraux, de bains de siège et d'injections.

La *durée de la cure* varie de vingt-cinq à trente jours.

SAIDSCHUTZ (Bohême)

Saidschutz, village situé à 10 kilomètres de Bilin, dans le cercle de Leitmerz, possède sur son territoire 23 sources minérales appartenant à la famille des *eaux amères*.

Les Eaux. — Toutes les sources du Saidschutz sont *froides* et *sulfatées magnésiennes ;* elles émergent à la température de 15°,5 centigrades, dans une vaste plaine formée d'un sol basaltique à base de carbonate et sulfate calcaires. Claire, limpide et inodore, leur eau dont le poids spécifique est de 1,0014, présente une saveur manifestement amère.

La principale source ou *Hauptquelle*, renferme, d'après l'analyse de Stein (1843), les principes suivants :

Eau = 1.000 grammes.

	gr.
Sulfate de magnésie	10.950
— de chaux	1.312
— do soude	0.533
— de potasse	3.277
Azotate de magnésie	0.282
Chlorure de magnésium	0.138
Crénate de magnésie	0.649
Carbonate de magnésie	0.004
Silice	0.004
Brome	traces
Iodure, fluor, ammoniaque	
	23.648

Emploi thérapeutique. — Moins actives que les eaux de Pullna et de Sedlitz, les eaux de Saidschutz en possèdent toutes les indications thérapeutiques. Elles sont employées à la dose de un à deux verres, matin et soir, dans tous les cas où l'on se propose d'obtenir des effets dérivatifs du côté de l'intestin.

Les eaux de Saidschutz s'*exportent* en quantité considérable.

SEDLITZ (Bohême)

Sedlitz ou **Seidlitz**, dont le nom est connu dans le monde entier, n'est qu'un misérable village, situé à 30 kilomètres de Teplitz et à 6 kilomètres du bourg de Brux.

Les Eaux. — La célèbre eau *froide* et *sulfatée magnésienne* de Sedlitz, qui ne se boit pas sur place, n'a commencé

à être exportée et utilisée au loin que dans le cours
du dernier siècle. Limpide et légèrement jaunâtre, d'une saveur amère et nauséeuse, elle est fournie par dix sources qui
émergent à la température de 15° C., dans une plaine dont le
terrain est de formation tertiaire. Voici quelle est leur composition élémentaire, d'après l'analyse de Bouillon-Lagranche :

Eau = 1.000 grammes.

		gr.
Sulfate de magnésie		31.820
— de soude		0.730
— de chaux		0.581
Carbonate de chaux		0.220
— de magnésie		0.141
Matière résineuse		0.084
		33.576

Emploi thérapeutique. — Cette eau, qui s'administre à la dose de un à trois verres, suivant les indications,
se conserve mal et répugne à la plupart des malades ;
elle se trouve aujourd'hui avantageusement remplacée par
l'eau artificielle de Sedlitz, formée par une simple solution
de sulfate de magnésie additionnée ou non de gaz carbonique.

L'eau des sources de Sedlitz a pour propriété caractéristique d'être *purgative ;* grâce à son action peu énergique sur
le tube intestinal, elle possède, comme ses congénères, l'avantage de purger sans causer de coliques.

Bien qu'elle ait beaucoup perdu de sa vogue, l'eau des
sources de Sedlitz s'*exporte* encore sur une grande échelle.

SZLIACS (Hongrie)

De Paris à Szliacs (1,879 kilom.), par chemins de fer de l'Est et chemins
de fer allemands et autrichiens. — Trajet par Avricourt, Strasbourg,
Munich, Vienne, Pesth et Altsohl.— Trains express, en 46 h. 20 m.
(1re cl., 167 fr. 75 et 25 fl. 35 kr.; 2e cl., 119 fr. 25 et 19 fl. 17 kr.).
— Service de la Compagnie internationale des wagons-lits.

Szliacs est un village de la Basse-Hongrie, situé dans le comté de Sohl, bâti sur les bords de la petite rivière de la Graufluss, à 377 mètres au-dessus du niveau de la mer.

La Saison thermale commence le 1er juin et se termine le 15 septembre.

Topographie, climatologie. — Szliacs est une des importantes villes d'Eaux de l'empire Austro-Hongrois. Il est vrai de dire que la vallée des Bains de Szliacs réunit tous les avantages pouvant assurer la renommée et la prospérité d'une station thermale : situation ravissante, climat de moyenne altitude, atmosphère d'une pureté remarquable malgré les variations de température, sources minérothermales abondantes et d'une grande valeur thérapeutique, Etablissement pourvu de tous les modes d'application de la médication hydrominérale.

Établissement thermal. — Erigé au milieu d'un magnifique parc que traverse la petite rivière de la Graufluss, l'Etablissement appartient ainsi que les sources à l'Etat ; il renferme plusieurs buvettes, vingt cabinets de bains, cinq grandes piscines de température différente, des salles de douches et enfin des appareils de tous genres pour l'emploi général ou local du gaz acide carbonique.

Les Eaux. — Les sources de Szliacs, déjà connues au xv° siècle, n'ont été toutefois étudiées et utilisées qu'à partir de l'année 1725 ; *froides* ou *chaudes, ferrugineuses bicarbonatées* et *gazeuses,* elles émergent de grandes masses trachytiques à des températures variant de 11° à 32° C. Ces fontaines, au nombre de neuf, se nomment : *Josephsquelle* (temp. 22° C.), *Dorotheaquelle* (temp. 11° C.), *Adamsquelle* (temp. 25° C.), *Lenkeyquelle* (temp. 23°,2 C.), *Spiegetrinquelle,* ou source à boire de la Piscine (temp. 31° C.). Les autres fontaines sont désignées par des numéros d'ordre correspondant aux piscines qu'elles alimentent.

Toutes ces fontaines sont remarquables par l'énorme quantité d'acide carbonique qu'elles dégagent ; la source de la piscine n° 1 dont la température est de 32° C. et le débit de 777 hectolitres par jour (Osann) dégage, dit Rotureau,

48,460 centimètres cubes de gaz par minute, soit 698 hectolitres par vingt-quatre heures, proportion la plus considérable trouvée jusqu'à ce jour dans une eau minérale... Ce
dégagement est tellement violent, qu'il fait, pour ainsi dire,
irruption et qu'il serait impossible de prendre le bain, si plusieurs personnes n'étaient pas constamment occupées à agiter
avec des drapeaux l'air à la surface de l'eau et à éloigner les
dangers d'une accumulation de gaz carbonique dans les couches inférieures de l'enceinte.

L'eau des sources de Szliacs qui présentent entre elles une
grande analogie sous le rapport de leurs caractères physiques,
est claire, limpide, à odeur d'acide carbonique; sa saveur est
piquante, acidule et ferrugineuse tout à la fois. Elle laisse
déposer par son exposition à l'air extérieur une couche de
rouille plus ou moins épaisse suivant les fontaines.

Voici, d'après l'analyse de Wagner, la constitution chimique des quatre sources servant exclusivement à la boisson :

Eau = 1.000 grammes.

	Adamsquelle	Dorotheaquelle	Josephsquelle	Len Keyquelle
	gr.	gr.	gr.	gr.
Sulfate de soude.........	0.2012	0.1928	0.0192	0.2020
— de lithine........	0.0108	0.0104	»	0.0127
— de magnésie.....	0.2734	0.2626	»	0.2650
— de chaux........	0.5537	0.5089	0.0307	0·5883
Chlorure de sodium......	0.1582	0.1578	»	0.1705
— de magnesium..	0.0503	0.0445	»	0.0526
Carbonate de magné-ie..	0.1567	0.1471	0.0288	0.1474
— de chaux.....	0.3284	0.2811	0.0833	0.2890
— ferreux.......	0.0357	0.0334	0.0808	0.0641
Silice....	0.0184	0.0146	0 0096	0.0134
Matière humique.........	0.0130	0.0104	»	0.0319
	1.7978	1.7506	0.2572	1.7978
	c.c.	c.c.	c.c.	c.c.
Gaz acide carbonique....	1321	1404	1821	1404

Mode d'administration.—Les eaux de Szliacs sont
employées en boisson, en bains de baignoire et de piscine, en
bains de vapeur et de gaz, en douches d'eau minérale et de
gaz, etc. Elles se prennent à l'intérieur à la dose d'un à six
verres et même de douze verres par jour. Les bains de piscine sont administrés à la température native des sources,

bien que celle-ci ne soit pas très élevée, les baigneurs supportent aisément une immersion prolongée, en raison de l'excitation produite par le gaz carbonique à la périphérie du
corps. Cependant certains malades ne peuvent supporter l'impression de ces bains, dans lesquels ils éprouvent, après un séjour plus ou moins long, des frissons qui persistent parfois
après la sortie de la piscine. Rien de particulier à signaler sur
les autres modes de médication externe de ce poste thermal.

Emploi thérapeutique. — Remarquables par leur
richesse en fer, par leur thermalité comme eaux ferrugineuses et par l'abondance de leur gaz carbonique, les eaux
de Szliacs jouissent de puissantes propriétés physiologiques
et thérapeutiques. Toniques et reconstituantes à un degré
très élevé, elles sont en même temps excitantes et diurétiques ; d'une digestion facile, e les stimulent l'appétit et activent toutes les fonctions de l'appareil digestif. Ces eaux, prises
en bains, agissent énergiquement sur la peau en même temps
qu'elles excitent les systèmes nerveux et sanguin.

La spécialisation des eaux de Szliacs est des plus formelles,
elle embrasse tous les états pathologiques dépendant d'une
altération qualitative ou quantitative du sang. La chlorose et
l'anémie avec tout leur grand cortège d'accidents, les dyspepsies stomacales et intestinales, les convalescences des maladies graves, les états de faiblesse consécutifs aux hémorragies et aux excès de toute nature, les cachexies
paludéennes et les intoxications métalliques, les troubles
menstruels sont guéris ou rapidement améliorés par l'usage
de ces eaux qui sont encore indiquées dans certaines affections
catarrhales des voies urinaires. La médication énergique de
Szliacs est absolument contre-indiquée chez les pléthoriques, etc.

La *durée de la cure* est de vingt-cinq à trente jours en
général.

TEPLITZ (Bohême)

De Paris à Teplitz (1,312 kilom.) par chemins de fer du Nord, chemins de fer allemands et autrichiens. — Trajet par Cologne, Dresde et Aussig. (1re cl., 131 fr. 70 et 5 mk et 12 fl.). — Service de la Compagnie internationale des wagons-lits.

Teplitz ou **Teplitz-Schœnau** (cercle de Leitmeritz) est une des premières villes d'Eaux de l'Europe centrale. Cette station dont la renommée est fort ancienne, a toujours possédé une clientèle aristocratique et riche ; elle reçoit chaque année plus de 30,000 baigneurs et touristes.

La **Saison thermale** dure toute l'année.

Topographie et climatologie. — La ville de Teplitz dont Schœnau est un faubourg se trouve dans la partie septentrionale de la Bohême, au fond de la vallée de la Biéla qui se développe à 206 mètres au-dessus du niveau de la mer entre les monts Erzgebirg et Mittelgebirg. Grâce à cette situation, Teplitz, dont les environs sont verdoyants et agréables sans être très pittoresques, est abritée des vents par les hautes montagnes du voisinage. Aussi, son climat est-il doux et constant, surtout pendant les mois de la saison des eaux proprement dite, c'est-à-dire des premiers jours de juin jusqu'à la fin du mois d'octobre.

Établissements thermaux. — Les nombreux Établissements de cette station sont les uns dans l'intérieur même de la ville, les autres à Schœnau. Les Bains de Teplitz se nomment : *Stadtbad, Kaiserbad, Steinbad, Furstenbad, Herrenhauss* et *Sophienbad ;* ceux de Schœnau : *Neubad* et *Schlangenbad*. Tous ces Établissements possèdent une installation balnéothérapeutique très complète : cabinets de bains, piscines, salles de douches, etc.

Teplitz possède en outre plusieurs hospices civils pour les classes indigentes et des hôpitaux militaires.

Les Eaux. — Les sources de Teplitz et de Schœnau sont *thermales* et *bicarbonatées sodiques ;* treize sources, dont plusieurs sont multiples, alimentent les Bains de

Teplitz; elles émergent du terrain primitif à des températures variant de 27 à 49° cent. Voici les noms des principales fontaines : *Hauptquelle* (49°,3 C., débit 5,993 hectol. par jour); *Sandbadquelle* ou source de Bain de sable; *Frauenbadquelle* ou source de bain des Dames (2 griffons, temp. 47°,5 C., débit 3,383 hectol.); les *Gartenquellen* ou sources des Jardins (temp. 28°,45 C.) se divisant en *Trinkquelle* et *Augenquelle* ou *source des Yeux*.

Les fontaines de Schœnau, qui ont été découvertes vers la fin du xvi° siècle, portent les noms suivants : *Steinbadquelle* ou source du Bain de pierre (temp. 39°,20 C.; débit 3,855 hectol.); *Schlangenbadquelle* ou source du Bain des Serpents (temp. 39°,6 C.; débit. 266 hectol.); *Neubadquelle* (temp. 44°,75 c.; débit 319 hectol.) et *source du Bain militaire* (temp. 35° C.; débit 970 hectol.).

Les sources de Teplitz et de Schœnau doivent à leur communauté d'origine la parfaite analogie de tous leurs caractères physiques et chimiques. Claire, transparente et limpide, leur eau inodore possède une saveur froide et non désagréable.

La *Hauptquelle* ou *Source Principale*, renferme d'après les recherches analytiques de Sonnenschein (1872) les éléments constitutifs suivants :

Eau = 1.000 grammes.

	gr.
Sulfate de potasse	0.0228007
— de chaux	0.0560156
Chlorure de sodium	0.6298440
Phosphate de soude	0.0017971
Carbonate de soude	0.4143859
— de lithium	0.0005704
— de chaux	0.0591371
— de strontiane	0.0021407
— de magnésie	0.0114847
— d'oxyde de manganèse	0.0018345
— — de fer	0.0155150
Fluorure de calcium	0.0017000
Alumine	0.0000500
Acide silicique	0.0175000
Humine	0.0102000
Arsenic	traces.
	0.7181261

	c.c.
Gaz acide carbonique demi-combiné	111.047
— — libre	3.412
— azote	5.094
— oxygène	1.836
	121.389

Mode d'administration. — L'eau de Teplitz-Schœnau est employée *intus* et *extra*; néanmoins son usage en boisson, très en faveur autrefois, se trouve en quelque sorte abandonné à notre époque. C'est donc le traitement externe qui constitue la base de la médication de cette grande ville d'Eaux de la Bohême.

Emploi thérapeutique. — Les sources de Teplitz et de Schœnau présentent, malgré leur grande analogie, des différences nettement accusées dans leur mode d'action sur l'organisme sain ou malade. Ainsi, les eaux de Teplitz sont *excitantes* des systèmes sanguin et nerveux, tandis que celles de Schœnau sont au contraire *sédatives*. Il faut chercher les causes de cette différence d'action dans le degré de thermalité de ces eaux que Siegen classait avec raison dans la famille des *indéterminées* ou *indifférentes*. Leurs indications thérapeutiques reposent donc uniquement sur une seule et même caractéristique : la thermalité.

Le rhumatisme chronique sous ses diverses formes superficielles ou profondes, musculaires ou articulaires, relève avant toutes les autres affections pathologiques de la médication de Teplitz. Celle-ci est également indiquée dans le traitement des maladies suivantes : rhumatisme goutteux et même la goutte atonique; atrophies musculaires localisées, paralysies du mouvement et de la sensibilité, névralgies et en particulier sciatiques rebelles non symptomatiques, désordres consécutifs aux grands traumatismes et aux blessures par armes à feu, certaines manifestations des diathèses scrofuleuse et herpétique, etc.

Les eaux sédatives de Schœnau possèdent dans leur spécialisation les névralgies et les névroses en général, quels que soient leur siége et leur période d'état.

La *durée de la cure* est de quatre ou six semaines.

TEPLITZ-TRENTSCHIN (Hongrie)

De Paris à Teplitz-Trentschin (1,510 kilom.). Chemin de fer de l'Est, chemins de fer allemands et autrichiens et route de poste. — Trajet par Strasbourg, Munich, Vienne et Presbourg. — Trains express en 48 heures (1re cl. 167 fr. 75 et 9 fl. 45 kr.; 2e cl. 119 fr. 25 et 7 fl. 45 kr.). — Service de la Compagnie internationale des wagons-lits.

De Trentschin à Teplitz (8 kilom.). — Trajet par diligences en 55 minutes.

Teplitz (comté de Trentschin) se trouve à 8 kilomètres du petit village (station de chemin de fer) de Trentschin, situé lui-même sur la Waag, dans la région des Karpathes inférieures.

La **Saison thermale** commence à la mi-mai et se termine seulement à la mi-octobre.

Topographie et climatologie. — Teplitz, qui compte parmi les stations importantes de la Hongrie, se trouve dans une des belles et pittoresques vallées des Karpathes inférieures. Grâce à sa situation au milieu de cette région montagneuse, le village thermal est protégé contre les vents du nord, de l'est et de l'ouest ; quant à son climat, il est doux, agréable et sans variations atmosphériques pendant toute la belle saison.

Etablissement thermal. — L'Etablissement se compose de plusieurs bâtiments et pavillons renfermant des cabinets de bains, piscines, des salles pour bains de boue et de vapeur, une division spéciale de douches, etc.

Les hôtes accidentels de cette station trouvent des logements confortables dans le voisinage de l'Établissement qui leur offre les distractions du théâtre, des salons de lecture et de la promenade dans un beau jardin public. D'un autre coté, les environs de la station sont pittoresques et attrayants à parcourir.

Les Eaux. — Les six sources *bicarbonatées calciques sulfureuses* de Teplitz sont connues depuis le XVIe siècle ; elles émergent à 175 mètres au-dessus du niveau de la mer, à des températures de 36°,9 à 40°,6 C. La fontaine de la boisson se nomme *Brünnlein* ou *Petite source* (temp. 40°,6C.); les autres, désignées sous le nom général de *Spiegelbœder*, portent des numéros d'ordre correspondant aux piscines qu'elles alimentent.

Ces sources sont, à de légères différences près, identiques dans tous leurs caractères physiques et chimiques ; elles débitent une eau claire, limpide, à odeur hépatique et d'une saveur sulfureuse et lixivielle tout à la fois. Elle se trouble par son exposition à l'air et abandonne un dépôt.

La Brünnlein et la Spiegelbœder n° 1 possèdent, d'après les recherches analytiques de Lang (1856), la composition élémentaire suivante :

Eau = 1.000 grammes.

	S. Brünnlein	S. Spiegelbad n° 1.
	gr.	gr.
Bicarbonate de chaux	1.0215	1 1002
— de magnésie	0.3215	0.3590
Chlorure de sodium	0.1653	0.1455
Sulfate de potasse	0.2405	0.1270
— de soude	0.3010	0.2910
— de chaux	0 5272	0.4375
— de magnésie	0.2672	0.2370
Alumine	0.0100	0 0175
Silice	0.0075	0.0320
Matière organique	traces	traces
	2.8857	2.8427

	c.c.
Gaz acide carbonique libre	52.65
— — sulfhydrique	17.53
	70.18

Emploi thérapeutique. — Les eaux de Teplitz Trentschin sont utilisées en boisson, en bains de baignoire et de piscine, en bains de boues et de vapeur, en douches de tous genres ; les deux modes du traitement hydrominéral sont presque toujours associés.

Analeptiques, diaphorétiques et diurétiques, ces eaux thermales et d'une minéralisation complexe sont en outre légèrement excitantes. Le rhumatisme chronique, superficiel ou profond, musculaire et articulaire ; les paralysies et névralgies d'origine rhumatismale ; les dermatoses et les affections du sexe féminin liées aux diathèses scrofuleuse et hépatique, telles sont les maladies qui relèvent tout spécialement de ce poste thermal. Nous n'avons pas à insister sur les applications des boues, qui constituent, à Teplitz comme partou' ailleurs, une médication essentiellement révulsive et résolutive.

La *durée de la cure* est de vingt-cinq à trente jours.

VILLES D'EAUX

DE

LA BELGIQUE ET DU LUXEMBOURG

EAUX MINÉRALES

DE

LA BELGIQUE ET DU LUXEMBOURG

SPA (Belgique)

De Paris à Spa (400 kilom.). — Par chemin de fer du Nord. — 2 convois par jour. — Trajet par train express en 8 heures 27 minutes ; par train omnibus en 16 heures 12 minutes (1re classe, 42 fr. 20 : 2e classe, 29 fr. 80).

Spa (province de Liége) est une charmante et coquette petite ville de 6,000 habitants, située à 333 mètres au-dessus du niveau de la mer, dans la vallée du Vayai et sur le cours du ruisseau de ce nom.

La **Saison thermale** commence le 15 juin et se termine à la mi-octobre.

Spa est la première sinon l'unique ville d'Eaux de la Belgique : la renommée européenne de ses sources *ferrugineuses* froides, la beauté pittoresque de son site et tous les agréments de son séjour y attirent tous les ans une foule d'étrangers de distinction.

Etablissements thermaux. — Cette station possède trois Etablissements de bains dont l'aménagement est fort luxueux, mais qui laissent beaucoup à désirer au point de vue de l'installation balnéothérapique.

Les Eaux. — Les eaux froides *bicarbonatées ferrugineuses* et *gazeuses* de Spa sont connues de temps immémorial; elles sont fournies par *huit sources* principales qui jaillissent à la température moyenne de 10°,8 C. de schistes argileux et ferrugineux.

Ces fontaines portent les noms suivants : le *Pouhon de Pierre le Grand*, le *Pouhon du Prince de Condé*, le *Tonnelet*, la *Sauvenière*, le *Grœsbech*, la *Géronstère*, le *Barizart* et la source *Marie-Henriette*. Leurs eaux claires, limpides et transparentes au griffon, dégagent de nombreuses bulles gazeuses et se troublent au contact de l'air en déposant un dépôt ocracé; d'une saveur fraîche, piquante, acidule et plus ou moins atramentaire, elles sont inodores pour la plupart des sources. Le Pouhon du Prince de Condé a une odeur et une saveur légèrement bitumineuses; les sources Géronstère et Barizart offrent parfois une odeur d'acide sulfhydrique.

Les principales sources de Spa renferment, d'après les analyses de la commission officielle de 1874, les principes élémentaires suivants :

Eau = 1,000 grammes.

	S. Pouhon de Pierre le Grand.	S. Sauvenière.	S. Tonnelet.	S. Géronstère.
	gr.	gr.	gr.	gr.
Acide carbonique libre......	2.55278	2.40707	2.15230	2.01077
Bicarbonate de sodium.......	0.12222	0.06035	0.06593	0.03553
— de potassium....	0.01184	0.00784	0.00238	0.00661
— de calcium	0.04050	0.12655	0 05612	0.16163
— de magnésium...	0.01825	0.06821	0.01332	0.16711
— de fer..........	0.19847	0.07715	0.06230	0.05585
— de manganèse...	0.00386	0.00102	0.00102	0.00137
Chlorure de sodium.........	0.05402	0.00829	0.00766	0.01420
Sulfate de sodium..........	0.02316	0.00438	0.00367	0.00287
Silice....................	0.01900	0.01088	0.01400	0.01580
Alumine..................	0.01430	0.00458	0,00630	0.00345
Hydrogène sulfuré.........	0.00011039	—	—	0.00042834566
Résidu sec...............	0.61100	0.21470	0.13000	0.28650
	3.66751039	2.90162	2.51578	2.73211834566
Gaz acide carbonique libre en volume...............	cc. 1.288	cc. 1 215	cc. 10.86	cc. 10.15

On a trouvé en outre des traces de lithine, d'acide phosphorique et d'acide nitrique ; des gaz oxygène, azote et hydrogène carboné.

Nous ne croyons pas devoir reproduire l'analyse toute récente, mais fort incomplète, de la source du Pouhon de Condé.

Emploi thérapeutique. — Les eaux de Spa sont employées en boisson et en bains : elles ont toutes les appropriations des eaux ferrugineuses en général; par suite, leurs applications thérapeutiques s'adressent aux chloroses et aux anémies. Parmi les chloroses, celles de la puberté, de la grossesse, de la ménorrhagie, de l'hystérie, du rhumatisme noueux, de la chorée; parmi les anémies : les anémies respiratoires et les anémies hémorragiques, les anémies sécrétoires et excrétoires, suite de la lactation, du catarrhe bronchique (bronchorrée), de la diarrhée, de la cystite chronique, de la spermatorrée, etc. ; les anémies par privation, épuisement nerveux; anémies scrofuleuses, paludéennes, des convalescents, etc.

MONDORF (Luxembourg)

De Paris à Mondorf (42 kilom.) par chemin de fer de l'Est et chemins de fer luxembourgeois.

Mondorf est la seule station thermale du grand-duché de Luxembourg; située dans le voisinage immédiat du village de Mondorf qui lui a donné son nom, elle se trouve à 4 kilomètres seulement de Sierk, et à 20 kilom. de la ville de Luxembourg.

La Saison thermale commence le 15 juin et se termine le 1er octobre.

Etablissement thermal.— L'installation hydrominérale de Mondorf comprend une buvette, une trinkhalle, une salle d'inhalations et un certain nombre de cabinets de bains qui sont alimentés par des *eaux chlorurées sodiques fortes*.

Les Eaux. — L'unique source de Mondorf, d'un débit de 872,640 litres en vingt-quatre heures, a été découverte en 1841, à la suite d'un forage ; cette fontaine artésienne émerge du terrain triasique à la température de 24°,7 C. Claires, transparentes et limpides, ses eaux déposent sur les parois du bassin une légère couche de rouille ; sans odeur caractéristique, leur saveur est tout à la fois salée et amère, avec un arrière-goût légèrement ferrugineux. Des bulles gazeuses peu nombreuses, mais d'un assez gros volume, traversent constamment l'eau chlorurée dont le poids spécifique est de 1,0143.

La source de Mondorf renferme, d'après l'analyse de M. Van Kerkhoff (1848), les principes élémentaires suivants :

Eau = 1.000 grammes.

	gr.
Chlorure de sodium	8.8197
— de calcium	3.2017
— de magnésium	0.4288
— de potassium	0.2082
Bromure	0.1000
Iodures	0.0001
Sulfate de chaux	1.6500
Carbonate de chaux	0.0865
— de magnésie	0.0065
— de protoxyde de fer	0.0227
Silice	0.0072
Acide arsénieux	0.0002
— antimonieux	0.0001
Manganèse, cuivre	traces
Étain et matière organique	
	14.5417

	c.c.
Gaz acide carbonique	traces
— — azote	

Mode d'administration. — Employée *intus et extra* (boisson, bains de baignoire et inhalation), l'eau de Mondorf s'administre à l'intérieur à des doses variant d'un quart de verre à cinq ou six verres, ingérés le matin à jeun et de quart d'heure en quart d'heure.

La durée des bains, dont l'eau minérale est chauffée à air libre, est en général d'une heure et celle des inhalations gazeuses de dix à vingt minutes au maximum.

Emploi thérapeutique. — Constipante à faible dose et purgative à dose élevée, l'eau *chlorurée sodique* et *bromo-iodurée* de Mondorf est, comme ses congénères, analeptique, tonique et reconstituante. Non diurétique et sans action marquée sur le système nerveux, elle agit sur la circulation générale d'une façon différente, suivant son administration interne ou externe ; c'est ainsi que, prise en boisson, elle excite la circulation du sang, tandis que les bains la ralentissent, au contraire. Cette eau dont l'ingestion détermine une sensation de chaleur épigastrique qui se propage bientôt dans toutes les parties de l'organisme, ne provoque qu'exceptionnellement par son usage continu les phénomènes de la poussée. Les inhalations des gaz de la source produisent des effets physiologiques qui ne présentent rien de particulier à signaler.

Au premier rang des affections justiciables de la médication interne et externe de Mondorf, nous devons placer le lymphatisme exagéré et la scrofule avec son grand cortège de manifestations superficielles ou profondes. C'est sur les engorgements glandulaires cervicaux, fait observer Rotureau, que l'eau de Mondorf a le plus de prise, bien qu'elle ait aussi une action marquée sur les membranes muqueuses si souvent affectées chez les scrofuleux. Employée *intus et extra*, cette eau donne encore d'excellents résultats dans les rhumatismes chroniques et dans les névralgies en général. Les catarrhes chroniques des voies aériennes, surtout chez les sujets à tempérament lymphatique, sont guéris ou très améliorés par l'usage des eaux en boisson et des inhalations gazeuses.

La *durée de la cure* est en général de vingt-cinq à trente jours.

L'eau de Mondorf *s'exporte*.

VILLES D'EAUX

DE

LA SUISSE

EAUX MINÉRALES DE LA SUISSE

ALLIAZ

De Paris à l'Alliaz, par chemins de fer de Lyon et de Genève par Lausanne jusqu'à Vevey. Sleeping-cars de la Compagnie des wagons-lits (*via* Paris-Genève). — De Vevey à l'Alliaz, route de voitures.

Les **Bains de l'Alliaz** se trouvent à deux heures et demie de voiture de Vevey et de Clarens.

La **Saison thermale** commence le 15 juin et finit le 15 septembre.

Historique, topographie et climatologie. — Les stations thermales qui possèdent une antique réputation et des ressources hydro-minérales d'une valeur incontestable ne sont pas toujours à l'abri des coups de la fortune. Les *Bains de l'Alliaz* nous en fournissent un exemple. Cette station du pays vaudois, vantée en 1574 par le célèbre Collinus dans ses *Fontes Sedunorum*, se voit aujourd'hui délaissée par les malades ; et cependant, par la vertu de ses eaux sulfureuses, par la beauté de son site et par la salubrité de son climat, elle ne le cède en rien aux autres stations des régions alpestres. Les bains de l'Alliaz retrouveront sans aucun doute leur ancienne et légitime prospérité.

Cette station est située à 1,040 mètres au-dessus du niveau de la mer, sur un plateau que protègent, des côtés nord et ouest, les Pléiades et le Folly aux flancs couverts de magnifiques forêts de sapins. Le climat de montagnes de l'Alliaz ne présente ni humidité, ni brusques transitions de température. « L'air y est vif, dit Lombard (de Genève), mais moins cependant que dans la plupart des villages situés à plus de 3,000 pieds au-dessus de la mer, et le soir la température très douce permet aux malades de rester en plein air bien plus longtemps que dans les hauteurs analogues. Les prairies ombragées et les forêts de sapins abondent à l'entour de ce bain, dont le climat peu irritant ne saurait être trop recommandé aux personnes délicates, qui tout en ayant besoin de se fortifier, ne pourraient cependant pas supporter une température plus froide et plus variable. » Si l'automne est préservé des brouillards, le printemps est toujours rude et tourmenté dans cette région élevée.

Etablissement thermal. — La source de l'Alliaz-sur-Clarens alimente un Etablissement thermal assez convenablement installé et dont les étages supérieurs sont disposés en logements pour les malades.

Les Eaux. — Les eaux de l'Alliaz-sur-Clarens, qui ont joui d'une grande renommée au moyen âge, sont *athermales* et *sulfurées calciques* ; elles sont fournies par une fontaine principale, la *source sulfureuse*, dont la température d'émergence est invariablement de 8°,43 C. et le débit de 108 hectolitres par vingt-quatre heures. Claire, transparente et limpide au griffon, l'eau de cette source forme dans son bassin un dépôt grisâtre qui parfois est couvert d'algues microscopiques d'un rose brillant (sulfararia, gelatinosa et chromatium); son odeur et sa saveur sont sensiblement hépatiques. Analysée en 1846 par le professeur Fellenberg et en 1873 par M. Schmidt (de Montreux), qui a indiqué la présence de sulfures alcalins, l'eau de l'Alliaz reconnaît, d'après l'analyse récente (1882) du professeur Bischoff (de Lausanne), la composition élémentaire suivante :

Eau = 1.000 grammes.

	gr.
Sulfate de calcium	1.5360
Carbonate de calcium	0.0002
Sulfhydrate de calcium	0.0033
Hyposulfite de calcium	0.0002
Sulfate de strontium	0.0132
— de magnésium	0.2166
Carbonate de magnésium	0.0209
Sulfate de potassium	0.0054
— de sodium	0.0231
Chlorure de sodium	0.0030
Silice de fer	0.0144
Phosphate de fer	0.0025
Lithium et ammoniaque	traces
Matières organiques	0.0300
	2.11780

	c.c.
Gaz hydrogène sulfuré	9.8
— acide carbonique libre	116.8
	126.6

Mode d'administration. — L'eau de l'Alliaz est
principalement employée à l'intérieur ; elle se boit à la dose
de un à quatre verres par jour, et dans les cas assez rares
d'ailleurs où elle est d'une digestion lourde ou pénible à l'estomac, on la coupe avec du lait ou quelque infusion chaude.
Ces eaux sont également administrées en bains généraux et
locaux, en douches générales et locales, en lotions, en injections et en inhalations.

Action physiologique. — La source sulfurée calcique de l'Alliaz possède les effets physiologiques et les applications thérapeutiques propres aux eaux sulfureuses froides.
La médication de l'Alliaz, dont l'action excitante, reconstituante et substitutive se traduit physiologiquement par l'activité des fonctions et par l'accroissement des sécrétions, se
trouve indiquée dans les dyspepsies atoniques, les catarrhes
intestinaux et les diarrhées rebelles, dans la pléthore abdominale et les engorgements du foie, dans les affections catarrhales des voies aériennes et des organes uropoiétiques, dans
les dermatoses de forme humide et sèche, dans la chlorose
et enfin dans les manifestations diverses de la scrofule et du
rhumatisme.

La *durée de la cure* est de vingt à vingt-cinq jours.

Grâce à sa situation dans les Alpes vaudoises, cette station
hydrominérale est en même temps une station de montagnes où les malades peuvent faire des cures d'air et de
petit-lait.

L'eau de la source sulfureuse de l'Alliaz *s'exporte* dans
toute la Suisse.

BADEN

De Paris à Baden (591 kilom.) par chemins de fer de l'Est et par chemins de fer allemands et suisses. Trajet par train express en 13 h. 21 m.; par train semi-direct en 19 h. 20 m. (1re cl., 66 fr. 10; 2e cl., 45 fr. 20). Sleepings-cars de la Compagnie des wagons-lits.

Baden (canton d'Argovie) est une ville de 3,500 habitants environ, située sur les deux rives de la Limmat, l'un des affluents du lac de Zurich.

La **Saison thermale** commence le 1er mai et dure jusqu'au 15 octobre.

Historique, topographie et climatologie. — Baden était une ville d'Eaux très prospère du temps des Romains, qui la nommaient *Thermæ Helvetiæ*. Elle fut complètement détruite par les Barbares, et sur ses ruines s'éleva une forteresse que l'on appelait au moyen âge le Rocher de Bade (*Stein zur Baden*). Des maisons se groupèrent bientôt autour de ce château fort ; elles formèrent le noyau de la nouvelle ville qui s'étend aujourd'hui sur les bords de la Limmat et dans une étroite vallée enserrée dans des montagnes couvertes d'arbres verts, de la base au sommet.

Sise à 547 mètres au-dessus du niveau de la mer, au milieu d'une région montagneuse des plus admirables, la vallée de Baden est abritée contre tous les vents; son atmosphère, très pure et imprégnée de senteurs balsamiques, augmente pour les malades les avantages de son climat, aussi remarquable par sa douceur que par son égalité. La température moyenne de l'été n'est que de 20°,6 C.

Établissements thermaux. — Baden n'a point d'Etablissement thermal proprement dit ; la plupart de ses hôtels sont aménagés pour le traitement thermominéral. Les hôtels situés sur la rive gauche de la rivière sont fréquentés par la colonie étrangère et riche ; ceux de la rive droite, par les pauvres et les malades des régions environnantes.

Les uns et les autres renferment des cabinets de bains et de douches variées, des salles pour bains de vapeur et des buvettes. Plusieurs de ces établissements possèdent même, comme *Limmathof*, des piscines de famille ou bien des baignoires à eau courante (*Freihof*).

Outre les buvettes des hôtels, il existe à Baden deux buvettes publiques : la *Buvette de la Place*, dont l'eau est à 47°,8 C., et la *Trinkhall* qu'alimente la source d'Heissershin (45°,5 C).

Promenades et excursions. — Baden, qui renferme quelques monuments assez remarquables, entre autres *l'hôtel de ville*, le *château fort* et un *hôpital* datant du XVIᵉ siècle, offre à ses nombreux hôtes des promenades et des excursions charmantes. On peut visiter dans les environs la ville de *Zurich* et son magnifique lac, *l'abbaye de Wettingen, Schinznach, Teufelshiller* ou le *Cahos infernal, Hochwacht*, etc., etc.

Les Eaux. — Les sources, dont la température native varie de 48°,6 C. à 51° C., sont désignées habituellement par le nom de l'établissement auquel elles se rendent : trois d'entre elles ont été surtout étudiées : les fontaines de la Limmat, de la Pierre-Chaude (Heisserstein) et de Saint-Verein (Vernaquelle).

La *source de la Limmat* est, en quelque sorte, la source type de Baden. Elle émerge dans le lit même du torrent où elle est soigneusement captée ; l'eau qu'elle débite est incolore, limpide, se troublant cependant un peu et devenant bleuâtre par les temps d'orage, douceâtre au goût quoique légèrement salée, d'une odeur franchement hépatique.

A ses propriétés d'être sulfatée calcique et chlorurée sodique, il faudrait ajouter la qualité sulfureuse si son principe sulfureux n'était très peu stable. Néanmoins, on peut voir sur les parois des bassins de captage non en contact avec l'eau minérale une couche assez épaisse de soufre, et, dans l'eau elle-même, de la barégine de couleur grise et quelquefois rougeâtre. Cette eau contient en outre de grosses bulles d'acide carbonique qui se dégagent facilement. La température est de 50° au griffon et de 47°,1 C. à l'établissement.

Autour des griffons de vingt et une sources, sur les parois des bassins de captage et des tuyaux non en contact avec l'eau, poussent de nombreuses conferves de couleur jaune verdâtre. Sur les parties baignées par l'eau, on trouve une substance douce et onctueuse au toucher qui n'est autre chose que de la glairine.

Les autres sources principales sont les deux Stahthof, Hasterhof, Wolderhut, de l'Ours, du Bœuf, du Lion d'Or, de l'Auge, d'Ennet Baden, etc., etc.

La quantité totale des eaux fournies par ces différentes sources dans les vingt-quatre heures est de 12,960 hectolitres.

L'eau des sources de Baden, d'après l'analyse de Lowig (1877), a donné les résultats suivants :

Eau = 1.000 grammes.

	gr.
Sulfate de chaux	1.41418
— de magnésie	0.31800
— de soude	0.28800
Chlorure de sodium	1.60820
— de potassium	0.09262
— de magnésium	0.07375
— de calcium	0.09362
Fluorure de calcium	0.00209
Phosphate d'alumine	0.00086
Carbonate de chaux	0.33854
— de magnésie	0.01992
— de strontiane	0.00066
Silice	0.00096
Bromure de magnésium	
Iodure de magnésium	traces
Lithium	
Matière organique	
	4.35140

	c.c.
Gaz acide carbonique	33.33
Azote	66.35
Oxygène	00.32
	100.00

Mode d'administration. — Le traitement suivi à Baden est interne et externe; le plus souvent les deux modes sont associés l'un à l'autre. Le traitement interne consiste en boisson et en inhalations; on boit à jeun, soit le matin en se levant, ou bien le soir en se couchant, une quantité d'eau variant de 1 verre (125 gr.) à 5, 6 et même 7 par jour. Le traitement externe consiste : 1° en bains simples de baignoire ou de piscine, dont la durée est de une heure à deux et trois heures; 2° en douches de vingt minutes environ; 3° en bains de vapeur de dix à quinze minutes, après lesquels le malade, enveloppé dans des couvertures de laine, est transporté dans son lit, où il doit rester le temps prescrit par le médecin.

Emploi thérapeutique. — Prise à l'intérieur et à petites doses, l'eau de Baden est diurétique; cette action se fait sentir dès l'ingestion des premiers verres. A doses plus élevées, elle est diaphorétique et laxative. Ces eaux produisent parfois de la constipation, mais elle est de courte durée et ne se rencontre qu'au début du traitement.

Les bains et les douches agissent très énergiquement sur la peau en activant la circulation, et déterminent des picotements très sensibles.

Les bains de vapeur présentent une série de phénomènes particuliers; ils paraissent beaucoup plus chauds qu'ils ne le sont en réalité. En entrant dans une étuve, la chaleur semble d'abord excessive, et cependant le thermomètre ne marque que 25 à 35° C.

Enfin le Dr Münich a attiré l'attention sur un phénomène très curieux : lorsqu'un malade atteint de rhumatisme ou de névralgie rhumatismale prend un bain de vapeur, les parties malades sont soumises à un abaissement de température et ne se couvrent pas de sueur; cet abaissement de température se manifeste par une différence de 3° au thermomètre. Lorsque la température devient normale et que les sueurs reviennent, la guérison peut être regardée comme prochaine.

L'ensemble du traitement détermine une poussée. Tous les baigneurs, à l'exception de ceux qui sont atteints d'affections chroniques de la peau, sont sujets à cette éruption. Elle est parfois spontanée et survient dans le cours d'une médication des plus douces; elle est alors légère, pâle, fugace, et appréciable seulement aux régions où la peau est la plus fine. Bien plus souvent elle est provoquée par le médecin dans un but curatif. Cet exanthème, qui s'accompagne de symptômes généraux réprésentés par un état gastrique prononcé et par de la fièvre, dure environ quatre semaines et se termine par la desquamation. Pendant toute cette période, le malade est soumis au régime des eaux, mais à doses toujours décroissantes. Au début, les symptômes généraux sont combattus par des purgatifs répétés et par des ventouses scarifiées, mode de traitement fort en faveur à Baden.

Les affections rhumatismales, quelle que soit leur forme, peuvent être soignées à Baden avec succès, pourvu que tout phénomène aigu ou subaigu ait disparu. Les bains simples prolongés jusqu'à la poussée, et surtout les bains de vapeur sont les moyens le plus fréquemment employés dans ces cas.

Un grand nombre de goutteux envoyés à Baden sont améliorés par le traitement, pourvu qu'il se soit écoulé un certain laps de temps entre la fin du dernier accès de goutte et le début de la cure; le traitement externe est mis en usage contre la goutte, non pas cependant d'une façon exclusive, car on y joint fréquemment les bains simples ou de vapeur. La pléthore abdominale, les hémorroïdes sont de même améliorées à Baden.

Des paralysies, suite d'hémorragie cérébrale ou médullaire, ont été soignées à Baden, en raison de la révulsion que, par leurs propriétés laxatives et diurétiques, ces eaux peuvent produire sur le tube digestif. Aux traitements interne et externe usuels on joint alors l'emploi soit des eaux bromo-iodurées et résolutives de Wildeg soit des eaux magnésiennes et sodiques de Birmenstorff; des résultats satisfaisants peuvent être obtenus, pourvu que les foyers apoplectiques remontent à une époque assez éloignée du traitement.

Des scrofulides, des affections utérines, des dermatoses, des névroses de différents ordres, des catarrhes bronchiques chroniques, tuberculeux ou non, sont aussi soignés à Baden comme dans beaucoup d'autres stations. Mais les eaux n'ont aucune action particulière contre ces différentes affections, et leurs indications spéciales se traduisent par rhumatisme, goutte, hémorroïdes et pléthore abdominale.

La *durée de la cure* est de vingt et un à cinquante jours.

BEX

De Paris à Bex (759 kilom.), par chemins de fer de Lyon. Chambéry-Lausanne (1re cl., 84 fr. 15; 2e cl., 57 fr. 15; 37 fr. 75).

Bex (canton de Vaud), village de la vallée du **Rhône**, à 40 kilomètres de Lausanne et 24 kilomètres de Vevey, se trouve dans le voisinage de mines de sel gemme et de salines considérables. Cette station, remarquable par la douceur de son climat, occupe un site des plus agréables.

Établissement thermal. — Bex possède un établissement de bains avec une installation annexe pour la *cure du petit-lait*. En outre, dans les bâtiments de graduation qui avoisinent les salines, les malades peuvent respirer l'air saturé des salines dont les eaux-mères sont encore utilisées en applications médicales aux bains voisins de Lavey.

Les Eaux. — Il existe à Bex neuf sources minérales athermales dont les deux principales, la *source des Iles* et la *source des Mines*, ont été analysées.

Leurs eaux *sulfatées calciques et chlorurées sodiques* sourdent à la température de 10 à 12 degrés centigrades. Voici la composition élémentaire de ces eaux d'après Pyrame Morin (1851) :

Eau = 1.000 grammes.

	gr.
Chlorure de magnésium	142.80
— de calcium	40.29
— de potassium	28.62
— de sodium	33.92
Bromure de magnésium	0.05
Iodure de magnésium	0.08
Sulfate de soude	35.49
Silice	0.15
Alumine	0.39
Carbonate de chaux	traces
Fer	traces
Matière organique	indét.
	2.9249

Emploi thérapeutique. — Les affections herpétiques et les diverses manifestations de la diathèse scrofuleuse constituent la spécialisation de Bex.

BIRMENSTORFF

Les *sources salines sulfatées froides* de **Birmenstorff**, canton d'Argovie, jaillissent à 2 kilomètres seulement de Baden ; ce qui permet, dans la cure de cette dernière station thermale, de substituer avec avantage à son eau séléniteuse, insupportable à beaucoup d'estomacs, les eaux franchement amères de Birmenstorff, qui ne possède d'établissement thermal d'aucun genre.

L'eau minérale, une fois mise en bouteilles où elle se conserve sans s'altérer, est expédiée dans toute l'Europe.

Les Eaux. — L'eau purgative de Birmenstorff a eu en France, il y a quelque dix ans, cette même faveur et cette même vogue incroyable dont jouissent actuellement les eaux de Bohême, ses similaires, qui l'ont détrônée et fait oublier. Douée d'une saveur franchement amère, elle n'a pas l'arrière-goût salé, désagréable des eaux de Sedlitz, de Seidschultz et de Pullna ; sa densité est de 1,020, d'après Bolley, qui en a donné l'analyse suivante :

Eau = 1.000 grammes.

	gr.
Sulfate de potasse	0.1042
— de soude	7.0355
— de chaux	1.2692
— de magnésie	22.0125
Chlorure de magnésium	0.4904
Carbonate de chaux	0.0133
— de magnésie	0.0224
Crénate de magnésie	0.1010
Oxyde de fer	0.0107
Alumine	0.0277
Acide silicique	0.0202
	31.1082

Emploi thérapeutique. — Par les proportions considérables de sulfate de magnésie et de soude qu'elle renferme, l'eau de Birmenstorff a sa place parmi les eaux minérales les plus actives. Elle a la plus grande analogie avec celles de la Bohême; comme toutes celles-ci elle est purgative. Un verre d'eau de Birmenstorff à jeun provoque une et même deux garde-robes.

DAVOS

(Sanitorium alpestre).

De Paris à Davos (1,303 kilom.), de Paris à Belfort (443 kilom.) (1re cl., 49 fr. 60; 2e cl., 33 fr. 50). De Belfort à Davos par Landquart, route de poste de Landquart à Davos, voitures particulières pendant la belle saison.

Davos (canton des Grisons). — Davos-am-Platz est une des principales stations sanitaires d'hiver qui se sont successivement fondées depuis une trentaine d'années dans les hautes vallées de la Suisse, pour le traitement des phtisiques. C'est à 200 mètres à peine du bourg même, au hameau de *Davos-am-Berg*, sis dans un vallon abrité de toutes parts, qu'est située ce *Sanitorium alpestre;* dans les premières années de sa création, qui remonte à 1856, il n'était fréquenté que par de rares malades (8 malades en 1865, 55 en 1870, 220 en 1873, 400 en 1874); il reçoit aujourd'hui plusieurs milliers de pensionnaires et de touristes par an.

Ce grand nombre d'étrangers qu'attire de tous les points de

l'Europe et de l'Amérique la réputation toujours grandissante de Davos, a transformé ce misérable village du district de la Haute-Landquart en une petite ville peuplée de magnifiques hôtels et toute remplie d'animation et de mouvement.

Topographie et climatologie. — Davos (2,000 habitants), du mot roumanche *Dafaas*, qui veut dire *en arrière*, est bâti à 1,557 mètres d'altitude au milieu d'une vallée très reculée, difficilement accessible, et qu'arrose en la traversant le Landvasser, branche importante de l'Albula, tributaire du Rhin postérieur. La gorge par laquelle débouche cette rivière au-dessous de Monstein est si étroite que la vallée de Davos, dit Vivien de Saint-Martin, resta longtemps inabordable et même inconnue ; elle ne fut découverte et peuplée qu'au XIII° siècle par des chasseurs haut-valaisans.

Cette haute vallée, où la culture des céréales n'existe plus, est orientée du nord-est au sud-ouest ; ouverte à ses deux extrémités, elle se trouve abritée au nord et au sud par des pics et des glaciers qui la dominent de plusieurs centaines de mètres. Ce double rempart de montagnes ne permet au soleil d'y pénétrer pendant l'hiver qu'à neuf heures du matin pour disparaître sous l'horizon à trois heures de l'après-midi ; la terre est alors couverte d'une solide couche de neige de 1 à 2 mètres d'épaisseur, qui persiste de novembre à la fin de mars, c'est-à-dire pendant toute la période de la cure hivernale. La température moyenne de Davos durant ces cinq mois de l'année est de 4°,82 C. ; mais le thermomètre, pendant ce long et rigoureux hiver, descend souvent à 20 et 25° au-dessous de zéro ; les nuits sont extrêmement froides par suite de l'intensité du rayonnement nocturne que favorise un ciel presque toujours serein.

Cependant si on expose dans cette atmosphère glaciale le thermomètre au soleil et au sud, au lieu de faire les observations thermométriques à l'ombre et au nord, on note des résultats diamétralement opposés ; les températures ainsi relevées sont vraiment extraordinaires par leur élévation, qui varie entre 40 à 50° au-dessus de zéro. Ainsi, en prenant pour exemple la journée du 30 décembre 1873, où le ciel fut d'une grande pureté à Davos comme à Paris, le maximum de température constaté au soleil à Montsouris, dit le docteur Vacher, fut de 19°,9, pendant que le thermomètre minimum à l'ombre marquait — 5°,1 ; à Davos, la température maxima au soleil fut de 43° et la température minima à l'ombre de — 18°.

Ces phénomènes ont été aussi bien étudiés qu'expliqués par

Tyndall ; ils sont dus à la radiation solaire, qui est d'une intensité remarquable à Davos ; celle-ci tient à plusieurs causes : la faible proportion de vapeur d'eau dissoute dans l'atmosphère ; la présence sur la terre d'une épaisse couche de neige qui intercepte, pour la restituer à l'air ambiant, la presque totalité de la chaleur des rayons du soleil ; la pureté du ciel, d'une constance remarquable.

« Avant le lever du soleil sur l'horizon de Davos, dit le docteur Vacher, la température est généralement très basse, parfois de 15 à 20 degrés sous zéro. Il y aurait danger réel pour les malades de se montrer en plein air à ce moment, aussi restent-ils enfermés dans les hôtels, où, grâce au système des doubles portes et des doubles fenêtres répandu dans toute la Suisse, les calorifères peuvent maintenir nuit et jour une température uniforme de 15 à 18 degrés. A peine le soleil a-t-il commencé à éclairer la vallée, qu'on voit les malades sortir de leurs hôtels et se promener sur la neige avec des habits très légers. La radiation solaire est si puissante que les malades sont dans la nécessité de se garantir la figure, et ce n'est pas un des détails les moins curieux du spectacle que présente cette vallée, que de voir sur cette nappe de neige, et quand le thermomètre marque à l'ombre 15 à 20 degrés sous zéro, les dames se promenant au soleil avec des ombrelles et les hommes circulant à pied ou en traîneau, la tête couverte d'un panama, pour échapper aux insolations fréquentes à cette altitude. »

Pour compléter l'étude des conditions climatériques de cette station, il ne nous reste plus à parler que de la pression de l'atmosphère ; c'est là un élément important des sanatoria alpestres. La pression atmosphérique à Davos est de 627 millimètres, correspondant à une altitude de 1,650 mètres d'après le nivellement barométrique.

Action du climat et de l'altitude de Davos sur l'organisme. — Les cures d'air hivernales constituent certainement une des applications les plus hardies de la thérapeutique contemporaine. On comprend que le fait d'envoyer les phtisiques se guérir au milieu d'une atmosphère glaciale ait été accueilli à l'origine avec une défiance générale. A la vérité, il ne s'agissait plus ici des influences bienfaisantes des climats de montagnes où, par des hauteurs moyennes, même de 1,200 mètres dans les régions tempérées, l'air avec ses qualités vivifiantes détruit l'anémie, rétablit la santé, rend à l'homme affaibli par la maladie la force et la vigueur ; et pour ceux épuisés par des travaux excessifs ou l'abus des plaisirs, cette retraite sur la montagne devient souvent la guérison. Si les causes de cette réaction heureuse sur ces organismes troublés sont multiples, elles s'expliquent du moins : elles proviennent du passage d'une pression baromé-trique assez forte à une pression moindre, de la substitution de l'air pur des montagnes à l'air confiné et miasmatique des grands centres, du repos de l'esprit et des exercices du corps, d'une alimentation plus riche et mieux ordonnée, enfin des spectacles grandioses de la nature qui peuvent encore émouvoir les étiolés et les désœuvrés des grandes villes atteints de la *malaria urbana*. Ce n'est pas sur d'autres bases que reposait la pratique des médecins américains envoyant les poitrinaires du littoral sur les hauts plateaux des Andes, où la température moyenne, même dans les stations les plus élevées du Chili et du Mexique, ne tombe pas au-dessous de 15 degrés centigrades ; mais le moyen de trouver quelque lien de parenté, quelque point de comparaison entre cette pratique et la cure d'air des régions glaciales de la Suisse ; le malade est appelé ici à vivre dans un milieu dont la température moyenne est constamment inférieure à zéro.

De là la nécessité de chercher ailleurs le point de départ des sanatoria alpestres ; celui-ci réside dans l'immunité phtisique dont jouissent les habitants de la vallée de Davos et de la haute Engadine ; cette immunité est d'ailleurs le partage de tous les êtres qui vivent sur les hauts plateaux du globe. Il est bien prouvé, aujourd'hui, qu'en arrivant à une certaine hauteur, va-riable suivant les latitudes, on constate la diminution ou l'absence de la phtisie ; de récents travaux statistiques montrent que les ravages de cette maladie dans les pays alpins sont d'autant moins considérables que le séjour se trouve établi dans les stations plus élevées. Ainsi les religieux du mont Saint-Bernard n'en sont presque jamais atteints. D'une façon générale, la préservation de la phtisie pulmonaire se réalise, d'après Jourdanet, à des ni-veaux d'autant plus inférieurs que la ligne des neiges éternelles est elle-même moins élevée.

Le Dr Spengler, après avoir observé que la population de Davos était absolument indemne de tuberculose, avait fait cette remarque autrement importante : les natifs qui émigraient dans les régions plus basses où ils contractaient parfois la phtisie, guérissaient toujours en rentrant dans leur vallée, si du moins la maladie n'était pas trop avancée. D'un autre côté, la mortalité est extrêmement faible à Davos ; la vie moyenne y est d'une durée remarquable (cinquante-six ans) ; quant à la morbidité, si l'on excepte les pneumonies catarrhales assez fréquentes dans la population indigène et étrangère, la pathologie locale est des plus simples : ni fièvre typhoïde, ni maladies éruptives, ni épidémies.

La salubrité de Davos est démontrée par ces trois faits d'une haute valeur : mortalité faible, morbidité presque nulle, absence de phtisiques parmi les indigènes. Ces faits biostatiques résultent-ils uniquement des conditions climatériques ? En tout cas, ils servent de base à la station hivernale de Davos qui a pour caractéristique climatérique une température très élevée au soleil, coïncidant avec une température très basse à l'ombre. La sécheresse de l'atmosphère de Davos, son ciel exempt de brouillards et la haute température de l'air au soleil, rendent le séjour de cette station possible pour des constitutions délicates, pour des personnes atteintes de catarrhe pulmonaire et de phtisie. C'est sous l'influence générale de ces conditions climatériques spéciales que la maladie se trouve amendée dans ses symptômes et enrayée dans sa marche.

L'agent thérapeutique de la cure est certainement cet air sec et pur, cette atmosphère tonique et vivifiante que les malades respirent pendant plusieurs mois : mais quelle part d'influence doit-on accorder à l'altitude, c'est-à-dire à la dépression barométrique ? Celle-ci correspond presque à 2 centimètres cubes de mercure, et il n'est pas douteux, d'après les expériences de Paul Bert, qu'elle n'exerce une action appréciable sur l'organisme. Les conséquences physiologiques de la dépression se traduisent à Davos par un surcroît d'activité des fonctions circulatoires et respiratoires ; le nombre des mouvements cardiaques est sensiblement plus élevé que dans la plaine, et on constate en même temps une certaine accélération des mouvements respiratoires. Il faut en voir la cause dans la désoxygénation de l'air ; en effet, l'atmosphère raréfiée de Davos ne contient plus que $0^{gr},252$ d'oxygène par litre, tandis qu'à Paris le poids d'oxygène contenu dans l'air à $0°$ et à l'altitude de 60 mètres, est de $0^{gr},297$, soit une différence de $0^{gr},045$ par litre. D'après les calculs du Dr Vacher, le déficit journalier d'oxygène pour l'économie s'élèverait à 149 grammes par 24 heures. Le Dr Spengler, dans sa remarquable monographie de cette sanatoria, déclare expressément que dans l'atmosphère raréfiée de Davos, le poumon supplée au déficit d'oxygène par des inspirations plus profondes et plus lentes que dans les conditions normales de pression. Pour le professeur Jaccoud, qui a constaté cet effet de l'altitude à Saint-Moritz, c'est-à-dire dans une station similaire à tous les points de vue, la fréquence plus grande de la respiration serait combinée avec une ampliation pulmonaire plus considérable. « Cette circonstance, ajoute-t-il, met en jeu certaines régions du poumon que j'appellerai paresseuses, parce que dans les conditions ordinaires, elles ne prennent qu'une faible part à l'expansion respiratoire : ces régions sont les parties supérieures de l'organe. » A la vérité, le premier signe d'amendement des symptômes thoraciques que l'on observe à Davos dans la phtisie, est un accroissement de la capacité respiratoire mesurée à l'aide du spiromètre.

Mode de traitement. — L'agent thérapeutique étant l'air sec et pur de l'atmosphère, les malades de Davos sortent de leurs hôtels aussitôt que le soleil arrive dans la vallée et se promènent en costume très léger sur la neige pendant plusieurs heures ; ils se livrent tous les jours, dans le cours de leurs promenades au soleil, à une gymnastique respiratoire qui consiste à faire des inhalations profondes pendant quelques minutes, afin de développer la capacité respiratoire qui a tendance à diminuer sous l'influence de la tuberculisation. Cette médication naturelle, si simple à suivre, se trouve complétée par quelques adjuvants artificiels d'une incontestable efficacité. Au Kurhaus, qui est tout à la fois un hôtel et un établissement hydrothérapique, on administre des douches froides aux malades ; les phtisiques d'une complexion trop faible ne sont soumis qu'à des frictions à l'eau froide. Le régime alimentaire est tonique, et composé surtout d'aliments respiratoires : viandes substantielles, vins généreux, beurre, lait très riche en crème, corps gras.

Sous l'influence du traitement général, les sueurs nocturnes diminuent pour disparaître au bout de cinq à six semaines, les forces se relèvent, le sommeil se rétablit et les fonctions de nutrition s'accomplissent ; sous la double action de la cure d'air et de l'alimentation, on observe chez certains malades un arrêt remarquable dans les symptômes d'émaciation et souvent même une augmentation notable du poids du corps. Lindemann cite le cas d'un de ses malades de Davos dont le poids du corps avait augmenté de 8 kilogrammes en quatre semaines. De son côté, le Dr Spengler relève ces mêmes phénomènes de l'engraissement sur dix malades dont l'observation se trouve relatée dans son mémoire ; l'augmentation moyenne du poids aurait été de 18 livres et demie pour chaque malade, dans une période de deux mois et demi.

A Davos, on prête avec raison, dit le Dr Vacher, une grande attention aux phénomènes de l'engraissement ou de l'amaigrissement des malades. En effet, il n'y a pas seulement là un indice de la marche de la maladie ; les indications de la balance sont le véritable critérium des résultats du traitement. Celui-ci est-il impuissant à arrêter les progrès de l'émaciation, c'est-à-dire la fonte progressive des tissus adipeux et musculaires, on peut être assuré de la destruction continue du tissu pulmonaire dont le résultat inévitable est la mort. Au contraire, si le malade cesse de maigrir et de perdre ses forces, si en même temps son poids tend à augmenter, il y a certainement arrêt dans le travail de tuberculisation du poumon.

A part quelques personnes atteintes de catarrhes bronchiques, la station de Davos reçoit exclusivement des phtisiques chez lesquels la tuberculisation est confirmée ou bien à l'état imminent. On y rencontre toutes les variétés de phtisies, aussi bien celles de Laennec que celles de Niemeyer ; la phtisie avec tendance aux hémoptisies, ainsi que le prouve l'observation personnelle du Dr Unger, qui avant de venir se guérir à Davos, avait eu dix-sept hémorragies, y est traitée avec succès. De même, les catarrhes broncho-pulmonaires avec hypersécrétion abondante sont promptement amendés par suite de la rapidité de l'évaporation des liquides sous l'influence de l'air très sec ; mais cette sécheresse de l'atmosphère est loin de convenir, ainsi que le fait remarquer le Dr Spengler, aux phtisiques atteints d'ulcération des voies respiratoires. Aussi doit-on se garder d'envoyer à Davos les malades atteints de tuberculose avec ulcération du larynx et de la trachée, de même que les phtisiques au troisième degré.

Le Dr Vacher, qui, en 1874, a relevé au bureau de statistique fédérale de Berne les décès de Davos, a constaté que le nombre annuel des décès fournis par les cinq cents malades en traitement, s'élevait seulement à douze. Ce chiffre répond à une mortalité annuelle de 48 pour 1,000, tandis que celle de la population de nos hôpitaux est de 86 pour 1,000.

En s'appuyant sur ces résultats et sur les données climatologiques, peut-on conclure à la valeur thérapeutique véritable de ce mode de traitement ? Faut-il voir là simplement un moyen prophylactique ou bien un véritable agent curatif de la phtisie ? Il y aurait tout au moins de la témérité à trancher cette question d'une solution si complexe.

Dans tous les cas où la tuberculose n'est que virtuelle ou à peine affirmée, l'indication fondamentale pour le professeur Jaccoud est de fortifier la constitution et de l'aguerrir contre le froid. « Dans cette situation bien définie, dit-il, je conseille aux malades de passer l'été et le commencement de l'automne dans les hautes régions alpestres de la Suisse ou du Tyrol... Après une saison ainsi employée, on observe souvent de véritables transformations constitutionnelles ; et lorsque aucune autre contradiction n'a surgi, je conseille alors pour station d'hiver le versant italien des Alpes suisses ou tyroliennes, les rives du lac Majeur, du lac de Côme, l'extrémité orientale du lac Léman, Vevey, Montreux, Clarens. Quand on suit les jeunes gens pendant plusieurs années, on peut procéder par gradation dans cet endurcissement climatérique, et l'on arrive à leur faire passer l'hiver dans leur station d'été. J'ai vu bien souvent, et cette année encore, de jeunes Anglais, de jeunes Américains des deux sexes, devoir à cette pratique une régénération complète ; ils avaient fini par rester hiver et été à Samaden (altitude 1,743 mètres) dans l'Engadine supérieure : par une alimentation richement animale et alcoolique, par l'exercice du patin, ils réagissaient admirablement contre la température de — 15 à 20° C., qui est la moyenne hivernale de la contrée. Cette méthode est ce que j'appelle la *prophylaxie par l'acclimatement rigoureux* ; mais il est essentiel de ne pas exagérer la portée de ces préceptes ; ils n'ont trait qu'à la prophylaxie et au traitement initial qui s'adresse surtout à l'état général ; ils concernent les individus qui n'ont point de catarrhe permanent, mais qui doivent à une diathèse héréditaire, innée ou acquise, une débilité constitutionnelle suspecte... »

Il importe de rapporter ici l'opinion de Gubler. « Je ne crois pas, dit le savant professeur de thérapeutique, qu'en général le séjour de Davos soit favorable aux phtisiques. Les malades ne peuvent sortir que quelques heures dans la journée et ils vivent dans une monotonie détestable. » Ce jugement de Gubler, qui considère la cure d'air de Gérardmer (Vosges, 666 mètres d'altitude) comme susceptible de rendre des services aux malades, ne saurait être particulier à Davos ; il porte sur toutes les stations hivernales de la haute et de la basse Engadine.

La cure d'air hivernale commence à Davos au mois de novembre.

Les malades doivent arriver à la sanatoria de Davos dans la première ou la seconde quinzaine d'octobre, c'est-à-dire avant que la vallée ne soit couverte de neige ; le voyage dans ces dernières conditions présente des inconvénients sérieux et même des dangers ; car, en dépit de toutes les précautions prises, il est impossible que les organes respiratoires ne soient affectés durant un trajet de dix heures en traîneau découvert, par le vent glacial qui souffle parfois avec violence, sur la route de la station de Landquart au bourg de Davos-am-Platz.

GAIS

De Paris à Gais (1179 kilomètres), par Chemin de fer de l'Est. Par Belfort (443 kilom.) (1re cl., 49 fr. 60; 2e cl., 33 fr. 50). De Belfort à Saint-Gall et Appenzell, route de voitures, 934 mètres au-dessus du niveau de la mer.

Le bourg de **Gais** (canton d'Appenzell), bâti à 934 mètres au-dessus du niveau de la mer, se trouve à deux ou trois heures d'Appenzell, de Weisbad et de Gonthen; sa situation topographique, son climat de montagne et la grande pureté de son atmosphère sont autant de facteurs qui ont leur part d'influence sur la marche heureuse des maladies.

Les Eaux. — Quatre sources *athermales, bicarbonatées calciques* et *ferrugineuses faibles, carboniques moyennes* (Rotureau) jaillissent à la température de 12°,4 C., sur le territoire de Gais; l'eau de ces fontaines, limpide, claire et transparente à l'état de repos, se trouble par des flocons de rouille lorsqu'on l'agite; sans odeur, d'une saveur un peu fade et légèrement martiale, elle est traversée par un petit nombre de bulles gazeuses assez grosses; sa composition élémentaire est encore à déterminer, car il n'en a jamais été fait d'analyse chimique exacte. L'eau minérale de Gais, utilisée à l'intérieur seulement, n'est employée que par un nombre restreint de malades.

Cures de petit-lait. — Il suffit de rappeler que la *première cure de petit-lait* s'est faite à Gais en l'année 1749, pour expliquer la renommée de cette station thermale sous le rapport de la médication *séro-lactée*. Aussi la plupart des malades qui fréquentent cette localité pendant la saison y viennent-ils pour les cures de petit-lait plutôt que pour le traitement hydrominéral. — Les cures de petit-lait constituent la principale médication de cette station; elles se font dans les deux grands hôtels du Bœuf (*Ochshof*) et de la Couronne (*Kronhoff*) situés au milieu du bourg, sur la place de l'Église. Le petit-lait, préparé dans les bergeries installées sur les montagnes du voisinage, se vend dans le village tous les jours de six à huit heures du matin.

Nous n'avons pas à insister ici sur la préparation du petit-lait ; on l'obtient à Gais en provoquant la séparation du sérum et du caséum du lait au moyen de l'acide acétique dilué (une cuillerée à soupe d'acide pour 4 litres de lait porté à la température de 33 à 35 degrés). Le caséum qui sert à la fabrication du fromage, une fois enlevé, on recueille d'abord par décantation le sérum limpide, puis on clarifie la partie trouble de ce sérum qui est réchauffée (temp. 33 à 35° C.) à l'aide d'une certaine quantité de présure, de façon à en précipiter les parties solides. Le petit-lait obtenu de la sorte est passé à travers une mousseline, puis enfermé pour le transport dans des boîtes de bois ou de fer-blanc enveloppées de linge. Comme le fait remarquer Rotureau, le petit-lait doit, pour jouir de toutes ses propriétés, arriver assez promptement sur le lieu de consommation ; il ne doit pas avoir perdu plus de 4 à 10 degrés, ce qui ramène sa température à environ 25 degrés.

La médication séro-lactée de Gais est ordinairement dirigée par le médecin, qui règle la quantité de petit-lait à prendre par les malades ; elle est variable suivant les personnes, et la dose moyenne est de cinq verres de 350 grammes chacun ; au lieu de l'exercice du corps, qui est de règle après l'ingestion des eaux minérales et thermales, les buveurs de petit-lait doivent garder le repos pendant les huit ou dix premiers jours du traitement au' moins ; on ne leur conseille dans tous les temps qu'un exercice très modéré. Lorsque l'effet laxatif du petit-lait s'est produit, les malades peuvent prendre une panade légère ou bien encore une tasse de bouillon.

La station de Gais reçoit principalement les malades atteints d'affections pulmonaires ou bronchiques ; à part les phtisiques au premier degré, la médication séro-lactée est plutôt nuisible chez les tuberculeux, qu'elle relâche et purge surtout.

Enfin les cures de petit-lait donnent encore d'heureux résultats dans les engorgements du foie et de la rate, dans
certaines névropathies, ainsi que dans certaines affections des
organes utérins avec ou sans écoulements leucorrhéiques.

GURNIGEL

De Paris jusqu'à Berne (573 kilom.) (1re cl., 73 fr. 50 ; 2e cl., 52 fr. 50 ;
3e cl., 36 fr. 05). De Berne à Gurnigel, route de voitures, 6 heures.
Trains omnibus en 25 h. 45 m. Gurnigel est à 1,153 mètres d'altitude.

Les **Bains de Gurnigel** (canton de Berne), qui se trouvent
à plus de six heures de voiture de la ville de Berne, sont situés
à 1,153 mètres d'altitude sur le versant d'une chaîne de montagnes couverte de magnifiques forêts de sapins. Le climat qui
règne dans ces hautes régions, dont l'air est pur et fortifiant, est
malheureusement rude et froid.

La **Saison thermale** de Gurnigel commence à la mi-juin et
se prolonge jusqu'à la mi-septembre.

Établissement thermal. — L'Établissement, restauré et
agrandi dans ces dernières années, forme un long édifice à trois
étages avec un corps de bâtiment central ; sa façade, tournée au
sud « domine une belle promenade disposée en jardin anglais ».
Il renferme des chambres et des logements pour 300 personnes.
Son installation balnéaire est assez complète ; elle comprend
26 cabinets de bains avec baignoires et appareils de douches perfectionnés.

Sennhutte ou le Chalet, situé à quelques minutes seulement
de l'établissement thermal, est la maison de bains des indigents
du pays.

Gurnigel, d'où l'on découvre dans le lointain les montagnes
de l'Emmenthal, les monts du Jura, le lac et la ville de Neuchâtel,
offre aux baigneurs des excursions charmantes.

Les Eaux. — Les eaux *athermales sulfatées calciques*
et *gazeuses* de Gurnigel sont fournies par *trois* sources : la

Stockquell (source du Boton), la *Schwazbrunneli* (petite source noire) et une fontaine innomée découverte en 1864.

L'eau de ces sources, dont la température est à peu près la même (de 7 à 8°,5 C.), est limpide et transparente, bien qu'elle tienne en suspension des petits flocons blanchâtres; incolore au moment où on la puise, elle se trouble bientôt au contact de l'air et sa surface se recouvre d'une pellicule grisâtre; elle dépose sur les parois des réservoirs une couche de limon plus ou moins épaisse; d'une odeur franchement hépatique, sa saveur est légèrement amère et styptique.

La *Schwarzbrunneli* se distingue des deux autres fontaines par son odeur et sa saveur plus prononcées et surtout par la propriété que possède son eau de noircir rapidement l'argent, le cuivre et le plomb.

Les sources de Gurnigel, dont la densité est de 1,00182, renferment, par 1,000 grammes d'eau, les principes élémentaires suivants :

	S. Stockquelle.	S. Schwarzbrunneli
	gr.	gr.
Sulfate de chaux..........	1.5883	1.3039
— de strontiane......	0.0073	0.0138
— de magnésie......	0.1033	0.0050
— de soude..........	0.0322	0.0512
— de potasse........	0.0090	0.0846
Hyposulfite de chaux......	0.0045	0.0084
Chlorure de sodium.......	0.0041	0.0053
Phosphate de chaux.......	0.0029	0.0031
Carbonate de chaux.......	0.1663	0.1903
— de magnésie...	0.0111	0.1007
— d'oxyde de fer.	0.0018	0.0037
Silice....................	0.0127	0.0194
Sulfure de calcium........	»	0.0045
— de magnésium...	»	0.0012
	1.9330	1.8451

	S. Stockquelle.	S. Schwarzbrunneli.
	c.c.	c.c.
Gaz acide sulfhydrique.....	1.326	18.094
— azote................	18.843	24.074
— acide carbonique libre	185.311	443.204
	205.480	401.136

Mode d'emploi. — Ces eaux sulfurées calciques sont employées *intus* et *extra ;* néanmoins, le traitement interne forme la base de la médication hydrominérale de cette station. L'eau en boisson est prise à la dose d'un à six ou sept verres, le matin à jeun et à une demi-heure d'intervalle entre chaque verre. En bains, l'eau minérale est chauffée au moyen de la vapeur dans les baignoires mêmes.

Emploi thérapeutique. — Les eaux de Gurnigel sont laxatives, diurétiques et reconstituantes tout à la fois ; elles produisent par leur ingestion des effets analogues, mais ceux-ci présentent une intensité variable suivant les sources. Ainsi la Stockquelle est plus purgative et plus diurétique que la Schwarzbrunneli.

A l'extérieur, c'est-à-dire en bains et en douches, ces eaux n'ont aucune action physiologique méritant d'être relevée ; le limon minéral des sources, au contraire, agit vigoureusement sur la peau ; les épithèmes ou fomentations de boue, qui produisent une vive excitation de la peau, provoquent le retour des affections locales à l'état aigu.

Les affections de l'appareil digestif et de ses annexes constituent la spécialisation de Gurnigel ; les dyspepsies de l'estomac et de l'intestin, la pléthore abdominale, les diarrhées chroniques, les engorgements du foie, etc., se trouvent guéris ou amendés par l'usage de ces eaux sulfatées calciques. Elles sont également indiquées contre les manifestations multiples des diathèses scrofuleuse et herpétique.

Ces eaux reconstituantes conviennent encore dans le traitement de l'anémie et des états morbides qui en dérivent. Dans la généralité de ces cas, la médication hydrominérale de Gurnigel se complète d'une façon heureuse par l'association d'une eau ferrugineuse qui jaillit à 5 ou 600 mètres de l'établissement.

Enfin l'on fait à cette station des cures de petit-lait.

HEUSTRICH

De Paris à Heustrich (622 kilom.), par chemins de fer de Lyon, chemins de fer suisses et route de terre. Train express, 17 h. 20 m. Omnibus, 22 heures, jusqu'à Thun (1re cl., 68 fr. 60; 2e cl., 46 fr. 20.)

Heustrich. — Ceux-là qui n'ont pas visité les hautes régions montagneuses de la Suisse pendant la belle saison ne peuvent se faire une idée de la situation admirable qu'occupe la station d'Heustrich dans l'Oberland bernois. Rien de plus frais et de plus riant que cette vallée d'Emdthal que parcourt la Kosader, dont les eaux torrentueuses labourent la base de la colline sur laquelle s'élève l'établissement thermal. Partout des prairies magnifiques, partout des bois superbes couronnant les montagnes d'où les eaux descendent en cascades et à l'horizon de hautes cimes neigeuses qui enferment cette région dans un cadre merveilleux. Aussi, les *Bains d'Heustrich*, situés à 31 kilomètres de Berne, et à 18 kilomètres de Thun (1 h. 30 m. de voiture), sont visités chaque année par un grand nombre de baigneurs et de touristes étrangers.

Établissement thermal. — L'Établissement thermal s'élève sur les bords de la Kander, qui le sépare du hameau d'Emdthal; il se compose de plusieurs pavillons qui renferment 14 cabinets de bains et une salle d'inhalation et de pulvérisation. La buvette ou *Trinkhalle* se trouve dans la montagne, non loin de la source.

Cet établissement confortablement aménagé peut recevoir et loger environ trois cents malades pendant la *saison thermale*, qui commence le 25 mai, pour finir le 25 septembre.

Les Eaux. — La source *athermale et sulfurée sodique* d'Heustrich jaillit à 630 mètres au-dessus du niveau de la mer sur les flancs du Niesin, à une température variable suivant les saisons (de 5°,8 à 10°,8 C.). Cette fontaine, qui était connue depuis fort longtemps par les gens du pays, n'est utilisée comme agent thérapeutique que depuis l'année 1831; elle émerge d'un calcaire schisteux et débite 24 hectolitres par jour. Son eau claire, limpide et transparente, a une odeur hépatique très accusée et sa saveur légèrement saline n'est pas désagréable; sa densité est de 1,000671. Après une longue exposition à l'air, cette eau sulfureuse froide devient verdâtre et laisse déposer une matière blanchâtre au fond des vases.

La source d'Heustrich a été analysée en 1865 par Müller, qui a trouvé, pour 1,000 grammes d'eau, les principes élémentaires suivants :

Eau = 1.000 grammes.

	gr.
Sulfate de soude	0.2008
— de potasse	0.0064
Hyposulfite de soude	0.0262
Sulfure de sodium	0 0339
Chlorure de sodium	0.0083
Bicarbonate de soude	0.6710
— de lithine	0.0039
— de chaux	0.0125
— de magnésie	0.0076
— de fer	traces
Phosphate de chaux et d'alumine	0.0020
Silice	0.0090
	0.9823

		c.c.
Gaz...	Acide sulfhydrique	11.09
	Azote	31.55
		42.54

Emploi thérapeutique. — Cette eau sulfureuse froide s'emploie exclusivement à l'intérieur (*boisson, gargarisme et inhalations*); elle est peu excitante et comprend dans sa spécialisation les affections chroniques simples des voies aériennes et génito-urinaires. C'est dans l'angine glanduleuse que son usage en boisson, douches pharyngiennes et inhalations donne les meilleures résultats. Certaines dyspepsies, les rhumatismes chroniques et les maladies herpétiques de la peau sont encore traitées à cette station, où les bains et les douches sont alimentés par deux autres sources dont l'eau diffère à peine de l'eau ordinaire. Nous n'avons donc pas à parler ici du traitement balnéothérapique d'Heustrich.

La *durée de la cure* est de vingt-cinq jours.

LAVEY

De Paris à Lavey (578 kilom.), par chemins de fer de Lyon et de Suisse
et route de voitures ; trajet par train express en 16 h. 33 m.; par
train omnibus en 21 h. 8 m. (1re cl., 66 fr. 20; 2e cl., 43 fr. 70;
3e cl., 29 fr.) :

1° De Paris à Lausanne, par Pontarlier et Jougne. 2 convois par jour
et trajet par train express en 13 h. 45 m. :

2° De Lausanne à Saint-Maurice par Vevey (53 kilom.), 5 convois par
jour en 1 h. 45 m. par express et en 2 h. 30 m. par train omnibus ;

3° Route de voitures de Saint-Maurice aux Bains de Lavey (3 kilom.
environ), trajet en 25 minutes.

Lavey-les-Bains (canton de Vaud) située sur la rive
droite du Rhône, à 3 kilomètres environ du défilé et de la petite
ville de Saint-Maurice, est à vingt-cinq minutes à peine du village
de Lavey qui a donné son nom à la station.

La **Saison thermale** de Lavey commence le 15 mai et finit le
30 septembre.

Historique, topographie et climatologie. — Malgré
leur création récente, les Bains de Lavey occupent une place importante parmi les villes d'Eaux de la Suisse. Il est vrai que les
ressources hydrominérales et balnéothérapiques de cette station,
sa situation topographique et son climat expliquent sa fortune
rapide et assurent sa prospérité dans l'avenir.

Sise à 375 mètres au-dessus du niveau de la mer, dans la vallée
et sur la rive droite du Rhône, Lavey-les-Bains se trouve à 3 kilomètres environ du fameux défilé qu'occupe et défend l'antique
petite ville de Saint-Maurice (gare du chemin de fer de la ligne
Genève-Lausanne-Simplon). Tandis que, du côté du lac Léman,
la vallée du Rhône est large, fertile, riante par la variété de ses
cultures et toute verdoyante avec son cadre de hautes montagnes
où s'étagent des vignes, des bois de châtaigniers et des forêts de
sapins à travers lesquelles descendent des cascatelles; de l'autre
côté du défilé de Saint-Maurice, la Nature présente un tout autre
aspect; elle devient aride et sauvage, en même temps qu'elle revêt un caractère grandiose : les montagnes aux flancs abrupts et
dénudés s'élèvent à des hauteurs considérables et leurs sommets

présentent les figures les plus bizarres. La Dent de Morcles et la Dent du Midi s'élancent et se courbent au-dessus de l'abîme pour former une sorte d'arche fantastique dans laquelle se dresse la pyramide neigeuse du mont Velan, qui se détache par son éblouissante blancheur des masses granitiques et sombres fermant l'horizon. C'est dans la partie la plus large (1,500 mètres environ) de cette portion de la vallée, comprise entre le bourg de Saint-Maurice et les Dents de Morcles et du Midi que sont situés, sur les bords du Rhône aux eaux jaunâtres et torrentueuses roulant du sable et des pierres, les Bains de Lavey.

Le climat de cette région est salubre, tonique et vivifiant, comme celui des hautes montagnes, sans en avoir les désavantages. A Lavey, les variations de température sont plus rares, moins brusques et moins considérables que dans la plupart des stations de la Suisse; toutefois l'air est frais, très vif et même excitant. Les vents du Nord et du Sud traversent la vallée dans toute sa longueur et en renouvellent fréquemment l'atmosphère qui n'est pas humide. Durant les mois de la saison thermale, la température moyenne est de 18°,5 C.; s'il est vrai que la chaleur est assez forte pendant les mois de juillet et d'août, elle n'est ni lourde ni accablante, grâce à la brise qui souffle régulièrement tous les dix jours de dix heures du matin jusque vers les quatre heures du soir.

Ces conditions climatériques sont d'autant plus heureuses qu'elles conviennent aux genres de maladies que reçoit Lavey-les-Bains.

Etablissement thermal. — Les Bains de Lavey appartiennent à l'Etat de Vaud, qui les a donnés à bail pour une période de cinquante années. L'Etablissement thermal et ses annexes, comprenant un hôpital pour les indigents, une chapelle et deux hôtels confortablement meublés, sont bâtis sur un même point, sur la rive droite du Rhône et au pied des rochers de Morcles, à 500 mètres de la source.

La maison des Bains, dont le second et dernier étage est distribué en chambres ou logements pour les malades, renferme dans son rez-de-chaussée et son premier étage, réservés l'un aux hommes et l'autre aux femmes, des cabinets de bains spacieux, bien aérés et munis de douches en pluie; des salles de vapeur, de pulvérisation et d'inhalation ; des cabinets de douches variées de forme et de calibre. Ces moyens de la médication hydrominérale sont complétés par un bain de vagues installé dans le lit même du fleuve et par des appareils d'hydrothérapie renfermés dans un petit pavillon d'assez modeste apparence, situé tout au bord de Rhône.

Les deux buvettes de Lavey se trouvent à cinq minutes du village thermal et à l'extrémité d'un parc planté de sapins, dans un petit bâtiment en pierres grises construit sur l'emplacement de la source. C'est dans cette maisonnette que sont les pompes qui élèvent l'eau thermale à la hauteur voulue pour couler dans les réservoirs.

Promenades et excursions. — Les environs de Lavey, tantôt grandioses, tantôt riants et toujours pittoresques, offrent aux baigneurs des promenades et des excursions de tous genres. Nous ne citerons ici que les principales : le joli *village de Lavey*, presque caché dans les vergers et les bois, situé à vingt minutes de la station; *Bex* et ses salines, qui produisent annuellement 40,000 quintaux de sel ; *Saint-Maurice* dont l'*abbaye* passe pour le plus ancien monastère des Alpes, et qui renferme un trésor renommé à juste titre ; l'*Ermitage* ou *Notre-Dame de Scex*, suspendu pour ainsi dire aux flancs du rocher ; le hameau et la cascade d'*Eslex* ; *Verolliaz*, où l'empereur Maximilien fit massacrer la légion thébéenne acculée au Rhône; le village de *Morcles*, perché à 1,165 mètres dans la montagne, sous la *Dent de Morcles* et en face du massif de la *Dent du Midi;* la *cascade de Pissevache*, une des plus belles de la Suisse; *Martigny* avec les ruines du *château de la Batiaz*, construit en 1260; les *gorges de Durnand* et *du Trient;* la *Dent de Morcles* (2,938 mètres d'altitude) et la *Dent du Midi* dont les ascensions assez rudes exigent une journée; les lacs de *Champex*, de *Fully* et de *Taney*, etc., etc.

Les Eaux. — Une seule source *hypothermale, chlorurée sodique, sulfatée mixte* et *sulfureuse*, alimente l'établissement de bains de Lavey. Découverte en 1813 dans les eaux du Rhône par un pêcheur qui n'en révéla pas l'existence, elle ne devait être retrouvée que dix-huit ans plus tard, au commencement de l'année 1831. Le gouvernement vaudois fit capter dans un puits construit au milieu du fleuve les cinq filets par lesquels jaillissait la source chaude, et bientôt ses eaux s'élevèrent à une hauteur de 13 mètres dans des conduits de mélèze. Aujourd'hui, grâce aux nouveaux travaux de captage qui ont été exécutés, elles arrivent directement sur le rivage par des pompes élévatoires.

La source de Lavey, dont le débit est de 987 hectolitres par vingt-quatre heures, émerge d'un banc de gneiss à couches verticales, orientées du nord-est au sud-ouest. La température, à la buvette, est en général de 46° C. Au fond du puits la température est plus élevée de 5 degrés.

Claire, limpide et transparente, l'eau de Lavey, après avoir séjourné quelque temps dans les tuyaux, renferme de nombreux filaments de glairine; elle possède une odeur hépatique assez forte et une saveur tout à la fois saline et sulfureuse. Les bulles gazeuses qui la traversent sont, les unes assez grosses et montent rapidement à la surface, les autres plus petites et en même temps les plus nombreuses, s'élèvent lentement sans s'attacher aux parois des verres. D'une réaction très légèrement acide et d'un poids spécifique de 1.00144, cette eau renferme, d'après l'analyse de M. Samuel Baup (1883), les principes élémentaires suivants :

Eau = 1.000 grammes.

```
                                              gr.
Chlorure de potassium.........................  0.0031
   —     de sodium...........................  0.3853
   —     de lithium..........................  0.0036
   —     de calcium..........................  0.0055
   —     de magnésium........................  0.0043
Sulfate de soude anhydre......................  0.7033
   —     de magnésie anhydre..................  0.0078
   —     de chaux anhydre.....................  0.0907
   —     de strontiane........................  0.0023
Carbonate de chaux............................  0.0730
   —       de magnésie........................  0.0013
Silice .......................................  0.0566
                                               ________
                                                1.3128

                                        c.c.
Gaz acide sulfhydrique..........  3.51 )
  —  acide carbonique..........  4.34 } à 0° et 0.76 mt.
  —  azote.....................  27.80 )
```

Des analyses récentes n'ont présenté que des différences insignifiantes.

Mode d'administration. — L'eau de Lavey est employée *intus* et *extra*. Elle est administrée à l'intérieur soit pure, soit additionnée d'une certaine quantité d'eau-mère. Cette eau-mère bromo-iodurée est apportée de Bex dans des tonneaux. L'emploi pour l'usage interne de l'eau thermale de Lavey mélangée aux eaux-mères, est dû au professeur Lebert, qui en a fait l'essai pour la première fois en 1841 ; depuis lors, cette pratique hydrominérale s'est continuée et généralisée au point de devenir la caractéristique de la médication de ce poste thermal. L'eau hyperthermale mélangée avec une ou plusieurs cuillerées à café d'eau-mère se prend à la dose de deux verres : lorsqu'elle n'est pas additionnée, les malades en boivent de quatre à six verres de 125 grammes chacun, le matin à jeun et de quart d'heure en quart d'heure. Dans le traitement externe, on se sert également des eaux-mères qui sont mélangées à l'eau de bain dans la proportion de 8 à 10 litres au maximum. La durée des bains d'eau minérale pure ou additionnée, dont la température est de 32 à 35° C., varie suivant les circonstances, mais elle dépasse rarement une heure ou une heure et demie. Quant aux douches, dont la température peut être élevée ou abaissée à volonté, leur durée est en général de dix à trente minutes ; après leur administration, on pratique, selon les indications du médecin, l'emmaillottement ou le massage.

L'eau froide employée pour les douches provient d'une source captée en 1835 dans la montagne, tout près du village de Morcles, à 700 mètres environ au-dessus des bains et fournissant près de 800 litres à la minute. Les eaux de cette fontaine, dont la température d'émergence est de 6° C., arrivent aux bains à la température de 8° C.

Enfin, on administre encore à cette station des bains de sable entiers ou partiels, d'une température élevée. Ce sable, apporté par le Rhône, dont tout le parcours supérieur se fait dans le granit ou la protogyne, est très dense, d'une grande propreté, et ne renferme ni détritus végétaux ni poussières argileuses. Formé par de la silice ou des silicates, avec un peu de mica et une assez notable proportion de fer, il renferme encore quelques sulfures métalliques qui dégagent par la chaleur une odeur de soufre très manifeste.

Emploi thérapeutique. — Prise à l'intérieur, à la dose de cinq à six verres, l'eau chaude et chlorurée sulfureuse de Lavey est d'une digestion facile ; elle augmente l'appétit en déterminant une constipation légère et possède sur la peau et sur la muqueuse de la vessie une action manifeste qui se traduit par de la diaphorèse et de la diurèse. Ces effets physiologiques sont encore plus marqués et s'accompagnent d'une légère sensation de plénitude épigastrique avec quelques nausées passagères lorsque la dose d'eau ingérée est plus élevée et voire même doublée. A l'apparition de ces accidents, il faut diminuer et quelquefois même suspendre l'ingestion de l'eau minérale, car la continuation du traitement peut provoquer le retour de la maladie à la forme aiguë.

L'eau de Lavey mélangée à l'eau-mère des salines de Bex est acceptée sans répugnance et parfaitement tolérée par les enfants même très jeunes ; dans tous les cas, on doit ne demander à cette eau mélangée qu'un effet laxatif et non purgatif.

Les effets physiologiques des bains hydrominéraux de courte durée sont à peu de chose près semblables à ceux des bains ordinaires élevés à la même température ; mais les bains prolongés de deux heures de durée, répétés dans la matinée et la soirée. provoquent généralement la fièvre thermale et la poussée, qui se présente sous forme d'exanthème rubéolique avec saillie à la peau. M. le Dr Cossy, ancien médecin inspecteur de cette station, a vu dans la poussée une complication qu'il faut combattre.

Les bains de sable donnés et supportés à une température élevée grâce à la transpiration qui est absorbée au fur et à mesure qu'elle survient, produisent par la chaleur une excitation sur les nerfs cutanés et par action réflexe sur la circulation générale. Les échanges moléculaires, dit le Dr Suchard, sont ainsi considérablement accrus, les fonctions de l'enveloppe cutanée rétablies et maintenues d'une façon plus durable que par d'autres pratiques balnéaires.

L'eau chlorurée sulfureuse de la source hyperthermale, la *Mutterlauge* de Bex, l'eau froide et mouvementée du Rhône et l'atmosphère tonique et vivifiante de la vallée constituent pour Lavey-les-Bains une variété de ressources dont la valeur n'échappe à personne. Ce sont là autant de facteurs thérapeutiques qui ne laissent pas que d'étendre le champ pathologique de la médication de ce poste thermal, et c'est ainsi que la combinaison des eaux minérothermales et des eaux-mères des salines assigne à Lavey le traitement des scrofules pour spécialisation très formelle. Cette médication donne en effet les meilleurs résultats dans les manifestations superficielles de la diathèse scrofuleuse aussi bien que dans ses altérations plus profondes portant soit sur les tissus cellulaires et périarticulaires, soit sur les os eux-mêmes (*engorgements ganglionnaires, tumeurs blanches, coxalgies, caries osseuses*, etc.); mais, de tous les accidents strumeux, le rachitisme est celui qui cède le plus sûrement.

Après les scrofuleux de tous âges, qui forment la majeure partie de la clientèle de cette station, viennent les rhumatisants; les rhumatismes musculaires ou articulaires chroniques des individus scrofuleux, surtout, sont améliorés ou guéris par les eaux de Lavey, dont l'emploi donne également de bons résultats dans les anémies des sujets lymphatiques, dans les cas de débilité générale résultant soit d'une croissance trop rapide, soit de quelque maladie aiguë. L'usage interne et à doses fractionnées des eaux hyperthermales de la source s'adresse tout spécialement aux dyspepsies atoniques et flatulentes, aux diverses formes de gastralgie ainsi qu'aux diarrhées chroniques et incoercibles. La médication interne et externe, et surtout l'administration de l'eau-mère à la dose de 20 à 30 grammes par jour, de façon à provoquer une purgation complète, donnent également des résultats très favorables dans les engorgements simples du foie, dans les hémorroïdes non fluentes et en général dans la pléthore abdominale.

L'eau de Lavey, qui possède une action remarquable sur la muqueuse vésicale, améliore ou guérit les catarrhes graves de la vessie, simples ou muco-purulents. Le traitement hydro-thermominéral, qui consiste surtout dans l'eau en boisson et quelquefois en bains, donnerait, d'après le docteur Cossy, des succès plus constants que tous les autres moyens de la matière médicale.

Enfin, les affections nerveuses dépendant de quelque maladie de l'utérus, les ulcères variqueux ou autres de la jambe, les vieilles plaies et les trajets fistuleux, sont encore dans les attributions des eaux de Lavey. Elles sont *contre-indiquées* dans les maladies fébriles et le nervosisme très développé, dans les tumeurs néoplasmatiques et les maladies organiques du cœur, chez les phtisiques et chez les personnes prédisposées aux congestions et aux hémorragies cérébrales.

La *durée de la cure* est en général de trente jours.

L'eau de Lavey, qui n'éprouve aucune altération par le transport, peut très bien *s'exporter*.

LENK

De Paris à Lenk (659 kilom.), par chemins de fer français et suisse par Pontarlier, Neuchâtel et Berne jusqu'à Thun. 2 convois par jour. Trajet par train express en 23 h. 50 m.; par train omnibus en 28 h. 25 m. (1re cl., 69 fr. 50; 2e cl., 46 fr. 20).

De Thun à Lenk (55 kilom.), route de voitures. Service de diligences, 2 départs par jour. Trajet en 8 heures.

Lenk ou **Am-der-Lenk** (canton de Berne), bourg de 2,500 habitants, occupe l'extrémité sud de la vallée du Simmenthal.

La Saison thermale commence le 15 juin et finit le 15 septembre.

Topographie et climatologie. — Les bains de Lenk sont situés à dix minutes du bourg de ce nom et à l'extrémité sud de la belle vallée de Simmenthal, qui de ce côté se trouve protégée contre les vents du nord par une magnifique ceinture de montagnes couronnées de glaciers et aux flancs couverts de pâturages et de forêts.

Les Bains et le bourg, bâtis un peu au-dessus du fond de la vallée sur une large terrasse naturelle où n'arrivent que rarement les brouillards des régions basses, se trouvent à 1,100 mètres environ au dessus du niveau de la mer. Le climat de montagne qui règne dans cette haute région, dont l'atmosphère est tonique et vivifiante, est relativement doux ; mais les matinées et les soirées sont toujours très fraîches.

Etablissement thermal. — L'Etablissement thermal de cette station, qui est en pleine prospérité, se compose de plusieurs bâtiments dans lesquels sont répartis les services balnéothérapiques et les chambres meublées destinées aux baigneurs. La maison principale des Bains renferme dans son rez-de-chaussée vingt-quatre cabinets de bain et cinq salles de douches variées de forme et de calibre. Dans un pavillon distinct se trouve la buvette et la salle d'inhalation.

Les Eaux. — *Trois* sources *athermales, sulfatées calciques* ou *ferrugineuses bicarbonatées* alimentent les Bains de Lenk ; elles se nomment : la *Hohliebequelle* (source de Hohliebe) ; la *Balmquelle* (source de Balm), et la source de *Eisenquelle* ou *ferrugineuse*.

Ces fontaines, connues de temps immémorial dans le pays, ne sont exploitées et fréquentées d'une façon régulière que depuis une quarantaine d'années ; elles émergent d'une roche d'ardoise verte, à des températures qui sont à peu près les mêmes.

L'eau des fontaines sulfureuses est claire, transparente et limpide au griffon ; elle devient louche et légèrement laiteuse (Balmquelle) au contact de l'air ; elle possède une odeur et une saveur à peine sensibles pour la Hohliebequelle et très accusées au contraire dans la deuxième source.

D'après l'analyse de Fellenberg (1856), les sources sulfureuses renferment les principes élémentaires suivants :

Eau = 1.000 grammes.

	gr.	gr.
Chlorure de sodium..................	0.00567	0.00528
Sulfate de soude......................	0.00395	0.04072
— de potasse............	0.00223	0.00640
—· de magnésie	0.18937	0.20290
— de strontiane...............	0.00338	0.00957
— de chaux....................	0.77144	1.67920
Carbonate de magnésie..............	»	0.02104
— de chaux.................	0.33488	0.27618
Phosphate de chaux................)	0.00403	0.00399
Oxyde de fer.......................)		1.01057
Silice...............................	0.01090	0.01506
	1.32566	2.27091

Mode d'administration. — Les eaux de Lenk sont employées à l'intérieur et à l'extérieur, c'est-à-dire en boisson, en bains et douches et en inhalations. L'eau de la Hohliebequelle s'administre en boisson à la dose de un à six verres ingérés le matin à jeun et à un quart d'heure d'intervalle; la source de la Balmquelle sert exclusivement pour le traitement externe; les bains tempérés et chauds ont une durée variant d'une demi-heure à une heure; quant aux douches, leur durée comme leur forme et leur pression varient suivant les effets qu'on en veut obtenir.

Emploi thérapeutique. — L'eau de Hohliebequelle, prise à faible dose, ne détermine qu'un peu de pesanteur épigastrique accompagnée de renvois sulfureux, tandis que son ingestion au-dessus de deux verres et plus occasionne de l'abattement avec diminution des battements du cœur; en même temps il se produit de la diurèse et des effets laxatifs.

Les bains d'eau de la Balmquelle produisent, à la suite d'un frisson central qu'éprouve le baigneur, un sentiment de force et de bien-être général. Lorsqu'ils sont administrés chauds et prolongés, leur usage provoque la poussée, qui se traduit par un érythème léger avec de petites papules siégeant généralement autour des articulations.

La médication interne et externe de Lenk, qui est éminemment reconstituante, possède dans ses attributions thérapeutiques les catarrhes simples des bronches, des voies uropoïétiques et de l'appareil digestif; les affections chroniques de la peau et les états morbides des organes internes reconnaissant pour cause le vice herpétique; les dyspepsies stomacales ou intestinales atoniques des sujets lymphatiques principalement. Ces eaux donnent également de bons résultats dans la diathèse scrofuleuse avec tout son grand cortège d'accidents, dans les rhumatismes chroniques superficiels et profonds, dans la cachexie par empoisonnement métallique.

Les contre-indications des eaux de Lenk sont celles des eaux sulfurées.

Les ressources hydrominérales de cette station bernoise, où l'air pur et vif des montagnes est un puissant auxiliaire, sont complétées par des cures de lait et de petit-lait.

La *durée de la cure* est en général de vingt-cinq jours.

L'eau des sources de Lenk ne *s'exporte pas.*

LOUÈCHE-LES-BAINS

De Paris à Louèche-les-Bains (632 kilom.), par chemins de fer de Lyon et de la Suisse, et route de voitures. Trajet par train express en 22 h. 24 m.; par train omnibus en 26 h. 35 m. (1re cl., 80 fr. 75; 2e cl., 51 fr. 35; 3e cl., 38 fr. 15). Sleeping-Cars de la Compagnie des wagons-lits jusqu'à Culoz.
De Louèche-Station à Louèche-les-Bains (30 kilom.), route de voitures. Trajet par omnibus en 3 h. 30 m. (Prix: 6 fr. 50).

Louèche-les-Bains ou **Laukerbad** en allemand, est situé dans le canton du Valais.

La **Saison thermale** commence le 15 juin et se termine le 15 septembre.

Topographie et climatologie. — Les *Bains de Louèche* jouissent d'une réputation européenne, et cependant ils sont situés, avec le petit village qui leur a donné son nom, au fond d'une étroite vallée, sise à 1,415 mètres au-dessus du niveau de la mer. Ce vallon, d'une longueur de 17 kilomètres sur une largeur de 300 ou 400 mètres au plus, n'a d'issue que vers le Sud, où coule le torrent de Daca ; de tous les autres côtés, il est fermé par de hautes montagnes dont quelques-unes sont couronnées par des neiges éternelles ; c'est au Nord-Ouest, la sombre *Gemmi;* à l'Ouest, le *Daubenhorn* (2,800 mètres de hauteur); le *Lœmmer-horn* (3,310 mètres) et le *Strubelstock* (2,985 mètres); au Nord, le *Platenhorn* (2,849 mètres), *Rhinderhorn* (3,466 mètres) et l'*Altels* (3,644 mètres), et enfin, au Sud-Est, le *Torrenthorn* (2,950 mètres) et le *Galinorn* ou *Chermignon* (3,463 mètres). L'aspect de ce long couloir d'où le soleil, au cœur de l'été, disparaît à 5 heures du soir, est aussi triste que sauvage; le climat qui y règne ne laisse pas que d'être rude et variable; les matinées et les soirées sont toujours très fraiches et, par les temps pluvieux, les journées sont froides et humides. Malgré ces variations météorologiques, l'atmosphère de la vallée de Louèche est d'une pureté et d'une salubrité remarquables ; les mélèzes qui garnissent la base des montagnes imprègnent de senteurs balsamiques l'air qui est tonique et vivifiant.

Etablissements thermaux. — Louèche possède *cinq* Etablissements thermaux qu'on a dû protéger contre les ravages des avalanches assez fréquentes par de fortes digues élevées dans le voisinage :

1° Le *Bain Neuf* ou le *Grand Bain* renferme deux grandes piscines d'un mètre de profondeur et une quinzaine de piscines de famille. A côté de ces piscines il existe des vestiaires et des cabinets de douches variées ;

2° Le *Bain Valanan* ou *Bain Vieux* est situé en face du précédent établissement et à quelques mètres de la source de Saint-Laurent ; il possède trois grandes piscines réunies dans une seule et même pièce qui communique avec les salles de douches et les vestiaires;

3° Le *Bain Werra* se compose d'un vaste bâtiment qui renferme huit piscines, dont quatre grandes et quatre petites; ces dernières ont chacune leur vestiaire et leur cabinet de douches, tandis que les grandes piscines sont bien moins favorisées sous ce rapport;

4° Le *Bain Zurichois* contient deux grandes piscines (une pour chaque sexe) avec cabinets de douches et une division spéciale dite de *bains ventouses* où l'on applique des ventouses scarifiées pendant le bain, chez les malades de toutes conditions; cette division renferme deux piscines qui communiquent avec les deux grandes piscines affectées au traitement des pauvres et des indigents;

5° Le *Bain des Alpes* est installé dans le premier étage de l'hôtel du même nom; il comprend deux grandes piscines pouvant contenir chacune trente baigneurs, quinze piscines de famille, plusieurs cabinets de bain et deux salles de douches variées de forme et de calibre.

Il existe dans tous ces établissements, des buvettes qui ne sont ouvertes que de 4 à 10 heures du matin et de 2 à 5 heures du soir.

Les Eaux. — Les sources, au nombre de vingt-deux environ, jaillissent dans le village ou dans ses environs; elles sont *thermales* et *sulfatées calciques moyennes, azotées* et *carboniques faibles*. Ces fontaines sont connues depuis le XII° siècle; elles n'ont commencé à être utilisées et fréquentées d'une façon régulière qu'à partir du XVI° siècle; elles émergent d'un terrain composé de schiste argileux et de calcaire dans lequel on trouve des cristaux de quartz et de pyrite.

Les Etablissements balnéaires sont loin d'utiliser toutes les sources qui sont d'un débit très abondant et d'une température variant de 29 à 50 degrés centigrades. Nous ne nous occuperons ici que des plus importantes à connaître; elles se nomment : la *Lorenzquelle* (source de Saint-Laurent) qui alimente le Bain Neuf, le Bain Vieux, le Bain Werra et le Bain Zurichois ou des pauvres.

La *Goldbrunelli* qui révèle la propriété que possèdent les eaux de Louèche de jaunir en un ou deux jours les pièces d'argent par le dépôt d'un sel de fer. Ce dépôt fut pris à l'origine pour de l'or; de là le nom de *petite source d'Or* donné à cette fontaine.

La *Fussbadquelle* ou source des bains de pieds.

Les trois sources aujourd'hui réunies de l'*Armenbad* ou *Aussatzigenbad* (bain des pauvres ou des lépreux).

Les sources de Laukerbad dont l'origine est commune, diffèrent très peu les unes des autres sous le rapport des propriétés physiques et chimiques; leur eau thermale et sulfatée calcique est généralement claire et limpide. Inodore au griffon des sources, elle acquiert, au contact prolongé de l'air, l'odeur des œufs pourris; sa saveur, tout en n'étant pas très prononcée, laisse un arrière-goût métallique et amer. Lorsqu'elle est exposée quelque temps à l'air, cette eau reste limpide, mais elle dépose sur les parois des réservoirs un précipité d'oxyde de fer de couleur jaune ou brun rouge. Une couche de cet oxyde revêt au bout d'un ou deux jours les pièces d'argent bien décapées qu'on y laisse séjourner et celles-ci à leur sortie de l'eau présentent une belle couleur jaune d'or. Enfin, savonneuse, au toucher, l'eau de Louèche rend à la longue la peau sèche et dure.

L'eau de Louèche (source Saint-Laurent) renferme, d'après l'analyse de Pyrame Morin, les principes élémentaires suivants :

Eau = 1.000 grammes.

	gr.
Sulfate de chaux	1.5200
— de magnésie	0.3084
— de soude	0.0502
— de potasse	0.0386
— de strontiane	0.0048
Carbonate de protoxyde de fer	0.0103
— de magnésie	0.0196
— de chaux	0.0053
Chlorure de potassium	0.0083
Iodure de potassium	traces
Silice	0.0030
Alumine	traces
Phosphates	traces
Azotates	traces
Sels ammoniacaux	traces
Glairine	Quantité indét.
	1.9697

Gaz acide carbonique	0.0047	=	2.38
— oxygène	0.0015	=	1.05
— azote	0.0145	=	11.51
	0.0207		14.94

Mode d'administration. — Les eaux de Louèche sont utilisées *intus* et *extra*, c'est-à-dire en boisson, en bains de piscine et de baignoire, en douches, en lavements, en injections et en lotions. En boisson, ces eaux, qui sont lourdes à l'estomac, sont administrées à la dose d'un à trois verres ingérés le matin à jeun et à une demi-heure d'intervalle. Lors de l'association des traitements interne et externe, l'eau se boit pendant le bain.

Les bains forment la caractéristique de la médication de cette station ; dans aucun autre établissement thermal l'emploi des bains ne joue un rôle thérapeutique aussi important et ne se fait de la même façon qu'à Louèche. A part quelques exceptions, les bains sont communs, c'est-à-dire qu'ils se prennent dans les piscines dont la température réglementaire est de 34° 8 centigrades. La durée des bains ou *la baignée*, comme on dit à Louèche, qui est le premier jour de trois quarts d'heure à une heure, se trouve successivement et graduellement augmentée jusqu'à ce qu'elle soit portée à cinq ou six heures en deux séances dont la plus longue est celle du matin.

La longue durée des bains de Louèche qu'on continue même pendant la poussée, perpétuera sans doute l'usage du bain commun ou de piscine. On comprend que des personnes condamnées à rester dans l'eau une moitié de la journée cherchent par leur réunion à échapper à l'inévitable ennui de l'isolement. Pendant leur séjour dans les piscines, les baigneurs s'ingénient à trouver des moyens de distraction qui puissent occuper leur temps ; c'est ainsi que ces bains communs offrent un spectacle des plus curieux et des plus amusants. « Excepté aux Bains Zurichois, où différents motifs ont fait séparer les deux sexes, hommes, femmes, enfants, militaires, prêtres, remplissent les piscines, ce qui présente un tableau bizarre et tenant beaucoup de la caricature. On joue, on chante, on lit, on mange, on boit ; presque tous les baigneurs ont devant eux une petite table en bois qui surnage et porte le livre, la tabatière, le déjeuner, etc. Les naufrages ne sont pas sans exemple. Chaque baigneur est vêtu d'une chemise ou d'une tunique de laine qui l'enveloppe depuis le cou jusqu'aux pieds. Le corps entier plonge dans l'eau, la tête seule apparaît au-dessus de la surface; les mains ne se montrent que lorsqu'elles sont appelées à rendre quelques services. Autour des piscines règne une galerie avec balustrade qui permet aux visiteurs de s'approcher des malades et aux voyageurs de voir dans ses détails cette curiosité principale de Louèche. Si par malheur quelqu'un néglige en entrant de fermer la porte derrière lui, ou se croit permis de garder son chapeau sur la tête, des cris nombreux le rappellent à l'ordre. De même, quand un baigneur n'entre pas dans la piscine ou n'en sort pas suivant les règles établies, des éclats de rire et des critiques bruyantes prouvent combien tout ce monde a besoin de tromper son ennui et de se distraire pendant les longues heures de son séjour dans l'eau. » (JOANNE et LE PILEUR, *les Bains d'Europe.*)

Emploi thérapeutique. — Les eaux *hyperthermales* et *sulfatées calciques* de Louèche sont excitantes, diurétiques et diaphorétiques; elles activent les systèmes nerveux et sanguin en même temps qu'elles augmentent les urines et les sueurs. Lorsqu'elles sont prises en boisson, leur effet physiologique principal se traduit par un embarras gastro-intestinal. Les bains qui, comme nous l'avons dit précédemment, constituent en quelque sorte la médication de ce poste thermominéral, déterminent une stimulation marquée de l'organisme tout entier : agitation, insomnie, sommeil troublé par des rêves pénibles, et parfois état mélancolique impossible à secouer, tels sont les premiers phénomènes physiologiques provenant de l'usage des bains. A ces effets viennent se joindre les premiers symptômes de la fièvre thermale qui se manifeste avec plus ou moins d'intensité, puis s'établit la *poussée*, phénomène presque constant à Laukerbad.

Cet accident thermal qui est fortuit, de peu d'importance ou bien d'un augure plus ou moins défavorable dans la plupart des autres stations de l'Europe, est considéré à Louèche comme une des conditions principales de la cure hydrominérale. Aussi, non seulement on y cherche à obtenir la poussée, mais encore on respecte son développement et ses phases parce qu'on la considère, sinon comme indispensable au succès du traitement, du moins comme un des phénomènes favorables à la guérison.

La poussée de Louèche se manifeste généralement du sixième au douzième jour, on l'a vue cependant survenir après le deuxième ou le troisième bain. Elle revêt les formes les plus diverses; elle peut consister en un exanthème pointillé semblable au produit d'un sinapisme, de même qu'elle peut être érysipélateuse, scarlatineuse, pustuleuse, vésiculeuse, et toutes ces variétés coexistent parfois chez le malade.

L'action physiologique des sources indique le caractère de la médication de Louèche-les-Bains; c'est bien là une médication substitutive, comme le prouvent d'ailleurs les excellents résultats qu'elle donne tout spécialement dans les maladies de la peau. Leur usage externe et surtout interne amende ou guérit les affections récentes ou anciennes de la peau contre lesquelles ont échoué les médications les plus énergiques et les plus variées aussi bien que les eaux sulfurées et sulfureuses. L'état aigu des affections cutanées n'empêche pas l'emploi des eaux, à la condition toutefois que les malades soient préalablement soumis à une médication antiphlogistique et révulsive que l'on réalise par l'application de ventouses scarifiées. Dans le cas où une dermatose a brusquement disparu en laissant par suite de sa disparition des désordres plus ou moins sérieux de la santé, la poussée de Louèche devient d'une indication formelle et sûre pour rappeler à la peau l'éruption dont le retour est si nécessaire. Ces eaux dans les syphilis larvées, au lieu d'en ramener les manifestations à la peau, déterminent l'éruption spécifique vers les muqueuses du voile du palais et de l'arrière-bouche.

L'usage des eaux de Louèche est également très avantageux pour combattre les manifestations de la diathèse rhumatismale : rhumatismes articulaire et musculaire passés à l'état chronique, paralysies rhumatismales, affections des voies respiratoires de même origine.

Dans la goutte atonique, où il est nécessaire de *remonter* l'organisme des malades anémiés en stimulant les fonctions de nutrition et la sanguinification, ces eaux employées *intus* et *extra* (boisson, bains et douches) possèdent une efficacité non douteuse.

Nous avons parlé plus haut des bons effets de la médication externe (bains et douches) dans les paralysies d'origine rhumatismale ; il en est de même pour les paralysies causées, soit par un trouble profond du système nerveux périphérique, soit par un commencement de maladie de la moelle ou de ses enveloppes, soit même par un *tabes dorsalis* chez les individus simplement scrofuleux.

Le lymphatisme et la scrofule avec toutes leurs manifestations multiples relèvent encore de la médication externe et interne (boisson, bains et douches) de ce poste thermal dont les eaux stimulantes trouvent un puissant auxiliaire dans l'atmosphère tonique et vivifiante de la vallée. Aussi cette double cure hydrominérale et aérothérapique convient-elle également aux chlorotiques et aux anémiques, de même qu'aux enfants malingres dont il est nécessaire de remonter la vitalité.

Les engorgements congestifs ou d'origine paludéenne du foie et de la rate sont justiciables de l'emploi *intus* et *extra* de ces eaux dont les vertus curatives s'étendent également aux maladies de l'utérus sans aucune inflammation, aux suites de couches et de pertes abondantes et répétées. Disons enfin que ces eaux thermominérales, administrées en bains généraux et locaux, en douches et en lotions, possèdent une grande efficacité dans le traitement des vieilles plaies et des ulcères atoniques variqueux.

Les eaux de Louèche sont contre-indiquées d'une façon générale dans tous les états inflammatoires ou congestifs. Les affections organiques du cœur et des gros vaisseaux, la phtisie à toutes ses périodes d'évolution, le cancer, la syphilis au premier degré et les tumeurs ovariques et utérines sont des contre-indications formelles de ces eaux excitantes dont l'usage doit être également proscrit aux pléthoriques et aux personnes prédisposées aux congestions du cerveau et des poumons.

La *durée de la cure* est de vingt-cinq jours en général.

Les eaux de Louèche ne *s'exportent pas*.

MORITZ (SAINT-)

De Paris à Saint-Moritz (809 kilom.). Chemin de fer de l'Est, chemins de fer allemands et suisses et route de voiture. — Trajet par Mulhouse, Bâle, Zurich et Coire. — Trains express en 31 h. 15 m. (1re cl., 104 fr. 65; 2e cl., 75 fr. 45). — Service de la Compagnie internationale des wagons-lits.
Route de poste de Coire à Saint-Moritz par le Jullier (77 kilom.). — Trajet par diligence en 13 heures. Prix : 20 francs.

Saint-Moritz ou **Saint-Maurice** (canton des Grisons) est un village thermal de 401 habitants, situé dans la haute Engadine, au pied de la montagne du Rosatsch.

La **Saison thermale** ne commence que le 15 juillet pour se terminer à la mi-septembre.

Topographie et climatologie. — Saint-Moritz (en roman *San-Murezzen*), village le plus élevé de l'Engadine (1,856 mètres d'altitude), reçoit tous les ans une foule de baigneurs et de touristes qui y sont attirés par la beauté grandiose de cette région, enfermée dans une splendide ceinture de cimes neigeuses. Malheureusement, il règne dans ces hautes vallées de l'Engadine, dont l'atmosphère est d'une si grande pureté, un climat rude, inconstant et sujet à de très grandes variations de température.

Établissement thermal. — Les Bains, situés à 1,769 mètres au-dessus du niveau de la mer, comprennent un certain nombre de bâtiments reliés entre eux par des galeries qui viennent aboutir à l'*Établissement thermal* ou *Curhaus*. L'ensemble des Thermes renferme plusieurs buvettes ou trinkhalles, 82 cabinets de bains avec baignoires en bois de pin Cembro ; quatre salles de douches variées de forme et de pression et des logements pour 300 malades au moins.

Promenades et excursions. — Saint-Moritz est un centre de promenades et d'excursions, parmi lesquelles nous citerons : le *lac de Saint-Moritz*, le *Johannisberg*, d'où l'on jouit d'une belle vue sur les lacs supérieurs; l'*Alpe-Laret*, avec le splendide panorama du massif de *Bernina* ; l'*Alpe-Giop* et le *Piz-Noir* ; le glacier de *Morteratsch*, etc., etc.

Les Eaux. — Vantées dès 1530 par Paracelse, les eaux de Saint-Moritz sont *athermales* et *ferrugineuses bicarbonatées*; fournies par *quatre* sources qui émergent du terrain granitique au milieu d'une prairie marécageuse de la rive droite de l'Inn, elles sont remarquables par leur basse température et par leur grande quantité d'acide carbonique. Les trois principales fontaines se nomment *Altequelle* ou *Mauriciusquelle* (température, 6°,62 C.; débit 316 hectolitres; densité, 1,00215), *Neuequelle* ou *Paracelsusquelle* (température, 5°,5 ; débit, 864 hectolitres ; densité, 1,00239) et *Fontana della Maria Huotter* ou *source de Maria Huotter*, découverte comme la précédente en 1853. La quatrième source n'est point utilisée.

L'eau de ces diverses sources présente dans ses caractères physiques la plus grande analogie; claire, transparente, limpide et inodore, elle possède une saveur piquante, acidulée et styptique; pétillante dans les verres en raison de l'acide carbonique qui s'échappe de toute sa masse, elle devient légèrement opaline par son exposition à l'air et abandonne dans ses tuyaux de conduite un dépôt ocracé.

La *Vieille Source* et la *Source Nouvelle* ou *de Paracelse* renferment, d'après l'analyse de Husemann (1874), les principes élémentaires suivants :

Eau = 1.000 grammes.

	Mauricusquelle	Paracelsusquelle
	gr.	gr.
Chlorure de lithium	0.000848	0.000885
— de sodium	0.043764	0.034683
Bromure de sodium	0.000536	0.000099
Iodure de potassium	0.000013	0.000002
Fluorure de sodium	0.000630	0.001740
Nitrate de soude	0.000334	0.000721
Borate de soude	0.003914	0.005228
Sulfate de soude	0.307415	0.321101
— de potasse	0.014382	0.014800
Carbonate de soude	0.194365	0.128273
— d'ammoniaque	0.002008	0.001750
— de chaux	0.852025	0.904132
— de strontiane	0.000088	0.000092
— de magnésie	0.129345	0.132686
Carbonate de protoxyde de manganèse	0.003829	0.004043
Carbonate de protoxyde de fer	0.023996	0.028020
Carbonate de protoxyde de fer hydraté	»	0.006108
Acide silicique	0.040169	0.053445
— phosphorique	0.000156	0.000144
Alumine	0.000050	0.000030
Baryte, cœsium, arsenic, cuivre, matières organiques	traces	traces
	1.656066	1.637982
	c.c.	c.c.
Gaz acide carbonique libre et à demi combiné à zéro et 760 B	1500.906	1554.160
Acide carbonique libre	1230.010	1282.818

Emploi thérapeutique. — Les eaux de Saint-Moritz, qu'on utilise *intus* et *extra* (boisson, bains et douches) sont toniques, reconstituantes et digestives, alors qu'elles sont prises à l'intérieur. Suivant Rotureau, la *source ancienne* agirait comme constipante, tandis que la *source de Paracelse* faciliterait les garde-robes dans l'atonie du canal digestif; s'il faut s'en rapporter à Meyer Ahrens, cette dernière action appartiendrait à l'une et à l'autre fontaine. A l'intérieur, c'est-à-dire en bains, ces eaux sont considérées comme sédatives des systèmes nerveux et sanguin.

La chlorose et l'anémie avec tout leur grand cortège d'accidents; les dyspepsies de l'estomac et de l'intestin; les convalescences des maladies graves; les cachexies paludéenne,

scorbutique et métallique; les diarrhées chroniques rebelles ;
la plupart des manifestations du lymphatisme et de la scrofule ;
le catarrhe des voies génito-urinaires et la spermatorrhée :
telles sont les principales affections constituant la spécialisation des eaux de Saint-Moritz. Elles seraient employées avec
avantage, suivant le professeur Jaccoud, contre le diabète
avec anémie totale et contre l'albuminurie torpide d'emblée
ou dont l'acuité est éteinte depuis un certain temps, sous condition toutefois que cette dernière affection se présente sans
complication de lésion du cœur, d'hydropisie ou d'affection
viscérale secondaire.

Disons enfin que les eaux de Saint-Moritz, dont le traitement hydrominéral se complète dans certains cas par la
cure séro-lactée, sont contre-indiquées chez les pléthoriques,
dans les maladies organiques du cœur et des gros vaisseaux
ainsi que dans la tuberculose.

La *durée de la cure* est de vingt-cinq jours en général.

RAGATZ-PFÆFFERS

De Paris à Ragatz (713 kilom.) par chemin de fer de l'Est, chemins de
fer allemands et suisses. — Trajet par Belfort, Zurich et Sara-
gans. — Trains express en 17 h. 33 m. (1ʳᵉ cl., 78 fr. 65; 2ᵉ cl.,
54 fr. 05).

Ragatz (canton de Saint-Gall) est un gros bourg de 2,000 habitants dont le nom est aujourd'hui connu de toute l'Europe,
grâce aux Bains *de Ragatz* et *de Pfœffers*, situés à 4 kilomètres l'un de l'autre.

La Saison thermale commence le 15 juin et se termine avec
le mois de septembre.

Topographie et climatologie. — C'est à leur situation,
dans une des parties les plus pittoresques et les plus tourmentées

de la Suisse, que les Bains de Ragatz-Pfæffers doivent certainement leur renommée européenne et leur développement aussi rapide que considérable. En effet, les eaux thermales de cette station sont d'une minéralisation faible et peu significative; d'autre part, le climat de montagnes de cette région d'altitude moyenne (Ragatz, 521 mètres, et Pfæffers, 681 mètres au-dessus du niveau de la mer) est inconstant, variable et humide avec des matinées et des soirées toujours très fraîches.

Les Bains. — A. **Bains de Ragatz.** — Le bourg de Ragatz, bâti sur les deux rives de la Tamina, à l'entrée de la gorge d'où ce torrent se précipite pour aller se perdre un peu plus loin dans le Rhin, possède plusieurs établissements thermaux dont les deux principaux sont le *Holf-Ragatz* et le *Quellenhoff*. Alimentés par les eaux minérales amenées de Pfæffers par une conduite de 4 kilomètres de longueur, ces Établissements ne laissent rien à désirer sous le rapport de l'aménagement et de l'installation hydrobalnéothérapique. Ils renferment des buvettes, de nombreux cabinets de bains, une grande piscine de natation et plusieurs piscines de famille.

B. **Bains de Pfæffers.** — Situés au fond de la gorge de la Tamina, une des merveilles de la Suisse, ces Bains sont installés dans un ancien couvent dont les trois corps de bâtiment sont aménagés pour le traitement et le logement des malades. En outre des buvettes, qui jaillissent dans une vaste salle, l'installation balnéaire comprend vingt-neuf cabinets de bains avec baignoires pour la plupart en faïence, des salles de douches variées de forme et de pression, plusieurs piscines pouvant contenir chacune de vingt à trente personnes, etc.

Promenades et excursions. — Ces Bains offrent à leurs hôtes accidentels tous les genres de distractions que l'on trouve dans les grandes villes d'Eaux de l'Europe. Les établissements de Ragatz possèdent un grand casino, des salons de conversation et de musique, des salles de jeux, des galeries couvertes et des promenoirs pour les jours de mauvais temps, de beaux jardins et un parc renfermant un pavillon pour les *cures de petit-lait.* Tous ces agréments se trouvent complétés par les excursions qui attirent, pendant la belle saison, un grand nombre de touristes dans cette admirable région.

On visite à Ragatz ou dans ses environs : — le tombeau en marbre de Carrare du philosophe Schelling, mort et enterré dans cette localité en 1854 ; les ruines du *château de Freudenberg*, d'où l'on jouit d'une belle vue sur la vallée du Rhin ; le *Mont Thabor*; le *Guschenkopf*, d'où l'on découvre la vallée du Rhin, les montagnes de l'Appenzell, du Prattigau, etc.; le *Fasanenkopf* (2,035 mètres, ascension en 3 heures); le *Monte Luna* (2,416 mètres, asc. en 4 heures); le *Calanda* (2,700 mètres, asc. en 6 heures). etc., etc.

2° A *Pfæffers* : la *gorge de la Tamina*; le *Beschluss*, pont naturel jeté au-dessus de l'abîme dans lequel le soleil forme, avec la vapeur d'eau qui s'élève du torrent, des arcs-en-ciel d'un effet féerique; le territoire des sources, situé à 600 mètres des bains ; *l'abbaye des Bénédictins de Pfæffers*; la *Felsentreppe*, escalier de 200 marches taillées dans le rocher; la *Calandasbau*, etc., etc.

Les Eaux. — Connues depuis le xii° siècle, les sources de Ragatz-Pfæffers sont situées à 600 mètres environ des bains de Pfæffers, dans la gorge étroite et sauvage de la Tamina, où le soleil ne pénètre, même dans les mois de juillet et d'août, que de onze heures à trois heures. Ces fontaines jaillissent sur les bords ou dans le lit du torrent; elles émergent d'un terrain calcaire où se rencontrent des granits, des grès de gneiss et des schistes alumineux. Leur température native oscille entre 35 et 37°,5 C. ; quant à leur débit, il est variable avec les années et avec les saisons; la moyenne de dix jaugeages faits de 1856 à 1867 a donné 61,517 hectolitres pour l'ensemble des sources captées dont les deux principales sont la : — *Kesselquelle* (source de la chaudière ou vieille source) et la *Stellenquelle* (source du forage ou nouvelle source), découverte en 1860.

Par suite de leur communauté d'origine, toutes ces fontaines *hyperthermales* et *bicarbonatées calciques faibles* sont en quelque sorte identiques sous le rapport des caractères physiques et chimiques. Leur eau, d'une limpidité parfaite, ne possède ni odeur ni saveur caractéristiques; elle ne forme aucun dépôt dans les réservoirs et à l'air libre; sa pesanteur spécifique est 1,0003. D'après la dernière analyse faite par de Planta (1868), elle renferme les principes élémentaires suivants :

Eau = 1.000 grammes.

		gr.
Carbonate de soude	....	0.0059
— de chaux	....	0.1254
— de magnésie	....	0.0509
— de strontiane	....	0.0014
— de baryte	....	0.0006
— d'oxyde de fer	....	0 0017
Sulfate de potasse	....	0 0071
— de soude	....	0.0316
Chlorure de lithium	....	0.0002
— de sodium	....	0.0474
Bromure de sodium	....	0.00001
Phosphate d'alumine	....	0.0009
Borate de soude	....	0.0004
Acide silicique	....	0.0135
Rubidium, cœsium, thallium	....	traces

0.28701

c.c.

Gaz acide carbonique libre et à demi combiné (47ᶜᶜ)...................................... 0.0923

Mode d'administration. — Les eaux de Pfæffers sont utilisées *intus* et *extra*, c'est-à-dire en boisson, en bains de baignoire ou de piscine et en douches. A l'intérieur, la dose varie, suivant les indications, de 4 à 6 verres jusqu'à 15 et même 20 verres par jour. Rien de particulier à signaler relativement à la médication externe, de même que pour les *cures de petit-lait et de raisin*, qui se pratiquent à ce poste thermal.

Emploi thérapeutique. — D'une assimilation facile, même à dose élevée, cette eau thermale et faiblement minéralisée excite l'appétit et facilite les fonctions de l'appareil digestif; elle augmente en même temps les sécrétions de la peau et des reins. En bains, elle possède des propriétés fortement sédatives et paraît avoir sur l'enveloppe cutanée, qu'elle assouplit, une action spéciale, comparable à celle de l'eau de Louèche. Sous l'influence du traitement externe, il se produit une éruption exanthémateuse légère qui se mani-

feste généralement aux coudes et aux malléoles. On observait
autrefois, par la méthode des bains prolongés, la *poussée* avec
tous ses symptômes caractéristiques.

De ces données physiologiques découle la spécialisation
thérapeutique de Ragatz-Pfœffers; celle-ci embrasse les maladies de l'innervation. On recommande ces eaux, dit Durand-
Fardel, dans les rhumatismes à forme névralgique, la sciatique, le tic douloureux de la face, dans les divers états
névropathiques (hystérie, contractures spasmodiques, chorée),
soit essentiels, soit concomitants d'autres affections, telles
que les maladies de l'utérus, celles de la moelle épinière, etc.
Nous ajouterons que ces eaux dont on doit condamner l'usage,
quoi qu'en aient écrit certains auteurs, dans la tuberculose et
les maladies des voies respiratoires, donnent également de
bons résultats dans la dyspepsie et dans les autres affections
gastro-intestinales avec prédominance d'éléments nerveux,
dans certaines formes de l'eczéma et dans la névralgie consécutive au zona.

La *durée de la cure* est de vingt à vingt-cinq jours.

SAXON

De Paris à Saxon (604 kilom.) par chemin de fer de Lyon et chemins de fer suisses. Trajet par trains express en 17 h. 55 m.
(1re cl., 68 fr. 10; 2e cl., 46 fr.; 3e cl., 30 fr. 75.)

Saxon (Valais) est un village de 1,610 habitants, situé à
17 kilom. de Sion et à 8 kilomètres de Martigny.

La **Saison thermale** s'ouvre le 15 mai et se prolonge jusqu'à la fin du mois d'octobre.

Historique, topographie et climatologie. — Saxon a
subi le sort de toutes les villes d'Eaux dont la surprenante pros

périté reposait uniquement, en quelque sorte, sur le jeu ; la fermeture de ses salles de roulette a marqué l'heure de son déclin.

Cette station du Valais où se pressait, il y a quelque dix ans (1877), une foule de baigneurs de toutes les nationalités, n'est plus fréquentée aujourd'hui que par un petit nombre de malades.

Sis à 479 mètres au-dessus du niveau de la mer, le village de Saxon (1,610 habitants) se trouve sur la rive gauche du Rhône, dans un vallon de 100 à 300 mètres de largeur, ouvert du Nord au Midi. Les montagnes qui enserrent cette étroite vallée, où souffle toutes les après-midi un vent du Sud-Ouest qui arrive des bords lac de Genève, forment avec leurs forêts d'arbres verts un magnifique encadrement à cette station ; malheureusement, son climat est insalubre, chaud et désagréable pendant la saison des eaux ; la température moyenne correspondant à cette période est de 18° à 18°,5 C, bien que la chaleur soit intense pendant les journées d'été ; les matinées et les soirées sont très fraîches en mai et en octobre.

Etablissement thermal. — L'Établissement thermal comprend deux bâtiments reliés entre eux par une galerie couverte : l'un renferme des logements pour les baigneurs et l'autre l'installation balnéaire ; celle-ci comprend vingt-deux cabinets de bains à une ou deux baignoires en bois et en zinc ; quatre salles de douches variées de forme et de pression, et une petite piscine de 1^m,10 de profondeur, précédée d'un vestiaire.

Promenades et Excursions. — Le nombre, la variété et la beauté des sites environnants peuvent faire oublier aux hôtes accidentels de Saxon les désagréments de son climat. Les touristes et baigneurs ont à visiter : — dans la vallée, le village de *Saillon*, avec sa ceinture de murailles flanquée de tours crénelées ; sur les sommets de la colline au pied de laquelle est bâti le hameau thermal, l'*Église* et les *ruines du château* des seigneurs de Saxon, détruit vers la fin du xv° siècle (1475) ; par chemin de fer, la ville de *Sion*, chef-lieu du Valais, *Martigny*, etc. Nous citerons encore parmi les excursions les plus voisines et les plus faciles : l'ascension de la montagne de *Pierre-à-Voir* (5 h. 30 m. de montée à cheval), d'où l'on découvre un superbe panorama embrassant les *vallées du Rhône et de Bagnes*, la chaîne des *Alpes Valaisannes* (du mont Blanc au Cirvin), celle des *Alpes Bernoises*, le glacier de *Getroz*, le *lac de Genève*, etc. ; l'ascension du *Grand-Chavalard* (2,907 mètres) par Martigny, etc.

Les Eaux. — Saxon ne possède qu'une seule source, connue dans le pays sous les noms de *Fontaine chaude* ou *Fontaine aux Croix*. Cette source, utilisée par les habitants de la région depuis plusieurs siècles, n'est exploitée régulièrement que depuis une cinquantaine d'années environ ; elle émerge au fond d'un puits de 3 mètres de profondeur à la température de 23°,5 C, d'un calcaire dolomitique, contenant de l'iode. Son débit, variable suivant les années, peut être évalué en moyenne à 3,000 hectolitres par vingt-quatre heures.

L'eau de cette fontaine *hypothermale et bicarbonatée calcique* est claire, transparente et limpide ; inodore et d'une saveur insignifiante, elle possède une réaction neutre ; son poids spécifique est, d'après M. P. Morin, égal à la densité de l'eau distillée.

La constitution chimique des eaux de Saxon a donné lieu à des débats contradictoires, que nous croyons devoir signaler ; les divers chimistes qui ont analysé cette source sont même arrivés à des résultats si différents qu'on a pu croire à des manœuvres frauduleuses. Tandis que les uns y signalaient la présence de l'iode sous forme de traces plus ou moins sensibles, les autres ne pouvaient, après des recherches multiples et minutieuses, déceler l'existence de ce métalloïde. Cependant, cette eau sort d'une roche particulière, la *Cargneule* ou *Bauckwack*, qui contient ordinairement de l'iode ; et la Cargneule de Saxon en renfermerait à un tel point qu'il suffirait d'exposer pendant quelque temps à l'air un fragment de cette pierre pour obtenir le dégagement et l'odeur des vapeurs iodées. Ce phénomène, observé par Blondeau et Aviolat, a été reproduit devant la Société d'hydrologie de Paris (Blondeau) ; il n'a pu être cependant obtenu de nouveau par Rotureau ainsi que par d'autres expérimentateurs. L'iode n'existerait-il dans cette source que d'une façon intermittente, et ces proportions variables elles-mêmes dépendraient-elles d'une cause insaisissable jusqu'alors ? Cette opinion de Pyrame Morin est combattue par Ossian Henry, qui affirme sans aucune hésitation que l'eau de Saxon renferme d'une manière continue des iodures et des bromures ; ces sels s'y trouveraient même, d'après ce chimiste, en quantité suffisante pour faire placer cette eau au premier rang des bromo-iodurées.

Ossian Henry assigne à la source de Saxon la composition chimique suivante :

Eau = 1.000 grammes.

Bicarbonate de chaux	0.3200
— de magnésie	0.0290
Iodure de calcium	0.1100
— de magnésium	
Bromure de calcium	0.0110
— de magnésium	
Chlorure de sodium	0.0190
Sulfate de soude	0.0510
— de chaux	0.0200
— de magnésie	0.2900
Sel de potasse	0.0040
Silice et alumine	0.0500
Phosphate terreux	traces sensibles
Principe arsénical et manganèse	indiqué
Sel ammoniacal	Ind. et sens.
Sesquioxyde de fer	0.0040
Matière organique azotée	traces sensibles.
	0.9480

Gaz acide carbonique libre	traces légères
— hydrogène sulfuré libre ou combiné	(sensible mais (inappréciables

Mode d'administration. — L'eau de Saxon est utilisée *intus* et *extra* (boisson, bains de baignoire et de piscine, douches chaudes et froides, bains de vapeur par encaissement, etc.) ; elle se prend à l'intérieur à la dose de huit à seize verres par jour, soit pure et à jeun, soit coupée de vin pendant les repas. Rien de particulier à signaler relativement au traitement externe, sinon que les malades prennent deux bains par jour.

Emploi thérapeutique. — D'une digestion facile, l'eau de Saxon excite l'appétit, facilite la digestion et possède une action diurétique assez prononcée; elle communique même à l'urine une odeur particulière, rappelant celle que lui don-

nent les asperges. En bains, cette eau est excitante des systèmes nerveux et sanguin. Son usage interne et externe provoque quelquefois une *poussée* bénigne qui n'oblige pas à
suspendre le traitement ; cette poussée est caractérisée, dit
Rotureau, chez les sujets lymphatiques et scrofuleux, par
une éruption sans sécrétion cutanée.

Le lymphatisme exagéré et la scrofule dans ses manifestations superficielles ou profondes constituent la principale
spécialisation des eaux de Saxon. Leur efficacité est incontestable dans le traitement des engorgements ganglionnaires,
des abcès froids, des tumeurs blanches, des affections stru-
meuses des os, surtout lorsque ces lésions osseuses sont
récentes ou reconnaissent pour cause l'existence d'une syphilis. Leur emploi donne également de bons résultats dans les
plaies de mauvaise nature, voire même cancéreuses ; dans
les maladies des yeux, procédant de la diathèse scrofuleuse ;
dans les engorgements utérins avec écoulement leucorrhéi-
que de même origine ; dans certains kystes de l'ovaire, et
dans les affections catarrhales des muqueuses, tapissant les
voies aériennes, digestives et urinaires. Disons, enfin, que
ces eaux sont encore employées pour combattre le rhumatisme, la goutte et les maladies de la peau.

La *durée de la cure* est en général de trente à quarante-
cinq jours.

L'eau de la source de Saxon *s'exporte* en bouteilles.

SCHINZNACH

De Paris à Schinznach (587 kilom.) par chemins de fer de l'Est, allemands et suisses. — Trajet par Belfort et Mulhouse par trains express en 14 h. 40 m. (1re cl., 65 fr. 70 ; 2e cl., 44 fr. 95.)
Service de la Compagnie internationale des wagons-lits.

Les **Bains de Schinznach** (canton d'Argovie) se trouvent

à un kilomètre environ du village de ce nom (1,200 hab.) et de la station de chemin de fer desservant Schinznach et le hameau thermal.

La saison thermale commence à la mi-mai et se prolonge jusqu'à la fin de septembre.

Topographie et climatologie. — Les **bains de Schinznach** ou de **Habsbourg**, comme on les appelle encore, sont situés à 350 mètres au-dessus du niveau de la mer, sur la rive droite de l'Aare et au pied du Wulpelsberg, dont le sommet porte encore les ruines de l'antique château de Habsbourg, berceau de la maison d'Autriche.

Un site merveilleux au milieu d'une région montagneuse très explorée par les touristes, un climat doux et salubre, des ressources hydrominérales d'une réelle valeur thérapeutique, tels sont les avantages que possède cette station ; ils expliquent la prospérité toujours grandissante de ces Bains qui sont devenus une des premières villes d'Eaux de la Suisse.

Etablissement thermal. — L'Etablissement, composé de plusieurs corps de bâtiments reliés entre eux, répond par son aménagement aux habitudes de confort de la clientèle riche ; son installation balnéaire, aussi complète que perfectionnée, comprend cent vingt cabinets renfermant deux cents baignoires et des appareils de douches de tous genres. Les baignoires, doublées en carreaux de faïence, constituent par leurs dimensions de véritables petites piscines pouvant contenir chacune deux ou trois personnes.

Promenades et excursions. — Les baigneurs et touristes qui viennent pendant la belle saison à Schinznach n'ont qu'à choisir entre les promenades et les excursions sans nombre de cette admirable région de la Suisse. Le *château de Habsbourg*, bâti au XIᵉ siècle sur le Wulpelsberg et dont il ne reste debout qu'une tour carrée, est un lieu de pèlerinage pour tous les étrangers. Du sommet de cette tour, on embrasse toute la vallée de l'Aare, qui constituait l'ancien patrimoine de la maison d'Autriche ; les vallées de la Reuss et de Limmat, une grande partie de la chaîne des Alpes, etc., etc.

Les Eaux. — Une seule source formée par la réunion de plusieurs griffons alimente les **Bains de Schinznac.** Découverte en 1618 et exploitée vers la fin du xvii° siècle, cette fontaine *thermale et sulfurée calcique* est d'un puissant débit (2,808 hect. par 24 heures); elle jaillit d'une roche calcaire, au milieu d'un terrain essentiellement composé de muschelkalk, de gypse, de molasse et de nagelfluh. La température d'émergence, différente d'un griffon à l'autre, varie en outre avec les saisons; d'après les relevés pris de 1844 à 1866, elle a été pour les mois d'août et de septembre de 28°,5 C.; pour novembre et décembre de 34°,7 à 36° C.; pour janvier de 33°,75 à 34°,70 et pour mars de 34°,75 C. La richesse en soufre de cette source semblerait être en rapport direct avec ses variations de température; c'est ainsi qu'un litre d'eau renferme 0^{gr},09145 de gaz hydrogène sulfuré à 34°,7 et 0^{gr},05145 du même principe à 28°,5 C.

L'eau de la source de Schinznach est claire, limpide, légèrement verdâtre sous un petit volume et vert de mer en plus grande masse. Si l'on augmente artificiellement sa chaleur native, elle prend une couleur bleu d'outre-mer; d'une odeur fortement sulfureuse, elle possède une saveur hépatique prononcée avec arrière-goût amer et salé. Cette eau dont se dégage de nombreuses petites bulles gazeuses, se trouble par son exposition à l'air, de même que dans les vases clos; elle tapisse d'ailleurs les parois de ses réservoirs d'une couche de soufre sublimé. Son poids spécifique est de 1,0021 suivant Grandeau (1865), qui lui assigne la constitution chimique suivante :

Eau = 1.000 grammes.

	gr.
Sulfate de chaux	1.091
— de magnésie	0.120
Chlorure de sodium	0.585
— de potassium	0.086
Carbonate de chaux	0.250
Alumine	0.010
Acide silicique	0 011
Sesquioxyde de fer	0.005
Sulfure de calcium	0.008
	2.166

	o.c.
Gaz acide carbonique libre et combiné	90.8
—	37.8
	128.6

Mode d'administration. — L'eau de Schinznach s'emploie *intus* et *extra* (boisson, bains, douches, pulvérisation, etc.), mais c'est le traitement externe (le bain) qui constitue la pratique fondamentale de cette station. L'eau en boisson se prend d'abord à petites doses, et l'on arrive progressivement à six ou sept verres au plus par jour. Les bains, administrés suivant les indications à des températures variables, ont une durée plus ou moins grande (de vingt minutes jusqu'à une, deux et même trois heures). Au début de leur bain, les malades, plongés dans la vapeur mêlée de gaz hydrogène sulfuré qui remplit les cabinets, se trouvent soumis de fait à une véritable inhalation. Quant aux douches et aux bains d'étuves, ces modes de traitement n'offrent rien de particulier à signaler. Enfin, cette eau thermominérale, soit pure, soit associée à diverses solutions, se trouve encore utilisée en applications topiques et sous forme de lavements ou d'injections.

Emploi thérapeutique. — Grâce à sa richesse exceptionnelle en soufre, l'eau de Schinznach est des plus actives; tonique, résolutive et surtout excitante, elle agit puissamment sur les muqueuses et sur la peau. Son usage externe détermine presque toujours chez les baigneurs les phénomènes de la *poussée*, qui se produit parfois à la suite d'un seul bain tiède. Cette poussée qu'accompagne un malaise plus ou moins accusé, s'exprime à la surface du corps par une éruption érythémateuse d'intensité variable et d'une durée de dix à douze jours. Si cette éruption, comme le fait observer le docteur Amsler, est un phénomène constant et essentiel aux eaux de Schinznach, ce n'est cependant pas une condition absolue de guérison. Prise à l'intérieur à dose modérée, cette eau excitante des systèmes nerveux et sanguin éveille l'appétit, facilite les digestions et augmente la sécrétion urinaire; à dose élevée, elle cause la sécheresse de la gorge avec surabondance de salivation, devient d'une digestion difficile et trouble les fonctions de l'appareil digestif.

Les maladies de la peau constituent la spécialisation formelle de Schinznach ; les dermatoses humides et même la plupart des affections cutanées sèches (psoriasis, pityriasis, lichen, etc.) sont amendées ou guéries par l'usage de ces eaux qui, tout en agissant sur l'économie, impriment une suractivité puissante aux membranes sécrétoires et excrétoires. Le lymphatisme et les diverses manifestations de la scrofule, en dehors de toute période d'accidents aigus , relèvent encore de ces eaux dont les résultats sont également excellents dans les états de faiblesse générale ou locale, dans la chloro-anémie et les cachexies d'origine paludéenne ou tellurique et dans les syphilis invétérées.

Le rhumatisme, et à plus forte raison la goutte, ne rentreront dans le ressort de Schinznach, dit Durand-Fardel, que lorsqu'il s'agira de constitutions empreintes d'un lymphatisme très déterminé et mises à l'abri de tout élément de douleur ou de prédispositions névropathiques.

Enfin, ces eaux sulfurées fortes ne possèdent qu'une efficacité relative dans les affections catarrhales de l'appareil respiratoire et ne conviennent pas au traitement des maladies des voies génito-urinaires. Elles sont absolument contre-indiquées chez les pléthoriques et les personnes prédisposées aux congestions actives, chez les phtisiques à toutes les périodes d'évolution de leur tuberculose, dans l'éréthisme nerveux et dans les altérations organiques du cœur et des gros vaisseaux.

La *durée de la cure* est en général de vingt-cinq jours.

L'eau de la source de Schinznach s'*exporte.*

Wildeg. — Dans les environs de Schinznach (4 kilom.) se trouve la source Wildeg dont l'eau chlorurée sodique es souvent employée en boisson comme adjuvant du traitement externe de la station voisine, surtout dans les manifestations du lymphatisme et de la diathèse strumeuse.

Connue depuis 1838, cette fontaine jaillit à la température de 12°,4 C. d'un puits artésien de 250 mètres de profondeur, creusé dans le calcaire jurassique et la molasse. Son eau claire, transparente et limpide, d'une saveur très amère et très salée tout à la fois, possède une odeur d'eau de mer. Elle renfermerait, d'après les recherches analytiques de Laué, les principes minéralisateurs suivants :

Eau = 1.000 grammes.

	gr.
Iodure de sodium	0.0283
Bromure de sodium	0.0308
Chlorure de sodium	10.4475
— de potassium	0.0052
— de calcium	0.2565
— de magnésium	1.0233
— d'ammonium	0.0064
— de strontium	0.0199
Sulfate de chaux	1.8154
Nitrate de soude	0.0420
Carbonate de chaux	0.0760
— de fer	0.0080
— de manganèse	traces
Silice	0.0040
	11.3933

	c. c.
Gaz acide carbonique	63

Emploi thérapeutique. — Nous n'insisterons pas sur l'action physiologique et thérapeutique de la source de Wildeg ; elle possède toutes les propriétés et toutes les indications des eaux chlorurées sodiques fortes.

TARASP

De Paris à Tarasp (850 kilom.). Chemin de fer de l'Est, chemins de
fer allemands et suisses et route de poste. — Trajet par Mulhouse,
Zurich et Ponte. — Trains express en 34 h. 45 m. (1re cl., 116 fr. 05;
2e cl., 84 fr. 10).
Route de poste (52 kilom.) de Ponte à Tarasp. — Trajet par diligence en 4 h. 40 m. Prix : coupé, 16 fr. 40; intérieur, 12 francs.

Les **Bains de Tarasp** ou de **Tarasp-Schuls** (canton des
Grisons) sont situés dans la basse Engadine, sur les territoires du
village de Tarasp et du bourg de Schuls. Ils forment donc deux
Bains distincts et assez éloignés l'un de l'autre ; mais, comme
toutes leurs sources d'alimentation jaillissent sur les deux rives
de l'Inn et sur le même *champ minéral*, ces Bains doivent être
considérés et décrits comme faisant partie d'un seul et même
groupe.

La **saison thermale** commence le 1er juin et se termine avec
le mois de septembre.

Topographie et climatologie. — La région de la basse
Engadine, où se trouvent bâtis sur les bords de l'Inn, à plus de
1,200 mètres au-dessus du niveau de la mer, le village de Tarasp
(390 habitants) et le bourg de Schuls (3 kilom. de Tarasp), est
une des plus admirables de la Suisse. Enfermée dans des montagnes dominées elles-mêmes par des pics neigeux qui séparent,
les unes des autres, de profondes déchirures livrant passage à
des eaux torrentueuses, cette région offre aux touristes et aux
baigneurs des promenades et des excursions qu'on chercherait
vainement partout ailleurs en Suisse. Le climat, bien moins
rigoureux que celui de Saint-Maritz (haute Engadine), est néanmoins encore assez rude : la température moyenne des mois de
juillet et d'août ne s'élève pas au-dessus de 16° C. ; les matinées
et les soirées sont très fraîches, les variations atmosphériques
brusques et fréquentes.

Etablissements thermaux. — A. L'*Etablissement* ou *Curhaus de Tarasp* s'élève sur la rive gauche de l'Inn, au sud

ouest du village et à 2 kilomètres du bourg de Schuls. C'est un vaste édifice formé d'un bâtiment central, flanqué de deux ailes ; dans l'aile gauche se trouvent réunis les moyens balnéo-thérapiques, savoir : cinquante-six cabinets de bains avec baignoires en bois, deux divisions de douches et plusieurs buvettes.

B. L'*Etablissement thermal de Schuls*, situé sur la rive droite de l'Inn, renferme vingt cabinets de bains et deux salles de douches.

Les nombreux malades qui fréquentent ces *Bains* peuvent se loger soit dans les établissements mêmes, soit dans les nombreux hôtels du hameau de Vulpera (1,275 mètres d'altitude), relié par une bonne route aux Thermes de Tarasp.

Promenades et Excursions. — Cette partie de la Suisse est des plus belles et des plus intéressantes à parcourir ; les baigneurs et les touristes peuvent varier chaque jour leurs excursions ; on visite surtout : le vieux château qui domine le *village de Tarasp* et se dresse sur un rocher à pic ; le hameau de *Vulpera*, la *gorge de la Clemgia* ; le *Kreuzberg* ; la *Muotta-Naluns* (2 h. d'ascension facile) ; les pics *Glua* (2,400 m.), *Chiampatsch* (2,923 m.), *Lischan* (3,103 m.), *Minschunn* (3,001 m.), *Pisoc* (3,178 m.), d'où l'on découvre des panoramas magnifiques, etc., etc.

Les Eaux. — Les sources de Tarasp-Schuls, connues et utilisées depuis le XVI° siècle, sont très nombreuses ; elles émergent, dans un rayon de 4 à 5 kilomètres, du schiste des Grisons, sur les deux rives de l'Inn. Ces fontaines peuvent être divisées en trois groupes par la nature de leur minéralisation : les unes sont *chlorurées sodiques et bicarbonatées ;* les autres *ferrugineuses bicarbonatées,* et celles du troisième groupe *sulfurées sodiques ferrugineuses.*

Les principales sources de la rive droite de l'Inn se nomment : *Grosse* ou *Luciusquelle*, Grande Source ou S. de Saint-Lucius (temp. 6°,2 C. ; débit 126 hect.) ; *Kleine* ou *Esmeritaquelle* (temp. 6°,2 C. ; débit, 170 hectol.) ; *Bonifaciusquelle*, source Saint-Boniface (temp. 7°,5, C.) ; *Carolaquelle*, source de Charlotte (temp., 6° C. et la fontaine sulfureuse du val *Plafna*. Celles de la rive gauche : *Ursusquelle*, S. de Saint-Ours (temp. 8°,1 C. ; débit 134 hectol.) ; *Neuebad-*

quelle ou S. nouvelle des Bains (*Campellquelle* ou *Fontana des Wy* (temp. 8°,75 C.) et *Florinus* ou *Suolsassquelle*, S. de Saint-Florin ou de Suol-Sass (temp. 9°,3 C.).

Les caractères physiques de leur eau servent à rapprocher ou à différencier toutes ces sources. Ainsi l'eau des fontaines salées de Saint-Lucius et de Sainte-Emerite est limpide, inodore, d'une saveur piquante et ferrugineuse à la fois ; elle incruste les conduits et les vases qui la renferment. Les sources Saint-Boniface, Saint-Ours, Charlotte, Saint-Florin et Campbell se distinguent des précédentes par leur saveur plus fraîche, plus agréable et en même temps plus ferrugineuse. Enfin les eaux sulfureuses, qui sont claires, transparentes et limpides, se révèlent par leur odeur hépatique fortement accusée.

Voici, d'après les analyses de de Planta, la composition élémentaire des sources *chlorurées, ferrugineuses* et *sulfureuses* de Tarasp-Schuls :

Eau = 1.000 grammes.

	Luciusquelle	Bonifaciusquelle	Source sulfureuse
	gr.	gr.	gr.
Bicarbonate de soude..	3.8283	2.9456	0.0214
— de chaux...	1.6188	1.4154	0.0094
— de magnésie	0.6010	0.5653	»
— de prot- oxyde de fer.........	0.0198	0.0135	»
Chlorure de sodium....	3.8283	2.8874	0.0212
— de magnésium.	»	»	0.0051
- de calcium....	»	»	0.0472
Iodure de sodium.......	0.00023	»	»
Sulfate de soude........	2.1546	1.5595	0.0528
de potasse.......	0.3003	0.2828	0.0247
Silice...................	»	0.0240	»
Acide silicique..........	0.0321	»	0.0320
— phosphorique....	0.0003	traces	»
Alumine................	0.0002	traces	»
Fluor manganèse.......	traces	traces	»
Iode	»	traces	»
	12.25173	3.6935	0.3038
Gaz acide carbonique libre et demi libre..	4.5426	3.8453	0.1465
Gaz acide carbonique vraiment libre........	2.0050	1.7139	0.4147
Gaz hydrogène sulfuré..	»	»	0.0024

Ces analyses déjà anciennes (1856) ont été reprises en 1874 par Husemann, qui est arrivé, à très peu de chose près, aux mêmes résultats; si ce chimiste n'a pas trouvé le fluor dans les eaux de Tarasp, il y a constaté, par contre, la présence des corps suivants : acides borique et nitrique, lithine, brome, ammoniaque, strontiane, baryium, rubidium, cæsium et thallium.

Mofettes. — On désigne sous ce nom trois *excavations naturelles* situées dans la montagne à 1,500 mètres au nord de Schuls ; ces excavations creusées dans des pierres schisteuses, ont une profondeur d'environ un mètre pour un diamètre de $0^m,75$; elles dégagent un mélange d'acide sulfhydrique; leur température relevée par Rotureau serait de 20° C., celle de l'air extérieur étant de 22° C. Les corps en ignition qu'on introduit dans ces mofettes s'éteignent immédiatement, et les petits animaux y sont bientôt asphyxiés.

Mode d'administration. — Les eaux de Tarasp-Schuls sont employées *in tus* et *extra*. En raison de leur minéralisation différente, les modes d'administration varient avec les groupes de sources : les eaux *chlorurées et bicarbonatées simples* se prennent à la dose de trois à dix et même douze verres par jour, et les eaux *sulfureuses* à la dose maxima de cinq verres. Nous n'avons pas à insister sur le mode d'emploi des sources *ferrugineuses*. Ces diverses eaux se boivent le matin à jeun, et en raison de leur digestion quelquefois difficile, les malades doivent faire une promenade entre chaque verre ou bien garder le lit, en cas de mauvais temps. La médication externe n'offre rien de particulier à signaler.

Emploi thérapeutique. — Les eaux de Tarasp-Schuls agissent différemment sur l'organisme, suivant le groupe auxquel elles appartiennent. Les *chlorurées bicarbonatées* activent les fonctions de l'appareil digestif et des organes urinaires ; constipantes à faible dose, elles deviennent laxatives et même purgatives après deux ou trois verres ; à haute dose (de huit à dix verres), elles sont résolutives et altérantes. Quant aux effets physiologiques des *eaux sulfureuses*, ils se traduisent généralement par une excitation très modérée du système nerveux. Sous ce rapport, ces sources dont l'usage éveille l'appétit et favorise simplement la digestion, diffèrent de leurs congénères ; il importe de le faire observer, car le malade peut commencer la cure hydrominérale par ces sources hépatiques lorsque le médecin a lieu de craindre une trop grande stimulation par l'usage externe des eaux salées. Les *eaux ferrugineuses*, d'une digestion facile pour l'estomac dont elles réveillent les fonctions, sont toniques, reconstituantes et diurétiques ; elles doivent à la présence des sulfates neutres qu'elles renferment la précieuse qnalité de ne point déterminer la constipation.

Les dyspepsies atoniques de l'estomac et de l'intestin, les hypertrophies du foie et de la rate, les accidents de la pléthore abdominale, les constipations rebelles, la congestion hémorrhoïdaire, telles sont les maladies qui relèvent tout spécialement des *eaux chlorurées bicarbonatées* de Tarasp-Schuls ; elles conviennent également dans l'hypocondrie, dans la gravelle hépatique ou rénale, dans la goutte au début, dans les cachexies d'origine paludéenne ainsi que dans certaines affections de la peau. Leur emploi est encore formellement indiqué pour combattre les accidents du lymphatisme et les manifestations multiples de la diathèse scrofuleuse.

Les *eaux sulfureuses* peuvent être employées même chez les personnes les plus irritables ; elles ont dans leurs appropriations spéciales les dermatoses en général et plus particulièrement les maladies de la peau de forme humide ; leur efficacité s'étend encore aux affections des voies digestives, respiratoires et urinaires (dyspepsies, gastro-entéralgies, catarrhes-bronchiques et vésicaux, etc.), surtout lorsque ces états pathologiques proviennent de la diathèse herpétique.

Les *sources ferrugineuses* de Tarasp-Schuls, grâce à leur constitution aussi spéciale que remarquable, possèdent des vertus curatives qu'on demanderait en vain aux eaux ferrugineuses simples. Aussi réussissent-elles à combattre les états pathologiques liés à une altération du sang, qui ont résisté aux préparations martiales aussi bien qu'à l'usage des sources chalybées. Leur efficacité est incontestable dans le traitement de la chlorose et de l'anémie ; des convalescences de maladies graves ; des états de faiblesse générale provenant d'excès ou de toute autre cause, etc. Lorsque la chlorose et l'anémie accompagnent les affections calculeuses des voies biliaires ou urinaires, dit Rotureau, lorsqu'on veut fluidifier et alcaliniser le sang des goutteux et des graveleux dont la constitution est délabrée par l'existence déjà ancienne de leurs maladies, ou par l'acuité de leurs douleurs, ces eaux sont toujours utilement prescrites.

Les eaux des diverses sources de Tarasp-Schuls sont formellement contre-indiquées chez les pléthoriques et chez les personnes prédisposées aux congestions actives, de même que dans la phtisie à toutes les périodes d'évolution.

La *durée de la cure* est de vingt à trente jours.

Les eaux des sources de Tarasp *s'exportent*.

WEISSENBURG

De Paris à Weissenburg (624 kilom.) par chemin de fer de Lyon, chemins de fer suisses et route de voiture. — Trajet par Pontarlier, Berne et Thun. — Train express en 18 h. 35 m. (1re cl., 68 fr. 60 ; 2e cl., 56 fr. 20).
De Thun à Weissenburg (20 kilom.). — Trajet par diligence en 3 heures.

Weissenburg (canton de Berne) qui a donné son nom à la

station thermale située dans son voisinage (à 30 minutes), est un joli village du Simmenthal, sis à 757 mètres au-dessus du niveau de la mer.

La **Saison thermale** commence le 15 mai et se termine le 15 septembre.

Les **Bains de Weissenburg** ou de **Bunschi** se trouvent dans une gorge latérale du Simmenthal, si étroite que les voitures ne peuvent y passer ; ils se composent de deux Etablissements distincts : les *Nouveaux Bains* et les *Vieux Bains*. Situés l'un et l'autre à près de 1,000 mètres d'altitude, ces établissements sont exposés à tous les désagréments du climat de montagnes : humidité de l'atmosphère, brusques et fréquentes variations de température, matinées et soirées très fraîches, chaleurs excessives au milieu de la journée, etc. Les *Vieux Bains*, dont la création remonte vers le milieu du xviie siècle, n'ont le soleil que pendant cinq heures en pleine saison estivale. Grâce à leur exposition, les *Nouveaux Bains* sont plus favorisés et reçoivent la lumière du soleil toute la journée pendant les mois de juin et de juillet.

En dépit de ces désavantages climatériques et autres, les Bains de Weissenburg jouissent d'une certaine notoriété et sont fréquentés par un assez grand nombre de malades. Les deux Etablissements, qui peuvent loger quatre cents personnes au moins dans leurs étages supérieurs, possèdent une installation hydro-balnéothérapique répondant aux exigences de la science moderne et à tous les besoins de leur clientèle.

Promenades et excursions. — Si les promenades ne sont ni longues ni variées dans la gorge du Bunschibach, les hôtes accidentels de cette station trouvent un dédommagement dans les excursions un peu lointaines. Citons, entre autres : les ruines du château des seigneurs de Weissenburg ; la *vallée de la Simme*, abondante en beaux paysages ; l'ascension du *Stockhorn,* au sommet semblable à une tour ; *Erbenbach* et son château en ruines ; le *lac de Thun,* les *Sept Fontaines,* etc., etc.

Les Eaux. — Une seule source *thermale* et *sulfatée-calcique,* d'un débit de 607 hectolitres, alimente les deux Établissements ; cette fontaine, connue et utilisée depuis les premières années du xviie siècle, émerge à la température moyenne de 25°,5 C. d'un calcaire compact de couleur noirâtre. Ses eaux claires, transparentes et limpides, sont inodores et insipides ; leur masse est traversée par des bulles gazeuses qui gagnent lentement la surface.

La source de Weissenburg possède, d'après l'analyse de Stierlin (1875), la composition élémentaire suivante :

Eau = 1.000 grammes.

		gr.
Sulfate de calcium		0.95263
— de magnésium		0.29364
— de sodium		0.02291
— de potassium		0.02192
— de strontium		0.00208
Phosphate de calcium		0.00041
Carbonate de calcium	dissous dans	0.03927
— de magnésium	l'eau à l'état	0.03083
Oxyde de fer	de bicarbo-	0.00045
Protoxyde et peroxyde de manganèse	nate	0.00017
Azotate de magnésium		0.00603
Chlorure de sodium		0.00507
— de lithium		0.00262
Iodure de lithium		0.00001
Silice		»
Produits résineux		0.00316
Matière extractive		0.00000
Acide crénique		0.00356
Acides butyrique et propionique : graine		0.00026
Cœsium et rubidium		traces
		1.39206

	c.c.
Gaz acide carbonique libre et dilué	20.26
Oxygène	5.12
Azote	12.02
	37.40

Emploi thérapeutique. — L'eau de Weissenburg s'emploie *intus* et *extra*, mais principalement en boisson. En général, il se produit, dans les premiers jours du traitement, une légère excitation fébrile, de la pesanteur de tête et même de l'embarras gastro-intestinal avec diarrhée ou constipation. Ces phénomènes cèdent facilement à un purgatif salin et ne nécessitent point l'interruption de la cure.

Les maladies des voies respiratoires (trachéites, laryngites

chroniques simples, bronchites, etc.) forment la spécialisation
de ce poste thermal; cette spécialisation s'étendrait même aux
deux premières périodes de la phtisie pulmonaire. Dans cette
cruelle maladie, ces eaux seraient surtout indiquées chez les
sujets irritables ou prédisposés aux congestions sanguines.
Elles donneraient également de bons résultats dans l'emphysème pulmonaire accompagné de catarrhe chronique, et
elles faciliteraient, d'autre part, la résorption des épanche-
ments et des exsudats consécutifs à la pleurésie. En vérité,
ce sont là des vertus thérapeutiques des plus précieuses qu'on
chercherait vainement partout ailleurs; nous ne pouvons les
admettre, pour notre part, que sous les plus expresses réserves, et il en sera de même pour la valeur curative qu'on
prête encore à ces eaux dans les maladies organiques du
cœur.

La *durée de la cure* est de vingt à vingt-cinq jours.

TABLE DES MATIÈRES

<table>
<tr><td>DYSPEPSIES. — « Vin de Chassaing ».</td></tr>
<tr><td>ALIMENT DES ENFANTS. — « Phosphatine Falières ».</td></tr>
<tr><td>CONSTIPATION. — « Poudre laxative de Vichy ».</td></tr>
</table>

Paris. — Imp. PAUL DUPONT (Cl.).27.5.92.